Manfred Spitzer

Denken – zu Risiken und Nebenwirkungen

Wissen & Leben

herausgegeben von Wulf Bertram

Zum Herausgeber von „Wissen & Leben":

Wulf Bertram, Dipl.-Psych. Dr. med., geb. in Soest/Westfalen. Studium der Psychologie und Soziologie in Hamburg. War nach einer Vorlesung über Neurophysiologie von der Hirnforschung so fasziniert, dass er spontan zusätzlich ein Medizinstudium begann. Zunächst Klinischer Psychologe im Univ.-Krankenhaus Hamburg-Eppendorf, nach dem Staatsexamen und der Promotion in Medizin psychiatrischer Assistenzarzt in der Provinz Arezzo/Italien und in Kaufbeuren. 1985 Lektor für medizinische Lehrbücher in einem Münchener Fachverlag, ab 1988 wissenschaftlicher Leiter des Schattauer Verlags, seit 1992 dessen verlegerischer Geschäftsführer. Ist überzeugt, dass Lernen ein Minimum an Spaß machen muss, wenn es effektiv sein soll. Aus dieser Einsicht gründete er 2009 auch die Taschenbuchreihe „Wissen & Leben", in der wissenschaftlich renommierte Autoren anspruchsvolle Themen auf unterhaltsame Weise präsentieren. Bertram hat eine Ausbildung in Gesprächs- und Verhaltenstherapie sowie in Tiefenpsychologischer Psychotherapie und ist neben seiner Verlagstätigkeit als Psychotherapeut und Coach in eigener Praxis tätig.

Manfred Spitzer

Denken – zu Risiken und Nebenwirkungen

Schattauer BALANCE

Prof. Dr. Dr. Manfred Spitzer
Universität Ulm, Psychiatrische Klinik
Leimgrubenweg 12–14
89075 Ulm

Ihre Meinung zu diesem Werk ist uns wichtig!
Wir freuen uns auf Ihr Feedback unter
www.schattauer.de/feedback oder direkt über QR-Code.

Bibliografische Information der Deutschen Nationalbibliothek
Die Deutsche Nationalbibliothek verzeichnet diese Publikation in der Deutschen Nationalbibliografie; detaillierte bibliografische Daten sind im Internet über http://dnb.d-nb.de abrufbar.

E-Mail: info@schattauer.de
Internet: www.schattauer.de
Printed in Germany

Umschlagabbildung: Auguste Rodin, Der Denker, © patleem, www.fotolia.de
Satz: am-productions GmbH, Wiesloch
Druck und Einband: CPI – Ebner & Spiegel, Ulm

Auch als eBook erhältlich:
978-3-7945-6919-9

ISBN 978-3-86739-107-8 (BALANCE buch + medien verlag)
ISBN 978-3-7945-3105-9 (Schattauer)

Für Dagmar, Georg und Thomas

Vorwort

Das vorliegende Buch ist das sechzehnte seiner Art und enthält meine Beiträge für die Zeitschrift *Nervenheilkunde* aus dem Jahr 2014. Mit etwa 240 Seiten und 60 Abbildungen, die ich nach wie vor nahezu alle selber zeichne, fotografiere oder anderweitig erstelle, und einem guten Dutzend Tabellen möge dieses Buch meinen Lesern wie jedes Jahr wieder viel *Futter fürs Gehirn*[1], wie die Engländer sagen, bieten.

Der Titel lautet dieses Jahr *Denken – zu Risiken und Nebenwirkungen*. Denn hierum geht es ja im Grunde immer auch, wenn wir dieser typisch menschlichen Tätigkeit des Geistes nachgehen. Ob Tiere denken (und wenn ja, was?), weiß ich nicht, aber es könnte durchaus sein. Bei manchen Menschen stellt sich diese Frage zuweilen auch. Man kann hier den englischen Philosophen David Hume zitieren, der gesagt hat: „Sometimes I sit and think, and sometimes I only sit." Er macht also hier eine klare Unterscheidung, die impliziert, dass man keineswegs davon ausgehen kann, dass Menschen, die irgendwo herumsitzen (Professoren und Studenten im Hörsaal, Manager oder Verwaltungsleute in Sitzungen, Politiker in Parlamenten etc.), immer auch denken.

Und wenn der oder die eine oder andere dann schon einmal wirklich denkt, dann läuft sie/er natürlich auch Gefahr, dass es daneben geht. Vielleicht ist die Absicht ja lobenswert, aber wie bei jeder Therapie gibt es auch beim Denken unerwünschte Wirkungen. Es kann schief gehen und man kann falsch liegen.

Denkt der Partner beispielsweise unbestimmt und immer wieder anders, ist das für einen selbst langfristig töd-

1 Das englische Idiom *food for thought* klingt wörtlich übersetzt ohne diese Fußnote sehr eigenartig.

lich, wie in Kapitel 1 gezeigt wird. Denn Unklarheit bedeutet Stress, und Stress erhöht die Wahrscheinlichkeit des Auftretens der häufigsten Krankheiten. Die seelische Verfassung beeinflusst auch unseren Körper, bis hin zur Verkürzung der Enden von Chromosomen (man nennt diese Telomere) durch psychosozialen Stress. Da die Länge der Telomere mit der Länge des Lebens korreliert, zeigt sich hier ein Zusammenhang zwischen negativen Lebenserfahrungen wie beispielsweise einer Ehescheidung der Eltern und kürzerer Lebenserwartung von deren Kindern (Kapitel 2). Dieser ist rein statistisch und wird sicherlich durch sehr viele weitere Faktoren moduliert, nicht zuletzt vor allem durch das Verhältnis der Eltern vor und nach der Scheidung zu ihren Kindern. Denn Stress hat nur negative Folgen durch seine Chronizität. Akuter Stress ist sinnvoll.

„Das Sein prägt das Bewusstsein", wusste schon Karl Marx, d.h. die Lebensumstände bedingen u.a., *was* wir denken. Dies ist recht trivial gegenüber der Erkenntnis, dass die Lebensumstände auch einen Einfluss darauf haben können, *wie* wir denken, wie eine aus meiner Sicht sehr gut gelungene Studie aus China zeigen konnte (Kapitel 3). Anhand eines großen Datensatzes wurde hier gezeigt, dass die Tradition des Weizen- versus Reisanbaus die Art des Denkens in eher westlich oder östlich verschiebt. Die schöne Zusammenstellung der Methoden, dies zu messen, rechtfertigt allein schon die Lektüre dieses Artikels, dessen Ergebnisse jedoch zudem überraschend und erhellend sind.

In Kapitel 4 geht es um die Auswirkungen einer Chemotherapie auf das Denken, also um eine Nebenwirkung im Bereich des Denkens. Schon lange ist klar, dass Moleküle unser Denken beeinflussen (meist im Sinne von „beeinträchtigen") können, man denke nur an Alkohol oder Schlafmittel. Die negativen Auswirkungen von Substanzen, welche die Zellteilung hemmen, auf den Geist waren lange tabu, nicht zuletzt deswegen, weil man davon ausging, dass im Gehirn kein neuronales Wachstum stattfindet. Nach dem Sturz dieses Dogmas in den vergangenen zwei Jahrzehnten konnte plötzlich wieder sein (d. h. beobachtet und beschrieben werden), was zuvor nicht sein durfte: nämlich dass Zytostatika sich negativ auf die Gehirnfunktion auswirken können – insbesondere in gedächtnisrelevanten Bereichen, weil gerade dort auch beim Erwachsenen noch Nervenzellen nachwachsen, etwa 1400 pro Tag.

Dieses Nachwachsen von Nervenzellen geschieht auch im Riechhirn, weswegen Beeinträchtigungen des Geruchssinns ein Indikator für verminderte körperliche Regenerationsfähigkeit – und damit für eine geringere Lebenserwartung sind, wie eine große Studie gezeigt hat (Kapitel 5). Man kannte entsprechende Befunde schon bei manchen neurodegenerativen Erkrankungen (Morbus Alzheimer, Morbus Parkinson), die Effekte scheinen jedoch eine größere Allgemeinheit zu besitzen als bislang vermutet.

Glücklicherweise sind nicht alle Nebenwirkungen negativ: es gibt auch positive, unerwartete Nebenwirkungen. In Kapitel 6 werden fünf Studien referiert, die nachweisen konnten, dass eine zweisprachige Person die Symptome einer Demenz volle fünf Jahre später bekommt als eine Person, die nur ihre Muttersprache spricht.

Ganz allgemein zeigen diese Beträge, dass Körper und Geist sind viel enger miteinander verknüpft als die meisten Menschen meinen und vor allem auch auf die unterschiedlichsten Weisen. So ist in Kapitel 7 Thema, dass Laufen (gehen, nicht rennen) die Kreativität fördert, insbesondere das Laufen in der freien Natur.

Gerade weil diese Zusammenhänge so vielfältig sind, wundert es weiterhin nicht, dass Änderungen unseres Lebens, so banal und „äußerlich“ sie erscheinen mögen, auch Änderungen unseres Geistes zur Folge haben. So muss die Tatsache, dass viele jungen Menschen heute sehr viel Zeit mit digitalen Medien verbringen, Folgen haben. Dies ist für die Nutzung des (seit mittlerweile mehr als 60 Jahren verfügbaren) Fernsehers klar gezeigt, zu dessen Risiken und Nebenwirkungen geringere Bildung, Fettleibigkeit, aggressives Verhalten und Aufmerksamkeitsstörungen gehören. Bei den erst wenige Jahre existierenden Smartphones ist dies anders. Dennoch gibt es mittlerweile Daten, sowohl zu den psychischen Nebenwirkungen (Kapitel 8) als auch zu deren Auswirkungen auf die Häufigkeit von Unfällen und anderen körperlichen Folgen (Kapitel 9).

Wenn Ärzte immer mehr Zeit mit dem Computer zubringen, so geht dies von ihrer Zeit mit dem Patienten ab. Diese Entwicklung ist nicht unausweichlich und weder in der Körpermedizin noch in den psychomedizinischen Fächern erwünscht (Kapitel 10). Glücklicherweise ist auch dies mittlerweile gut untersucht, sodass jedem, der die Anwendung von Computern immer und grundsätzlich für positiv erachtet, mit klaren Argumenten begegnet werden kann.

Wie sehr „unsere Brille" – d.h. die persönliche Art, unsere Wahrnehmung aufgrund von Vorerfahrungen, „subjektiv" zu überformen, insbesondere, wenn es eine „rosa Brille" ist – auf die Realität zurückwirkt, wird nirgendwo deutlicher als im alltäglichen Miteinander von Paaren. In Kapitel 11 werden Daten vorgestellt, die zeigen, dass die Idealisierung des Partners langfristig positive Auswirkungen auf die Paarbeziehung hat.

Und wenn wir schon bei Mann und Frau sind, dann schließt sich eine Übersicht zu neueren neurobiologischen Arbeiten zu Differenzen zwischen männlichem und weiblichem Gehirn (Kapitel 12) nahtlos an.

Man möchte meinen, wenigstens die Medizin habe das allfällige Problem der Risiken und Nebenwirkungen ein für alle Mal zumindest professionell aufgegriffen. (Davon ist man in anderen Lebensbereichen, wie beispielsweise Politik oder Ökonomie, weit entfernt, wie die letzten fünf Jahre sehr deutlich gezeigt haben!) Dass dies leider nicht der Fall ist, und große Unsicherheiten über die tatsächlichen Risiken von Medizin bestehen, zeigt Kapitel 13. Es ist schon ein Unterschied, ob die Zahl der Todesfälle durch medizinische Behandlungsfehler jährlich bei gut 120 oder bei knapp 20000 liegt – aber genau dies ist tatsächlich die Spannbreite der hierzu vorliegenden Angaben!

Zurück zum Miteinander und den Medien: Wussten Sie, dass sich Cybermobbing durch regelmäßiges Abendessen in der Familie wirksam bekämpfen lässt? – Nun, man hätte es durchaus vermuten können, denn das Reden mit verständnisvollen Eltern bei gleichzeitiger – den Stress reduzierender – Nahrungsaufnahme kommt als Puffer gegen heimtückische anonyme Attacken in den Weiten des Internet durchaus in Betracht. Dass man dies aber anhand eines großen Datensatzes empirisch nachweisen konnte, ist für mich klar als Fortschritt zu werten (Kapitel 14).

Selbst vor der Diplomatie macht die Neurowissenschaft nicht halt, wie die Arbeit eines Neurowissenschaftlers und eines Diplomaten zeigt, die mir wiederum von einem Diplomaten zur Kenntnis gebracht wurde, der wissen wollte, was ein Neurowissenschaftler darüber denkt. So bin ich den Quellen nachgegangen und habe zusätzliche Recherchen angestellt, wodurch meine anfängliche Skepsis eines Besseren belehrt wurde (Kapitel 15). Hätte ich damals schon die Arbeit über die Psycho-(patho-)logie der amerikanischen Präsidenten gekannt (Kapitel 16), wäre ich sicher von Anfang an mit weniger Skepsis an die Sache herangegangen. Aber zum Glück reicht heute der Blick der empirischen Forschung weit über den Tellerrand vieler Einzelwissenschaften hinaus, sodass sich gerade aus der Zusammenschau vieler Erkenntnisse und dem Verbinden zunächst unverbundener Daten ganz neue Sichtweisen ergeben.

Dies zeigt auch das letzte Kapitel mit der Nummer 17 zur Schwarmdummheit, die den hier vorgestellten Reigen der Risiken und Nebenwirkungen menschlichen Denkens abschließt: Die wenigsten wissen, was Schwarmintelligenz ist bzw. alles sein kann, und daher fällt vielen auch nicht auf, dass diese auch – und zuweilen systematisch – daneben liegen kann. Wer jedoch die Rahmenbedingungen, die hierzu führen können, kennt, der ist besser gegen Fehlschlüsse gefeit. Wie immer ist damit Selbsterkenntnis der erste Weg zur Besserung. Es ist meine Hoffnung, dass der Leser dieses kleine Buch zu einigen neuen Erkenntnissen aus Psychologie und kognitiver Neurowissenschaft mit einer Einstellung dieser Art liest und Freude beim Entdecken hat. Wie schon bei den vergangenen 15 Büchern dieser Art auch.

Und wie bei den 15 vergangenen Büchern möchte ich mich auch diesmal bei meinen Mitarbeitern in Ulm und bei den Mitarbeitern des Schattauer Verlags bedanken, die mich bei der Arbeit an meinen Beiträgen für die *Nervenheilkunde* und bei der Entstehung des Buches unterstützen. Vielen Dank an die Verleger Dieter Bergemann und Dr. Wulf Bertram sowie an Frau Dr. Borchers, Frau Becker, Frau Heyny, Frau Dr. Brummer und Frau Ferreau.

Dieses Buch ist meinen drei Mitarbeitern Dagmar Brummer, Georg Groen und Thomas Kammer gewidmet. Sie haben vieles kritisch und zugleich mit Spaß gelesen, wir haben immer wieder heftig und mit viel Spaß diskutiert, und diese vielen kleinen Gespräche haben mir die Freude an der Arbeit deutlich vergrößert. Dies galt auch schon für frühere Bücher dieser Reihe, sodass es höchste Zeit wird (zumal Dagmar leider vom Sprung in die Niederlassung in diesem Jahr nicht abzubringen war), ihnen dafür auch einmal mit einer Widmung zu danken.

Washington, beim 44. Treffen
der Society for Neuroscience,
im November 2014

Manfred Spitzer

Inhalt

1 Tödliche Ambivalenz 1

2 Die Chromosomen von Scheidungskindern 11

3 Östliches und westliches Denken
Gibt es das? Warum? Und was folgt? 20

4 Chemo-Gehirn
Nebenwirkungen von Chemotherapie im Erleben, Denken, Fühlen und Handeln 51

5 Geruchssinn und Lebenserwartung
Wer gut riecht, lebt länger 66

6 Zwei Sprachen sind gesund! 72

7 Laufend kreativ 101

8 Smartphones
Zu Risiken und Nebenwirkungen für Bildung, Sozialverhalten und Gesundheit 111

9 Handy-Unfälle 135

10 Computer- statt Patientenkontakt
Zu Risiken und Nebenwirkungen von Informationstechnik im klinischen Alltag 144

11 Idealisieren der Realität statt Realisieren von Idealen
Das Unbewusste zur Hochzeit und die Qualität der Ehe 155

12 Geschlecht – Ideologie oder Wissenschaft?
Gehirnforschung zur Frauenquote und berufstätigen Müttern, Anwältinnen und Männerbeauftragten 166

13 Medizin
Zu Risiken und Nebenwirkungen 181

14 Familienabendessen 188

15 Neurodiplomatie? 194

16 Egoist, Psychopath, Präsident?
Zur Phänomenologie, Persönlichkeit, Entwicklung, Neurobiologie und Genetik des Homo oeconomicus 209

17 Schwarmdummheit 225

Sachverzeichnis 238

Von Manfred Spitzer in der Reihe
„Wissen & Leben" bisher erschienen:

Manfred Spitzer: Aufklärung 2.0

Manfred Spitzer: Dopamin & Käsekuchen

Manfred Spitzer: Nichtstun, Flirten, Küssen

Manfred Spitzer: Das (un)soziale Gehirn

Manfred Spitzer: Rotkäppchen und der Stress

Manfred Spitzer und
Wulf Bertram: Hirnforschung für Neu(ro)gierige

1 Tödliche Ambivalenz

Wenn in der Psychiatrie von Ambivalenz die Rede ist, dann ist das „dritte A" von Eugen Bleulers *„famous 4 A"* die erste Assoziation: Seine über ein Jahrhundert alte Charakterisierung der Krankheit *Schizophrenie* beinhaltet neben Störungen im Bereich des Denkens (*Assoziationsstörungen*), des Gefühls (*Affektstörungen*) und des Sozialverhaltens (*Autismus*) auch Störungen im Bereich des Wollens – er nennt sie *Ambivalenz* – als wesentliches Merkmal (1, 2): Die Patienten wissen nicht, was sie wollen, und wollen daher dieses und fünf Sekunden später jenes und weitere fünf Sekunden später das Gegenteil von beidem. Unerfahrene junge Assistenzärzte kann dies zur Verzweiflung treiben, denn mit Stimmen oder bösen Verfolgern wird man fertig, mit einem Patienten, der sich auf nichts wirklich einlassen kann, weil sein „natürlicher Wille" sich alle paar Sekunden ändert, nicht.

Ähnlich wie die Bezeichnung „Schizophrenie"[1] selbst oder das vierte A (Autismus[2]) ist jedoch auch das dritte A eine Fehlbezeichnung: Ambivalenz deutet auf einen *Konflikt* zweier Werte hin, wohingegen die „Willensschwäche" der schizophrenen Patienten eher auf ein Defizit verweist. Daher werden heute ja auch eher die Bezeichnungen *Anhedonie* und *Abulie* zur Bezeichnung der Dysfunktion schizophrener Patienten im Bereich des Voluntativen bzw. Motivationalen verwendet. Die Vorsilbe „a(n)" meint das Fehlen von etwas, das normalerweise da ist.

---

1 Bereits 1914 kritisierte kein anderer als Sigmund Freud zu Recht, dass „Bewusstseinsspaltung" keine gute Bezeichnung für die bei den Patienten vorliegenden Veränderungen sei.

2 Zumindest aus heutiger Sicht sorgt die Bezeichnung „Autismus" für Verwirrung, wird der Begriff doch zur Bezeichnung von Krankheitsbildern und nicht von Symptomen verwendet.

Ambivalenz ist etwas anderes: Wenn ich zu etwas oder jemandem eine ambivalente Einstellung habe, dann geht es mal um positive und mal um negative Gefühle und Gedanken. Mehr Ambivalenz ist damit weder mehr positiv noch mehr negativ, sondern mehr von beidem, also mehr „Wechselbad". Dies wiederum ist gleichbedeutend mit weniger *Sicherheit* bzw. – bei Ambivalenz in Beziehungen – weniger *Vertrauen*. Und dies bedeutet nichts anderes als: *mehr Stress* (21).

In tierexperimentellen Studien zeigte chronischer Stress pathologische Auswirkungen auf die Organe und ganze Organsysteme (17, 18). Auch beim Menschen wurde und wird immer wieder der Zusammenhang zwischen chronischem Stress und Erkrankungen des Herz-Kreislauf-Systems, des Magen-Darm-Trakts und des hormonellen Systems sowie Krebserkrankungen, Infektionserkrankungen und psychischen Störungen hervorgehoben.

Beim Menschen ist der Zusammenhang zwischen sozialer Unterstützung und erhöhten Stresshormonkonzentrationen nachgewiesen (5). Entsprechend findet man auch einen Zusammenhang zwischen sozialen Beziehungen (9) bzw. sozialer Unterstützung (8) und Gesundheit: Eine Metaanalyse von 148 Studien (und 308 849 Personen!) wies eine um 50 % erhöhte Überlebenswahrscheinlichkeit bei Menschen mit vergleichsweise mehr sozialer Unterstützung nach (7). Die Effekte waren dabei unabhängig von Alter, Geschlecht, sozialem Status, Gesundheitszustand, Todesursache und dem Zeitraum des Follow-up, erwiesen sich jedoch als stärker (bis über 90 %), je genauer man die soziale Unterstützung erfragte. Am kleinsten waren die Effekte, wenn man nur (binär) die Wohnsituation (allein lebend vs. mit anderen zusammenlebend) erhob (19 %).

So wundert nicht, dass vor allem die Qualität einer langfristigen Paarbeziehung erhebliche Auswirkungen auf den Gesundheitszustand der Partner hat. Eine große britische Längsschnittstudie an insgesamt 9011 Beamten (6114 Männer und 2897 Frauen) mit einem Beobachtungszeitraum von durchschnittlich mehr als 12 Jahren zeigte ein um 34 % erhöhtes Risiko für kardiovaskuläre Ereignisse bei denjenigen Studienteilnehmern, die ihre Paarbeziehung vorwiegend negativ erlebten (3). Eine kürzlich erschienene Metaanalyse von 126 Studien (an insgesamt mehr als 72000 Personen) aus den vergangenen 50 Jahren konnte den schon lange vermuteten Zusammenhang zwischen der Qualität der ehelichen Beziehung und der Gesundheit der Partner nachweisen (16). Je besser die Ehe, desto geringer das Sterblichkeitsrisiko ($r = 0{,}11$).

Was genau macht eine Ehe zu einer Beziehung, die sich für beide Partner gesundheitlich positiv auswirkt und aus welchem Grund kann sie uns krank machen? Eine deutsche Studie ergab, dass eine launische Ehefrau oder Partnerin nicht nur das Lebensglück des Mannes vermindert, sondern nachweislich auch dessen Lebenserwartung (6). Andererseits wirkt eine Ehe auf Männer im statistischen Mittel deutlich lebensverlängernd, auf Frauen hingegen nicht (4, 10). Wie hat man sich dies vorzustellen? Welcher Mechanismus könnte dafür sorgen, dass ein Mensch einen anderen Menschen krank macht und sogar früher sterben lässt (sehen wir einmal von Mord ab)?

Herz-Kreislauf-Erkrankungen gehören laut WHO in der westlichen Welt zu den bedeutsamsten Mortalitätsrisiken. Ein wesentlicher Faktor für das kardiovaskuläre Gesundheitsrisiko eines Menschen ist dessen Blutdruck. Dieser wiederum reagiert sensibel auf unglückliche soziale Interaktionen, wie schon der Volksmund sagt: „Dieser Mensch treibt meinen Blutdruck in die Höhe.“ Schon lange ist bekannt, dass sich derartige Erfahrungen tatsächlich im psychophysischen Labor abbilden lassen, wie eine entsprechende Metaanalyse von 22 experimentellen Studien zum

Einfluss sozialer Unterstützung auf die Reaktion des Blutdrucks zeigen konnte (22).

Es ist eine Sache, einen Zusammenhang im Labor zu zeigen und eine ganz andere, die Relevanz der Ergebnisse aus dem Labor für die langfristige Gesundheit von Menschen im wirklichen Leben nachzuweisen. Daher seien hier die Ergebnisse einer kürzlich erschienenen Studie an 325 Personen im mittleren Alter von 45 Jahren (53 % Männer) zu den Auswirkungen des Familienstandes (verheiratet versus unverheiratet) auf den nächtlichen systolischen Blutdruck vorgestellt (11). Dieser fällt während der Nacht ab, und ein Fehlen dieses nächtlichen Blutdruckabfalls gilt als Risikofaktor für kardiovaskuläre Ereignisse. Die verheirateten Studienteilnehmer hatten verglichen mit den unverheirateten einen signifikant erhöhten nächtlichen Blutdruckabfall, wobei der Effekt bei Männern etwas stärker ausgeprägt war als bei Frauen (Abb. 1-1)[3].

Obgleich sich die Autoren große Mühe gaben und beispielsweise das Körpergewicht, den sozioökonomischen Status oder die Ethnizität in ihren Auswertungen berücksichtigten, konnten auch sie nicht alle denkbaren bedeutsamen Kovariablen kontrollieren: „Obwohl das Modell an verschiedene Kovariablen angepasst wurde, ist es möglich, dass ungemessene Variablen das Ergebnis als Störfaktoren beeinflussen. Dies wären z. B. Qualität der Ehe, sexuelle Aktivität, Vorhandensein kleiner Kinder und berufliche Zufriedenheit“ (11, S. 5, Übersetzung durch den Autor).

---

3 Zu weiteren Geschlechterunterschieden im Hinblick auf Paarbeziehung, Bindungsverhalten und Gesundheit siehe (13). Insgesamt ist nach den hier vorgestellten Daten zu erwarten, dass sich die Qualität einer langfristigen Paarbeziehung auf beide Partner gesundheitlich durchaus auswirken kann.

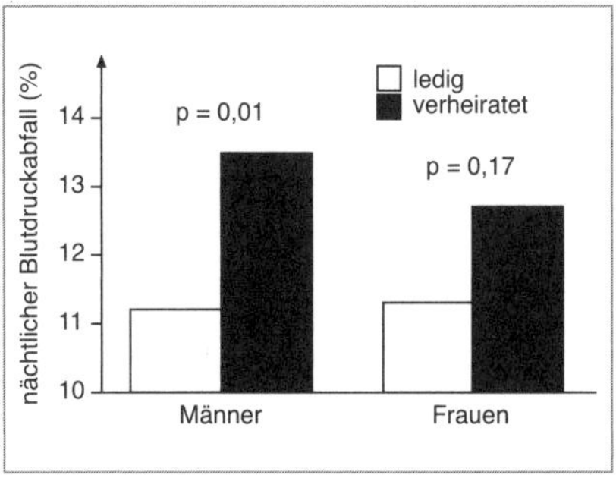

Abb. 1-1 Nächtlicher Abfall des systolischen Blutdrucks (in Prozent) bei Männern und Frauen in Abhängigkeit vom Familienstand (weiße Säulen: nicht verheiratet; schwarze Säulen: verheiratet; nach Daten aus 11, Figure 1a).

In der angeführten Metaanalyse zeigte sich der Effekt von missglückender Beziehung bzw. akutem Konflikt auf den Blutdruck keineswegs immer und mit Regelmäßigkeit, was dazu Anlass gab, den Kovariablen auch experimentell weiter nachzugehen.

Gerade im Hinblick auf die in der vorliegenden Arbeit diskutierte Ambivalenz sind die Ergebnisse einer im Jahr 2010 publizierten experimentellen Studie von großer Bedeutung, in deren Rahmen an 100 studentischen Probanden gemessen wurde, wie sich ein Streit mit entweder einem sozial unterstützenden oder sozial ambivalenten Freund auf den Blutdruck auswirkt (15). Wie Abbildung 1-2 verdeutlicht, zeigte sich ein signifikanter Anstieg des systolischen Blutdrucks beim Streit mit einem ambivalenten Freund verglichen mit dem Streit mit einem sozial unterstützenden Freund. Mit den Worten der Autoren: „[...] Begegnungen mit ambivalenten Freunden führten zu einem höheren systolischen Blutdruck verglichen zu Begegnungen mit unterstützenden Freunden [...]. Das lässt darauf schließen, dass die Negativität einer ambivalenten Freundschaft effektive soziale Unterstützung möglicherweise beeinträchtigt“ (15, S. 429, Übersetzung durch den Autor).

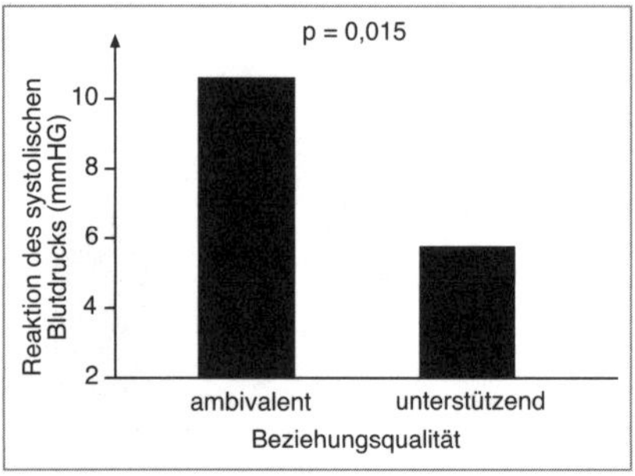

Abb. 1-2 Reaktion des Blutdrucks (Anstieg in mmHg) auf einen Streit mit einem ambivalenten bzw. unterstützenden Freund (nach 15, S. 429). Der Unterschied war mit p = 0,015 signifikant.

Ergebnisse wie dieses wiederum motivierten Wissenschaftler aus Utah eine Studie an 136 älteren Ehepaaren (mittleres Alter: 63 Jahre; im Mittel 36 Jahre verheiratet) durchzuführen, in deren Rahmen zum einen die Qualität der Beziehung und zum anderen der Grad der Verkalkung der Herzkranzgefäße untersucht wurde (23). Mittels Fragebögen wurde nicht nur erfasst, wie gut die Beziehung insgesamt war, sondern vor allem auch, inwieweit ein Partner den anderen unterstützte oder – gleichsam im Gegenteil – nervte bzw. zur Weißglut brachte (wie man so sagt), insbesondere dann, wenn der Partner Hilfe oder einen Rat brauchte oder wenn es nur einfach darum ging, ihm (bzw. ihr) einen Gefallen zu tun. Insgesamt zeigten diese Daten, dass nur 30 % der Einzelpersonen ihren jeweiligen Partner als generell hilfreich bzw. unterstützend erlebten, wohingegen 70 % den Partner als ambivalent beschrieben, das heißt, als mal hilfreich und mal auf die Nerven gehend.

Der wichtigste Befund der Studie bestand darin, dass der mittels Computertomografie und entsprechender Auswertung bestimmte Grad der Verkalkung der Herzkranzgefäße sowohl bei den Männern als auch bei den Frauen am höchsten war, wenn beide Partner den jeweils anderen als ambivalent erlebten. Wenn sich nur einer der beiden Partner in der Beziehung ambivalent verhielt, war der Verkalkungsgrad der Herzkranzgefäße zwar auch erhöht, aber nicht mehr so deutlich. Da der Verkalkungszustand der Herzkranzgefäße mit der kardiovaskulären Morbidität und Mortalität eng verknüpft ist (14)[4], kann man damit das Ausmaß der Ambivalenz in einer langjährigen Paarbeziehung als Risikofaktor bezeichnen. Kurz: Ambivalenz in einer Beziehung ist langfristig tödlich.

Die Tatsache, dass die erlebte Zufriedenheit mit der Beziehung keinen Einfluss hatte, fügt sich in die Ergebnisse einer ganzen Reihe früherer Studien ein, die ebenfalls gefunden hatten, dass die von den Partnern jeweils selbst berichtete Qualität der Beziehung wenig aussagekräftig ist (19). Zieht man hingegen „harte Daten" heran – Verhaltensbeobachtungen oder die Antwort auf die Frage: geschieden: ja/nein? – zeigen sich deutliche Effekte: Bei Frauen wirkt vor allem das mangelnde Erleben von Wärme, bei Männern hingegen das Vom-Partner-dominiert-Werden in der Beziehung pathogenetisch auf kardiovaskuläre Erkrankungen (20). Weiterhin wurde gefunden, dass diese Effekte von der Dauer der Beziehung abhängen, das heißt, sich erst nach einem längeren Zeitraum – ganz ähnlich wie chronischer Stress – manifestieren (19). Lassen wir die Autoren selbst zum kardiovaskulären Risiko der Beziehungsqualität von Paaren zu Worte kommen: „[...] Bei Frauen liegt das Risiko vor allem im mangelnden Erleben von Wärme während potenziell stressiger Gemeinschaft in ihrem Eheleben. Auch Frauen, die bereits eine Scheidung erlebt haben, sind gefährdet. Bereits einmal geschiedene Männer haben ebenfalls ein höheres Risiko,

4 Nach der Metaanalyse von Pletcher und Mitarbeitern (14) ist das Risiko je nach Studie um das 3- bis 17-Fache erhöht.

ebenso wie Männer, die sich in ihrer Ehe in hohem Maße dominiert oder kontrolliert fühlen. Demzufolge sind zerüttete Ehen oder eine geringe Ehequalität mit einem höheren kardiovaskulären Risiko verbunden, wobei die relevanten Qualitätsmerkmale sich bei Männern und Frauen unterscheiden können. [...] Zwei wesentliche Dimensionen zwischenmenschlichen Verhaltens – Zugehörigkeit und Kontrolle – scheinen wichtige Einflussfaktoren auf die kardiovaskuläre Gesundheit zu sein" (20, S. 356, Übersetzung durch den Autor).

Hiermit wären wir bei den Rahmenbedingungen von Stress angekommen, die eingangs bereits Thema waren: Stress ist identisch mit dem Fehlen von Kontrolle bzw. dem Erleben des Kontrolliert-Werdens, was insbesondere von Männern deutlich im Rahmen von Beziehungen erlebt wird. Frauen hingegen erleben das Fehlen von sozialer Wärme und Geborgenheit als besonders stresshaft, also das Fehlen von protektiven Faktoren gegenüber Stress. So erscheint Stress in der Lebenswelt von Männern und Frauen gleichsam unter anderen Rahmenbedingungen, gerade weil die Lebenswelt von Männern viel mit Dominanz und die von Frauen viel mit Unterstützung zu tun zu haben scheint. Aus evolutionärer Sicht ergibt dies durchaus Sinn – Männer ringen um Dominanz (Zugang zu Frauen und damit Nachkommen), Frauen konkurrieren um Ressourcen (für die Aufzucht der Nachkommen) – im heutigen Beziehungsalltag jedoch erweisen sich diese wahrscheinlich tief in der conditio humana verwurzelten Erlebnisweisen als tödlich.

Es wird Zeit, dass wir unsere Anfälligkeit für Stress gerade im sozialen und ganz nahen Miteinander besser verstehen und dieses Verständnis für bessere und vor allem stressfreiere Beziehungsgestaltung (wie man heute zu sagen pflegt) nutzen. Das mit dem ambivalenten Verhalten eines Partners fehlende Vertrauen kann uns krank machen und langfristig umbringen. Lassen wir es nicht dazu kommen!

Literatur

1. Bleuler E. Die schizophrenen Geistesstörungen im Lichte langjähriger Kranken- und Familiengeschichten. Stuttgart: Thieme 1908.
2. Bleuler E. Dementia Praecox oder die Gruppe der Schizophrenien. Leipzig, Wien: Franz Deuticke 1911.
3. De Vogli R, Chandola T, Marmot MG. Negative aspects of close relationships and heart disease. Archives of Internal Medicine 2007; 167: 1951–1957.
4. Eaker ED, Sullivan LM, Kelly-Hayes M et al. Marital status, marital strain, and risk of coronary heart disease or total mortality: the Framingham Offspring Study. Psychosom Med 2007; 69: 509–513.
5. Eisenberger N, Taylor SE, Gable SL et al. Neural pathways link social support to attenuated neuroendocrine stress responses. Neuroimage 2007; 35: 1601–1612.
6. Headey B, Muffels R, Wagner GG. Long-running German panel survey shows that personal and economic choices, not just genes, matter for happiness. PNAS 2011; 107: 17922–17926.
7. Holt-Lunstad J, Smith TB, Layton B. Social relationships and mortality: A meta-analysis. PLoS Medicine 2010; 7(7): e1000316.
8. Holt-Lunstad J, Uchino BN, Smith TW, Hicks A. On the importance of relationship quality: The impact of ambivalence in friendships on cardiovascular functioning. Annals of Behavioral Medicine 2007; 33: 278–290.
9. House JS, Landis KR, Umberson D. Social relationships and health. Science 1988; 241: 540–545.
10. Koskenvuo M, Kaprio J, Lönngvist J, Sarna S. Social factors and the gender difference in mortality. Soc Sci Med 1986; 23: 605–609.
11. Mc Causland FR, Sacks FM, Forman JP. Marital status, dipping and nocturnal blood pressure: results from the Dietary Approaches to Stop Hypertension trial. Journal of Hypertension 2014; 32: 756–761. doi: 10.1097/HJH.0000000000000107.
12. Newsom JT, Nishishiba M, Morgan DL, Rook KS. The relative importance of three domains of positive and negative social exchanges: A longitudinal model with comparable measures. Psychology and Aging 2003; 18: 746–754.
13. Pietromonaco PR, Uchino BN, Dunkel-Schetter C. Close relationship processes and health: Implications of attachment theory for health and disease. Health Psychology 2013; 32: 499–513.

14. Pletcher MJ, Tice JA, Pignone M, Browner WS. Using the coronary artery calcium score to predict coronary heart disease events: A systematic review and metaanalysis. Archives of Internal Medicine 2004, 64: 1285–92.
15. Reblin M, Uchino BN, Smith TW. Provider and recipient factors that may moderate the effectiveness of received support: Examining the effects of relationship quality and expectations for support on behavioral and cardiovascular reactions. Journal of Be havioral Medicine 2010; 33: 423–431.
16. Robles TF, Slatcher RB, Trombello JM, McGinn MM. Marital quality and health: A meta-analytic review. Psychological Bulletin 2014; 140: 140–187.
17. Sapolsky R. Stress in the wild. Scientific American 1990; 262(1): 106–113.
18. Sapolsky R. Stress, the aging brain, and the mechanisms of neuron death. Cambridge: MIT Press 1992.
19. Smith TW, Uchino BN, Berg CA et al. Hostile personality traits and coronary artery calcification in middle-aged and older married couples: Different effects for self-reports versus spouse ratings. Psychosomatic Medicine 2007; 69: 441–448.
20. Smith TW, Uchino BN, Florsheim P et al. Affiliation and control during marital disagreement, history of divorce and asymptomatic coronary artery calcification in older couples. Psychosomatic Medicine 2011; 73: 350–357.
21. Spitzer M. Bloß keinen Stress! In: Rotkäppchen und der Stress. Stuttgart: Schattauer 2014; 1–22.
22. Thorsteinsson EB, James JE. A meta-analysis of the effects of experimental manipulations of social support during laboratory stress. Psychology and Health 1999; 14: 869–886.
23. Uchino BN, Cawthon RM, Smith TW et al. Social relationships and health: Is feeling positive, negative, or both (ambivalent) about your social ties related to telomeres. Health Psychology 2012; 31: 789–796.
24. Uchino BN, Smith TW, Berg CA. Spousal relationship quality and cardiovascular risk: Dyadic perceptions of relationship ambivalence are associated with coronary-artery calcification. Psychological Science 2014; 25(4): 1037–1042. doi: 10.1177/09567976135200151–6.

2 Die Chromosomen von Scheidungskindern

Die 46 Chromosomen eines Menschen enthalten sein Erbgut, also die Information, die seine Augen- und Hautfarbe, seine Nasenform und -länge, die Enzymausstattung seiner Leber und die grobe Struktur seines Gehirns, kurz: seine erblichen äußeren und inneren Eigenschaften bestimmen. Ihren Namen verdanken sie der Tatsache, dass sie mit einem einfachen Lichtmikroskop in der Zelle sichtbar sind (griechisch: *chroma* = Farbe, *soma* = Körper). Sie sehen x-förmig aus, aber nur während der kurzen Zeit der Zellteilung, der Metaphase der Mitose (Abb. 2-1).

Die Zahl der Chromosomen ist bei verschiedenen Arten unterschiedlich: Unsere nächsten Verwandten, die Schimpansen, Gorillas und Orang-Utans haben jeweils 48 Chromosomen, die Hausmaus hat 40, der Hund 78, das Huhn auch, und der Goldfisch 94. Der Pferdespulwurm hat dagegen nur 2 Chromosomen, der Tintenfisch 12, das Alpenveilchen so viele wie die Gorillas und der Schachtelhalm hat 216!

Bis vor einigen Jahren stellte man sich das menschliche Erbgut als eine Art Text vor, der mit möglichst hoher Genauigkeit von Generation zu Generation weitergegeben wird. Fehler bei dieser Weitergabe – Mutationen – führen

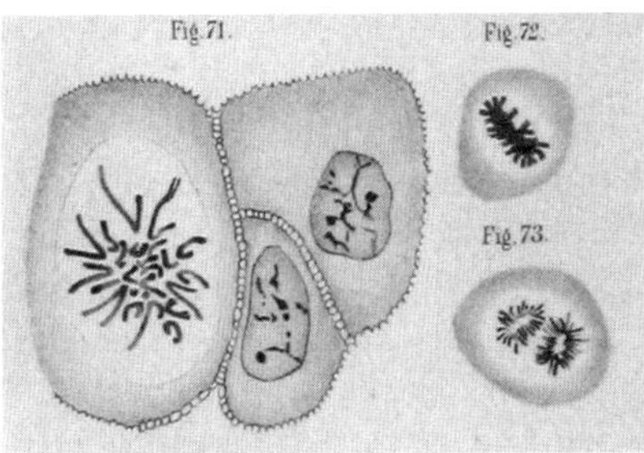

Abb. 2-1 Vermutlich älteste Darstellung von Chromosomen in Zellen der Augenhornhaut, gezeichnet vom Kieler Anatomen Walther Flemming, aus dem Jahr 1882.

zu Krankheiten, erstmals durch Röntgenstrahlen bei der Fruchtfliege im Jahr 1926 durch den Amerikaner Herrmann Joseph Muller beschrieben (Nobelpreis 1946). Damit ist klar, dass Gene gerade dasjenige bei Lebewesen darstellen, das sich *nicht* ändert. Denn ansonsten ist Leben ja – seit Aristoteles (1) – ein höchst dynamisches Geschehen:

- *Stoffwechsel,*
- zu dem bei Tieren noch Bewegung, *Ortswechsel* und die *wechselnden Empfindungen* hinzukommen und
- beim Menschen noch die beständig *wechselnden Gedanken.*

Bald nach der Entschlüsselung des gesamten Textes des *Book of Life*, wie das menschliche Genom auch genannt wurde, kam jedoch die Ernüchterung, die darin bestand, dass dieses Buch gar nicht so interessant ist, solange man nicht versteht, *was, wie* und *wann* daraus in jedem einzelnen Zelltyp des menschlichen Körpers unter welchen Bedingungen gelesen wird. Mit diesen Fragen der Regulation der Aktivität der Gene (6) befasst sich die *Epigenetik* (griechisch: *epi* = dazu, außerdem).

Nun zeigte sich, dass die Chromosomen selbst nicht so unwandelbar sind, wie man zunächst dachte. Ihre Enden, die Telomere (griechisch: *télos* = Ende und *méros* = Teil), werden vielmehr bei jeder Zellteilung kürzer. Diese Enden unterscheiden sich von der DNA des Erbguts dahingehend, dass sie keine Information enthalten, sondern lediglich mehrere Tausend Wiederholungen des gleichen „Wortes", nämlich der Nukleotidsequenz TTAGG (bei Wirbeltieren).

Die Funktion der Telomere besteht unter anderem darin, das Verkleben von Chromosomen zu verhindern, indem deren Enden gewissermaßen mehrfach umgekrempelt und dann noch mit einem Überzug versehen werden. Der Heidelberger Wissenschaftler Brian Luke (15) hat die Telomere von Chromosomen mit den Enden von Schnürsenkeln verglichen: „Man kann sich Telomere wie die Plastikkappen an Schnürsenkeln vorstellen. Ohne diese Kappen fransen die Enden aus, und schließlich kann der ganze Schnürsenkel seine Funktion nicht mehr erfüllen.“

Damit spielen die Telomere eine wichtige Rolle beim Alterungsprozess von Zellen und Organen: Bei jeder Zellteilung sind die Telomere der Tochterzellen etwas kürzer als die Telomere der Ausgangszelle. In menschlichen Leukozyten beispielsweise wurde die Verkürzung mit 9 % pro Dekade gemessen (4). Langfristig werden die Telomere schließlich so kurz, dass sie die Enden der Chromosomen nicht mehr schützen können. Diese senden daraufhin Signale aus, welche die Teilung der Zelle verhindern, sodass die Zelle dann in einen Zustand des Alters übergeht, der „Seneszenz“. Je mehr solche Zellen in einem Organ des Körpers vorhanden sind, desto stärker gealtert ist das gesamte Organ.

Wie man mittlerweile weiß, gilt dies auch für das Gehirn. Eine Verkürzung und damit Fehlfunktion der Telomere wird aufgrund entsprechender tierexperimenteller Befunde seit einigen Jahren mit Prozessen des Gehirnabbaus in enge Verbindung gebracht (11, 13, 21).

Der Vollständigkeit halber sei noch bemerkt: Die Kehrseite der Alterung ist Unsterblichkeit. Nun gibt es durchaus unsterbliche Zellen, auch beim Menschen, aber niemand möchte sie haben, denn Unsterblichkeit ist ein Merkmal von Krebszellen, weil sich deren chromosomale Telomere nicht verkürzen. Für diesen vor zwei Jahrzehnten neuen Ansatz in der Krebstherapie (10) erhielten Carol Greider und Elizabeth Blackburn im Jahr 2009 den Nobelpreis für Medizin.

So richtig spannend wurde es um die Telomere jedoch, als Blackburn zusammen mit der Gesundheitspsychologin Elissa Epel und Mitarbeitern vor 10 Jahren herausfand, dass die Telomere von Frauen unter großem sozialem Stress vergleichsweise kürzer waren. Zwar wusste man bereits, dass ungesunde Lebensweisen (Übergewicht, Rauchen, übermäßiger Alkoholkonsum; 12, 19) zu einer beschleunigten Verkürzung der Telomere führen, und eine gesunde Lebensweise (viel Bewegung, Omega-3-Fettsäuren) die Telomere eher längenmäßig verschont (14). Dass jedoch auch rein psychologische bzw. psychosoziale Faktoren die Länge der Enden von Chromosomen (und damit indirekt die Länge unseres Lebens) bestimmen, war neu.

Der amerikanische Neurobiologe Bruce McEwen von der Rockefeller-Universität in New York hat im Rückgriff auf die bereits etablierte „Verwitterungshypothese" (8) den Zusammenhang von belastenden Faktoren einerseits und vorzeitigem Altern andererseits über den Mechanismus der Verwitterung der Chromosomenenden erklärt. Stress, der beim Menschen auch und gerade in psychosozialem Stress besteht, verkürzt die Telomere und damit unser Leben.

Die Enden unserer Chromosomen sind damit „ein integrativer Indikator von Gesundheit", wie es Blackburn einmal formuliert hat (zit. nach 14, S. 414, Übersetzung durch den Autor). Mit der Länge der Telomere verhält es sich logisch betrachtet damit ähnlich der Blutsenkung: Ist diese erhöht, dann stimmt etwas nicht. Mehr als „dieser Mensch ist krank" weiß man im Grunde damit jedoch nicht. Umgekehrt gilt aber auch: Wenn die Blutsenkung nicht erhöht ist, hat man viele Krankheiten praktisch ausgeschlossen. Entsprechend gilt: Sind die Telomere vergleichsweise lang, ist der Mensch gesund; sind sie verkürzt, stimmt etwas nicht und der Betroffene verstirbt mit einer gewissen Wahrscheinlichkeit früher.

Vor diesem Hintergrund, dass die Telomere unserer Chromosomen längenmäßig von äußerem Stress abhängen und zugleich einen Biomarker für unsere Lebensspanne darstellen, versteht man nun endlich, was Chromosomen mit Scheidungskindern zu tun haben können und warum dieser Zusammenhang zugleich überraschend und überaus aufschlussreich ist.

Amerikanische Wissenschaftler untersuchten die Länge der Telomere von Zellen im Speichel bei insgesamt 40 neunjährigen Jungen afrikanischer Abstammung. Diese Gruppe war Teil einer größeren Studie zum Wohlbefinden von Kindern in „fragilen" Familien *(Fragile Families and Child Wellbeing Study, FFCWS)*. Man konzentrierte sich auf Jungen, weil diese sensibler gegenüber ungünstigen familiären Bedingungen sind (3), auf Kinder, weil diese bislang kaum im Hinblick auf Telomerlängen untersucht worden waren und auf Kinder afrikanischer Abstammung, weil hierzu wenig Daten vorliegen. Jeweils die Hälfte der Kinder wuchs unter stark benachteiligten bzw. unter vorteilhaften Bedingungen auf. Es zeigte sich hierbei, dass die Telomere der unter nachteiligen Bedingungen aufwachsenden Kinder vergleichsweise um 19 % kürzer waren. Der Unterschied war mit $p = 0{,}02$ statistisch signifikant. Auch der Bildungsgrad der Mutter wirkte sich signifikant auf die Telomerlänge aus: Kinder von Müttern ohne High-School-Abschluss hatten um 32 % kürzere Telomere als Kinder von Müttern mit High-School-Abschluss ($p = 0{,}006$). Am stärksten waren die Auswirkungen *multipler Veränderungen der Familienstruktur* (im Klartext: von Ehescheidungen) mit einer Verkürzung der Länge der Telomere bei Kindern mit entsprechendem Hintergrund von 40 % ($p = 0{,}01$).

Von besonderer Bedeutung ist weiterhin, dass man bei den 40 Jungen auch Varianten der genetischen Ausstattung des Serotonin- und Dopaminsystems untersuchte. Schon lange ist bekannt, dass diese die Empfindlichkeit gegenüber Umwelteinflüssen verändern können. Nun kann man sich fragen, wie sich überhaupt Gene evolutionär durchsetzen können, die einen Organismus empfindlicher gegenüber negativen Umwelteinflüssen machen. Eine Möglichkeit bestünde darin, dass die gleichen Gene, die eine solche erhöhte Empfindlichkeit bewirken (und sich damit ungünstig auf das Leben der Genträger auswirken), *positive* Effekte haben, wenn solche negativen Umwelteinflüsse nicht bestehen. Genau dies wurde für das Serotoninsystem gefunden (Abb. 2-2): Die Anzahl der gegenüber negativen Umwelteinflüssen sensibilisierenden homozygoten Serotonin-Genotypen bestimmte die Länge der Telomere von Kindern aus vorteilhaften versus unvorteilhaften Umgebungen in genau entgegengesetzter Richtung. Die gleiche genetische Ausstattung des Serotoninsystems, die dem Kind aus stabilen Verhältnissen zu längeren Telomeren verhilft, verkürzt die Telomere von Scheidungskindern.

Die Studie zeigt damit einmal mehr, dass man nicht sagen kann, ob eine bestimmte genetische Ausstattung sich generell positiv oder negativ auf den Lebensweg auswirkt: Dies hängt vielmehr von der Umwelt ab, sodass man die Vorstellung von – prinzipiell – „guten" oder „schlechten" Genen getrost auf den Müllhaufen wissenschaftlicher Konzepte werfen kann. Sofern bestimmte genetische Varianten sich im Genpool halten, kann man daher immer fragen,

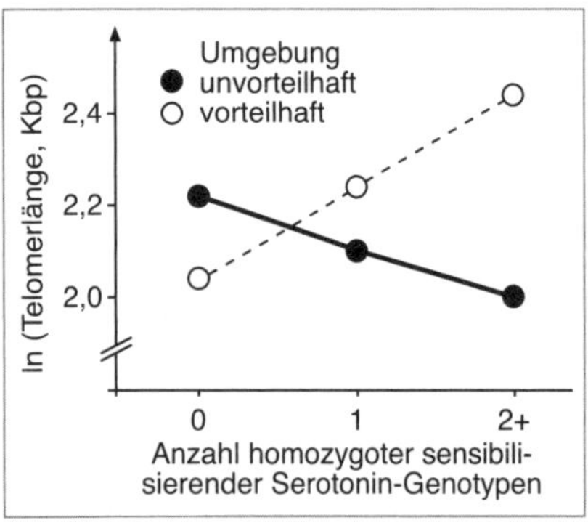

Abb. 2-2 Wechselwirkung von Umwelt (vorteilhaft vs. unvorteilhaft) und Genetik des Serotoninsystems (Zahl der sensibilisierenden Gene) auf die Länge der Telomere 9-jähriger Jungen afrikanischer Abstammung (nach 18).

wofür sie „gut" sind, auch dann, wenn der Kontext ihrer Entdeckung oder der gerade gegenwärtige Stand der wissenschaftlichen Theoriebildung noch keinen irgendwie gearteten Vorteil erkennen lässt.

Vielleicht ist das noch nicht die ganze Story! Zum einen gibt es bereits Firmen, bei denen man die Länge der Telomere seiner Chromosomen (z.B. in Leukozyten oder in Zellen der Wangenschleimhaut) bestimmen lassen kann (14), und zum zweiten fanden Heidelberger Wissenschaftler um Luke heraus, wie sich die Telomere auch wieder verlängern lassen – zumindest im Tiermodell (2). In Anbetracht

- der fast täglich erscheinenden Meldungen über diese oder jene genetischen Risikofaktoren im Hinblick auf unterschiedlichste Krankheiten,
- der Möglichkeit zur Untersuchung solcher Faktoren durch private Firmen und
- der sich abzeichnenden Optionen hier einzugreifen, von der Familienplanung[1] bis zur Gentherapie,

mahnen Studien wie die von Mitchell und Mitarbeitern zur Besonnenheit: Unser gegenwärtiges Wissen ist noch zu lückenhaft, um unbekümmert Einfluss nehmen zu wollen. Aus dieser Sicht war es nur konsequent, dass die US-amerikanische Gesundheitsbehörde FDA einigen Firmen, die Privatpersonen die Untersuchung ihres genetischen Codes

---

1 Die US-Firma *23andMe* hat mittlerweile ein Verfahren patentiert, um bei einer künstlichen Befruchtung die Spender von Ei- und Samenzelle so auszusuchen, dass das Baby bestimmte gewünschte Merkmale aufweist (16). Nach einer Meldung vom April 2014 existiert ein rechnerisches Verfahren, um durch Modellsimulationen Tausende von „Mischungen" einer Eizelle mit dem Samen von Spendern zu simulieren, um das Aussuchen der optimalen genetischen Mischung zu ermöglichen (5).

anboten, im November 2013 untersagt hat, Aussagen über das genetische Krankheitsrisiko zu machen (20). Dieses Geschäft blüht dennoch in den USA. Es ist gut, dass wir Europäer da etwas zurückhaltender sind, nicht nur wegen möglicher Fehler und Verwechselungen (die vorkommen!), sondern wegen des prinzipiellen Problems aus Goethes *Zauberlehrling*: Wir wissen noch nicht wirklich, wie wir mit diesen Informationen umgehen sollen, können, dürfen oder müssen, weder auf der Ebene des Einzelnen noch auf der Ebene der Gesellschaft.

Literatur

1. Aristoteles. De Anima. Darmstadt: Wissenschaftliche Buchgesellschaft.
2. Balk B, Maicher A, Dees M et al. Telomeric RNA-DNA hybrids affect telomere-length dynamics and senescence. Nature Structural & Molecular Biology 2013; 20: 1199–1205.
3. Boyce WT, Ellis BJ. Biological sensitivity to context: I. An evolutionary-developmental theory of the origins and functions of stress reactivity. Dev Psychopathol 2005; 17: 271–301.
4. Brouilette SW, Moore JS, McMahon AD et al. Telomere length, risk of coronary heart disease, and statin treatment in the West of Scotland Primary Prevention Study: a nested case-control study. The Lancet 2007; 369: 107–114.
5. De Lange C. Meet your unborn child – before it's even conceived. New Scientist 2014; 2964; www.newscientist.com/article/mg22229642.800-meet-your-unb...before-its-even-conceived.html?full= true&print=true#.U1ofeO3qQs0.
6. Egger G, Liang G, Aparicio A, Jones PA. Epigenetics in human disease and prospects for epigenetic therapy. Nature 2004; 429: 457–463.
7. Epel ES, Blackburn EH, Lin J et al. Accelerated telomere shortening in response to life stress. PNAS 2004; 101: 17312–17315.
8. Geronimus AT. The weathering hypothesis and the health of African-American women and infants: evidence and speculations. Ethnicity Disease 1992; 2: 207–221.
9. Gibbs W. The clock-watcher. Nature 2014; 508: 168–170.

10. Greider CW, Blackburn EH. Telomere, Telomerase und Krebs. Spektrum der Wissenschaft 1996; 4: 30–36.
11. Jaskelioff M, Muller FL, Paik JH et al. Telomerase reactivation reverses tissue degeneration in aged telomerase-deficient mice. Nature 2011; 469: 102–106.
12. Jeanclos E, Krolewski A, Skurnick J et al. Shortened telomere length in white blood cells of patients with IDDM. Diabetes 1998; 47: 482–486.
13. Lee J, Jo YS, Sung YH et al. Telomerase deficiency affects normal brain functions in mice. Neurochem Res 2010; 35: 211–218.
14. Leslie M. Are telomere tests ready for prime time? Science 2011; 332: 414–415.
15. Luke B. Heidelberger Wissenschaftler untersuchen Funktion der Telomere in zellulären Alterungsprozessen. Pressemitteilung 202 der Universität Heidelberg vom 11.9.2013. www.uni-heidelberg.de/presse/news2013/pm20130911_zellalterung.html.
16. MacKenzie M. US firm patents DNA-analysis tool for planning a baby. New Scientist 2013; www.newscientist.com/article/dn24322-us-firm-patents-dnaan...s-tool-for-planning-a-baby.html? full=true&print=true#.U1oghu3qQs0.
17. Meaney MJ, Szyf M. Environmental programming of stress responses through DNA methylation: Life at the interface between a dynamic environment and a fixed genome. Dialogues Clin Neurosci 2005; 7: 103–123.
18. Mitchell C, Hobcraft J, McLanahan SS et al. Social disadvantage, genetic sensitivity, and children's telomere length. PNAS 2014; April; doi.org/10.1073/pnas.1404293111.
19. Valdes A, Andrew T, Gardner JP et al. Obesity, cigarette smoking, and telomere length in women. Lancet 2005; 366: 662–664.
20. Woods JL. Warning Letter 2013. www.fda.gov/iceci/enforcementactions/warningletters/2013/ucm376296.htm.
21. Zhang P, Dilley C, Mattson MP. DNA damage responses in neural cells: focus on the telomere. Neuroscience 2007; 145: 1439–1448.

3 Östliches und westliches Denken

Gibt es das? Warum? Und was folgt?

Das *Deutsch-Chinesische Dialogforum* wurde vor 10 Jahren von den damaligen Präsidenten Horst Köhler und Hu Jintao ins Leben gerufen. Seine Mitglieder treffen sich jährlich, um miteinander zu sprechen und voneinander zu lernen. Anlässlich des Besuchs von Kanzlerin Angela Merkel in China fand der diesjährige Austausch am 5. und 6. Juli in Chengdu (Abb. 3-1) statt, sodass auch ein Treffen der Teilnehmer des Dialogforums (Abb. 3-2) mit der Kanzlerin (zum Frühstück am 6. Juli 2014; Abb. 3-3) zustande kommen konnte. Der zweite Tag wurde mit einem Besuch

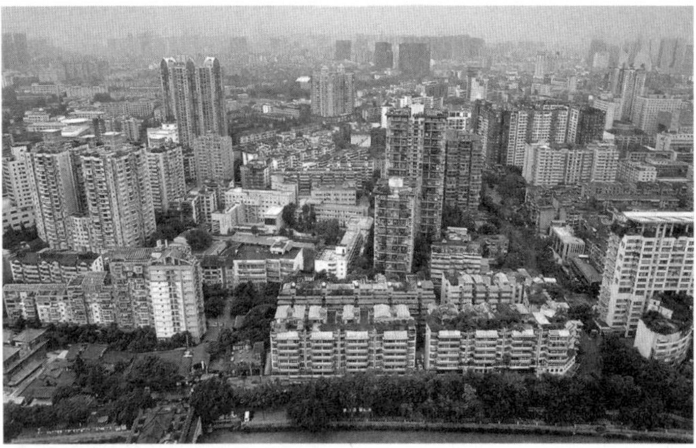

Abb. 3-1 Chengdu ist in Deutschland vielleicht dadurch manchem bekannt, weil dort Bertolt Brechts Stück „Der gute Mensch von Sezuan" spielt. Es ist die Hauptstadt der chinesischen Provinz Sichuan, deren ca. 14 Millionen Einwohner sich nicht nur nach Aussagen ihres Bürgermeisters daran erfreuen, in einer der lebenswertesten Städte Chinas zu leben.

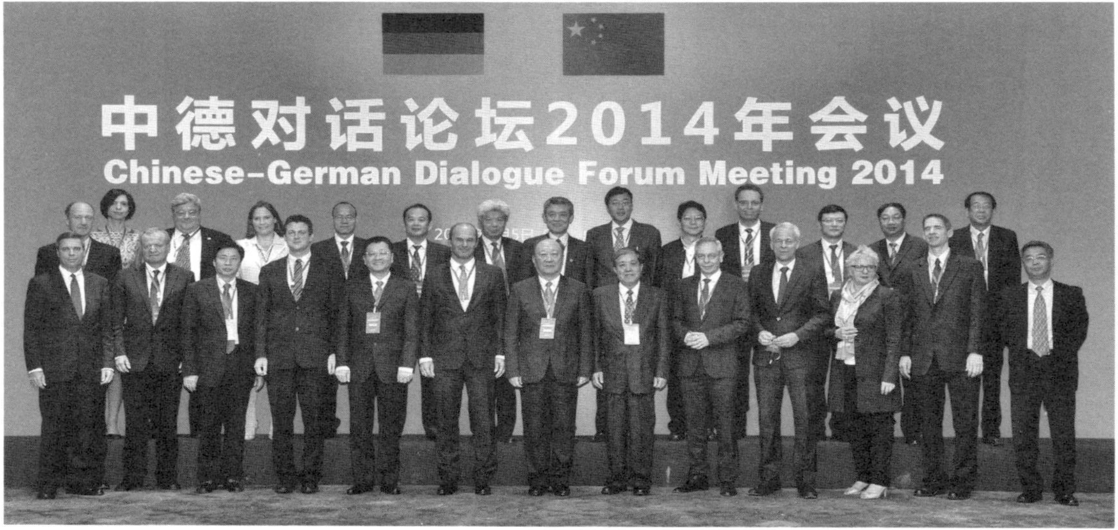

Abb. 3-2 Gruppenfoto der deutschen und chinesischen Delegation beim Dialogforum am 5.7.2014 in Chengdu. In der ersten Reihe, 6./7. von links, die Chefs der deutschen und chinesischen Delegationen, Dr. Martin Brudermüller, BASF, und Prof. Xu Kuangdi, Ehrenvorsitzender der Chinesischen Akademie der Ingenieurwissenschaften (Chinese Academy of Engineering, CAE).

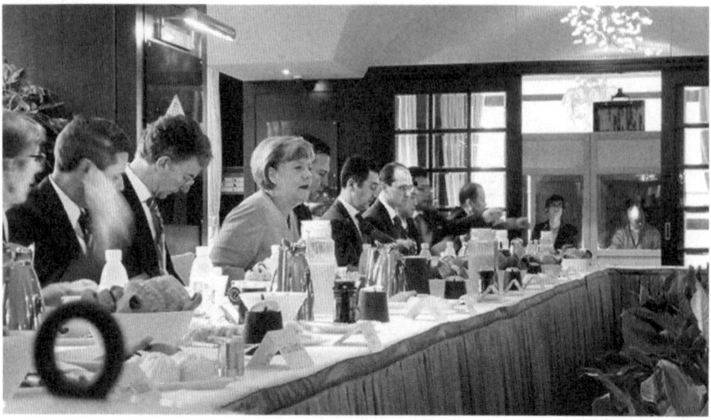

Abb. 3-3 Frühstück der offiziellen und inoffiziellen (Dialogforum) Delegationen beim Besuch der Kanzlerin in Chengdu. Die Simultanübersetzung sorgte für Verständnis und Unverständnis: Als ein Mitglied der chinesischen Delegation einen Redebeitrag mit der Äußerung begann, man habe ja nun „den schrecklichen Kommunismus hinter sich", ging ein Raunen durch die Gemeinschaft der deutschen Delegierten und die Abgeordnete der Linken beeilte sich, dies richtig zu stellen. Das Ganze entpuppte sich aber dann schnell als Übersetzungsfehler, denn tatsächlich gesagt wurde, dass man ja nun „die schrecklichen Anfänge des Kommunismus hinter sich habe" (was offenbar heute in China durchaus gesagt werden darf).

des im Aufbau befindlichen Werks der Firma Bosch etwa eine Autostunde südwestlich von Chengdu abgeschlossen. Wie in China bekannterweise durchaus üblich, wird dort an einem Fluss eine ganze Stadt für etwa 80 000 Einwohner gebaut (Abb. 3-4), mit Hochhausvierteln, einer kleinen Vorstadt namens Cambridgetown (deren Architektur tatsächlich an Cambridge erinnert; Abb. 3-5) und mit riesigen Gewerbegebieten zur Ansiedlung von Industrie. Die Dele-

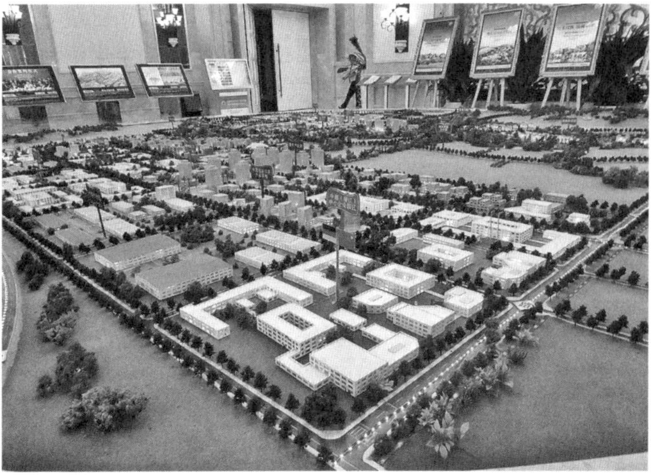

Abb. 3-4 Modell (Übersicht) von neuen Industrieanlagen ca. eine Autostunde südwestlich von Chengdu mitsamt einer Stadt für ca. 80 000 Einwohner.

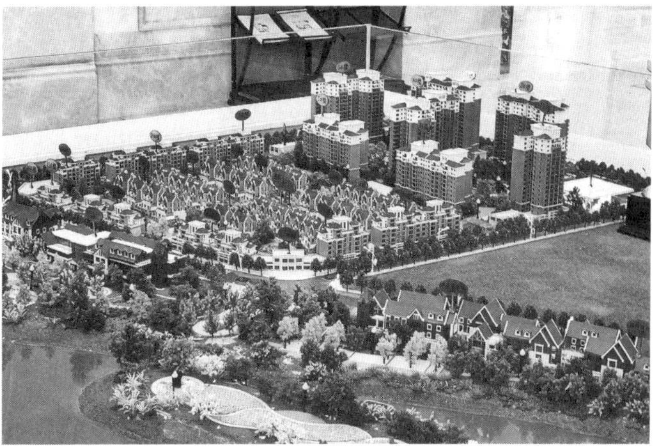

Abb. 3-5 Modell (Ausschnitt) exklusiver Wohnlagen am Fluss in einer Art Vorstadt, die den Namen Cambridgetown trägt.

gation aus Deutschland wurde inmitten einer Großbaustelle sehr freundlich empfangen, und später bei der Besichtigung des Bosch-Werks erklärte der zufällig gerade anwesende Werksleiter aus Stuttgart-Waiblingen uns bereitwillig die Hintergründe und Besonderheiten der Produktion in China. Gleich am Eingang fanden sich mehrere Poster zur geografischen Übersicht und nicht zuletzt auch zu den wechselseitigen Vorurteilen bzw. tatsächlichen Unterschieden zwischen Chinesen und Deutschen (Abb. 3-6).

Unterschiede zwischen chinesischer und deutscher Denkweise werden meist als Spezialfall des allgemeineren Unterschieds zwischen *östlichem* und *westlichem* Denken betrachtet. Was genau aber ist das? Und: Gibt es das überhaupt? Überzeugungen zu einer „Volksseele", dem „Charakter" einer Nation oder einer Volksgruppe sind zwar fest in den Köpfen vieler Leute verankert, aber zugleich auch notorisch wenig oder gar nicht durch Fakten abgesichert. Sie kennen sicher diesen alten Witz: „Im Himmel ist der Polizist ein Engländer, der Koch ein Franzose, der Mechaniker ein Deutscher, der Liebhaber ein Italiener und das Ganze wird von einem Schweizer organisiert. In der Hölle ist der Polizist Deutscher, der Koch Brite, der Mechaniker ein Franzose, der Liebhaber Schweizer und das Ganze wird von einem Italiener organisiert." Eine große im Fachblatt *Science* publizierte Studie zur Verteilung von Persönlichkeitseigenschaften in 49 Kulturen (33) konnte keinen Beleg dafür finden, dass in derartigen wechselseitigen nationalen Stereotypien auch nur ein Körnchen Wahrheit steckt! Mit anderen Worten: Was sich die unterschiedlichen Nationen so alles gegenseitig zuschreiben, ist am ehesten Ausdruck gelernter wechselseitiger Vorurteile und gerade *nicht* das Resultat echter Mittelwertbildungen aus echten Erfahrungen.

Solche realen verallgemeinernden Erfahrungen gibt es jedoch durchaus: „Frauen sind etwas kleiner als Männer", „Brasilianer essen gerne Fleisch, Japaner eher gerne Fisch".

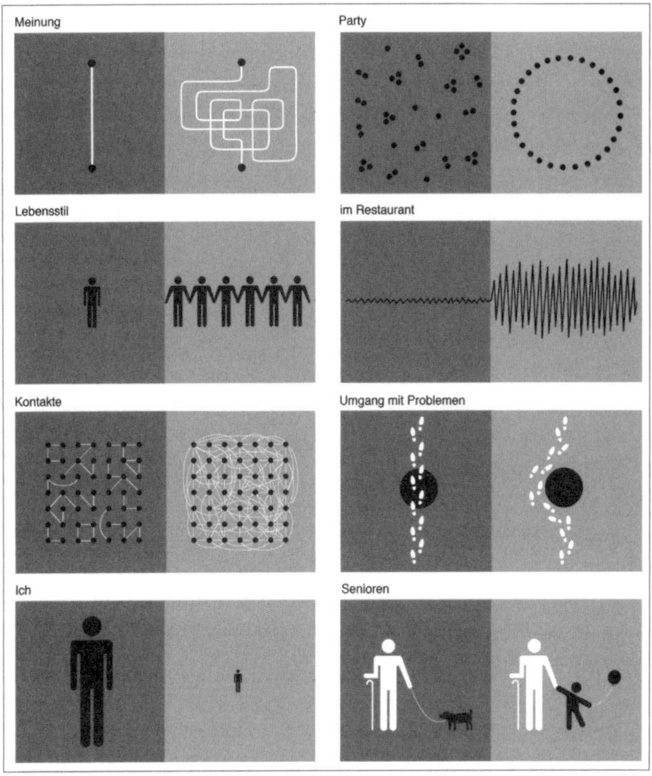

Abb. 3-6 Die chinesische Grafikerin Yang Liu hat im Auftrag der Firma Bosch einige kulturelle Unterschiede in Piktogrammen symbolisiert (dunkelgrau: deutsch; hellgrau: chinesisch), die gerade durch ihre Einfachheit besonders schlagkräftig erscheinen und auf einem der Poster im Eingangsbereich der neuen Verpackungsmaschinenfabrik nahe Chengdu abgebildet sind.

Diesen generalisierenden Beobachtungen widerspricht weder, dass (weibliche) Models oft 1,80 m groß sind (und damit größer als der durchschnittliche Mann), noch dass es manchen Japaner gibt, der gerne Steaks isst und vielleicht sogar einen oder zwei Brasilianer, die sich vegetarisch ernähren. Aussagen zu *Persönlichkeitseigenschaften* der Menschen einer „Nation" dagegen gehören nicht in diese Kategorie von Erkenntnis. Wenn es also *„den Deutschen"* oder *„den Italiener"* gar nicht gibt, so stellt sich auch die mehr allgemeine Frage, was denn am westlichem oder östlichen Denkstil überhaupt dran ist.

Angesichts der globalen ökonomischen Verflechtungen und der rasanten Zunahme des Austauschs nicht nur von Waren, sondern auch von Gedanken verschiedenster Art ist diese Frage keineswegs rein von akademischem Interesse. Ganz praktisch wurde sie zudem ins Bewusstsein aller Teilnehmer des Dialogforums gerückt, denn wenn man einen Gedanken*austausch* versucht, einen echten Dialog, dann gibt es auch Frustrationen, Unverständnis und jeder stellt sich zu irgendeinem Zeitpunkt die Frage, ob „wir" und „die" nicht vielleicht doch ganz grundsätzlich anders ticken. In der Tat legt eine Reihe von Publikationen einen eher östlichen bzw. eher westlichen Denkstil nahe (Abb. 3-6, Tab. 3-1).

Tab. 3-1 Unterschiede zwischen östlichem und westlichem Denkstil.

Denken	Östlich	Westlich
formal	holistisch, assoziativ, kontextbezogen	analytisch, kategorial
sozial	kollektivistisch	individualistisch
Umgang	geringe Mobilität, differenzielle Belohnung und Bestrafung durch Ingroup-Outgroup-Unterscheidung	hohe Mobilität, undifferenzierte Belohnung und Bestrafung

Zusammenfassend ergibt sich das Bild, dass man im Westen (USA, Europa) eher *kategorial-analytisch* sowie *individualistisch* denkt, in Ostasien (China, Japan) dagegen eher *assoziativ-ganzheitlich* und *kollektivistisch*. Und weil das Kollektiv weniger mobil ist als der Einzelne, folgen weitere Unterschiede im Verhalten gegenüber Mitgliedern der eigenen Gemeinschaft (man spricht heute von der *Ingroup*) versus Fremden (der *Outgroup*). Betrachten wir diese Unterschiede etwas genauer.

Dass man im Westen eher *stringent-analytisch* denkt, im Osten eher *assoziativ-ganzheitlich*, zeigen Nisbett und Mitarbeiter (21) in einer ausführlichen zusammenfassenden Darstellung. Das *holistische* Denken des Ostens berücksichtigt den *Kontext* stärker, wie man auch experimentell zeigen konnte. Hierzu drei Beispiele:

- Lässt man Probanden beispielsweise die Länge eines Stabes innerhalb eines Rahmens beurteilen, so werden Asiaten stärker in ihrem Urteil durch den Rahmen beeinflusst als Europäer oder Amerikaner (15).
- Zeigt man auf einem Computerbildschirm Fische in einem Aquarium, so erinnern Japaner mehr Details des Hintergrunds und mehr Details bezüglich der Beziehungen zwischen den Fischen und dem Hintergrund.
- Lässt man Motive von Verhaltensweisen beurteilen, so halten Asiaten oft eher die Situation bzw. den Hintergrund oder die Umstände für ausschlaggebend, Europäer und Amerikaner hingegen den Charakter bzw. die Person (37).

Ein besonders klar differenzierender Test für die bei einer Person bestehende Tendenz, eher ganzheitlich oder eher analytisch zu denken, besteht darin, dass man aus drei Wörtern (oder Bildern) zwei heraussuchen soll, die zusammenhängen, wobei die drei Wörter so konstruiert sind, dass zwei kategorial und zwei kontextuell zusammenhängen (Abb. 3-7). Betrachten wir ein Beispiel: Welche beiden passen zusammen „Hund, Hase, Möhre"? – Die westliche Antwort lautet: „Hund und Hase, denn beide sind Tiere; die Möhre dagegen ist eine Pflanze". Die östliche Antwort lautet: „Hase und Möhre, denn Hasen essen Möhren". Zeigt man einen Mann, eine Frau und ein Kind, dann gruppiert der Europäer/Amerikaner die beiden Erwachsenen zusammen (kategorisiert nach Altersgruppe), der Asiate hingegen die Frau (Mutter) und das Kind (beurteilt nach Beziehung). Wie mehrere Untersuchungen gezeigt haben, ist dieser Effekt robust und nur zu einem kleineren Teil sprachabhängig: Die Antworten der Chinesen sind auch bei zweisprachigen Versuchspersonen, die den Test in der englischen Version absolvieren ganzheitlich (13).

Blickt man auf einen Fall aus mehreren Perspektiven, dann ist es mitunter leichter, Kompromisse oder „Mittelwege" zu finden. Das analytische Denken des Westens hingegen versucht, die Dinge so zu betrachten, wie sie sind (unabhängig vom Kontext), kategorisiert und sieht den Einzelfall als Spezialfall einer allgemeinen Gesetzmäßigkeit. Entsprechend werden Probleme im Westen direkt an-

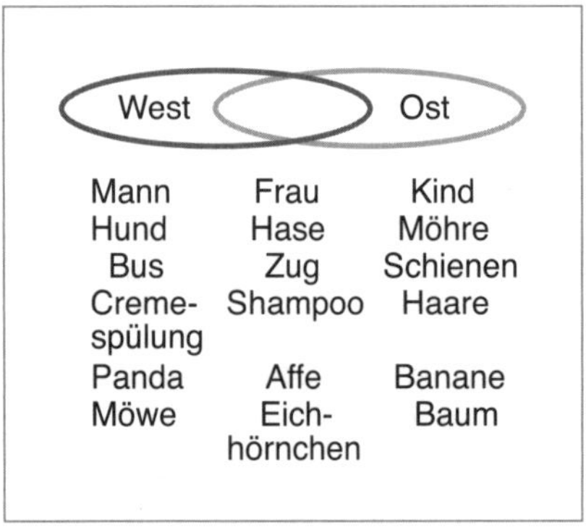

Abb. 3-7 Kategorisieren (westlich) versus Kontext und Beziehungen beachten (östlich). Beispiele aus der entsprechenden Literatur (9, 10, 13, 21) für unterschiedliche Gruppierungen des jeweils mittleren Wortes durch Asiaten (rechts) oder Amerikaner/Europäer (links).

gegangen, im Osten dagegen eher umschifft. Ein schönes Beispiel dafür war ein kleiner Wortwechsel während des erwähnten Frühstücks (Abb. 3-3): Auf eine nur angedeutet minimal kritische Frage der Kanzlerin entgegnete der angesprochene chinesische Wissenschaftler: „Ich muss Ihnen gratulieren, dass Ihr Land schon so weit bei der diesjährigen Fußballweltmeisterschaft gekommen ist." Man redet daher in Asien auch recht viel – und in China (im Gegensatz zu Japan) auch laut (was in Abbildung 3-6 auch sehr schön – „im Restaurant" – symbolisiert ist).

Ein zweiter wesentlicher Ost-West-Unterschied findet in dem Wortpaar *Kollektivismus* versus *Individualismus* seinen Ausdruck. Diese wurde vom im eher kollektivistischen Griechenland aufgewachsenen und in der individualistischen Hochburg Nordamerika ausgebildeten Psychologen Harry Triandis (33) in einer umfassenden Monografie herausgearbeitet (Tab. 3-2). Wie jede Person mehr oder weniger zu analytischem und holistischem Denken neigt, so stecken auch hier Tendenzen in beide Richtungen letztlich in jedem Individuum, wobei die meisten Menschen als Kollektivisten in einer Familie beginnen und dann sich von dieser mehr oder weniger stark ablösen. In kollektivistischen Kulturen ist diese Ablösung geringer ausgeprägt und die Leute sehen sich auch als Erwachsene noch als Teil der Familie, der Sippe oder eines größeren Sozialverbands, dessen Normen gegenüber man verpflichtet ist. Dafür sind diese Verbände selbst sehr stabil und verleihen dem persönlichen Leben Ziel und Bedeutung. Die Mitglieder individualistischer Kulturen hingegen legen auf Autonomie und persönliche Freiheit größeren Wert; sie nehmen sich selbst also vergleichsweise wichtiger. Beziehungen werden nicht um ihrer selbst willen gepflegt, sondern weil (und auch nur sofern) sie einen persönlich weiterbringen.

Triandis legt Wert auf die Feststellung, dass es in allen Gesellschaften bzw. Kulturen Menschen gibt, die entweder eher individualistisch oder eher kollektivistisch denken und

Tab. 3-2 Definitionen und je fünf Beispiele für Kollektivismus und Individualismus (zitiert aus 33; Übersetzung durch den Autor), die diese zunächst sehr abstrakt klingende Dichotomie mit Inhalten füllen und zeigen, wie breit sie sich im Alltag auswirkt.

Kollektivismus	**Individualismus**
Definition: Soziales Muster bestehend aus eng verbundenen Individuen, die sich als Teil von einer oder mehreren Gemeinschaften (Familie, Mitarbeiter, Stamm, Nation) begreifen; sie sind primär motiviert durch die Normen dieser Gemeinschaften und ihren Pflichten verbunden; diese Pflichten haben gegenüber persönlichen Zielen Priorität; die Verbundenheit mit den Mitgliedern der Gemeinschaft ist wichtig und ein eigenständiger Wert.	Definition: Soziales Muster bestehend aus lose verbundenen Individuen, die sich als unabhängig von der Gemeinschaft betrachten; sie sind primär durch ihre eigenen Vorlieben, Bedürfnisse und Rechte sowie durch Verträge mit anderen motiviert; ihre eigenen Ziele haben vor den Zielen anderer Priorität; Bezüge zu anderen Menschen werden im Hinblick auf (persönliche) Vor- und Nachteile hin rational analysiert.
Brasilien: Ein Kellner bringt eine Speisekarte für vier Gäste und gibt sie dem „Ältesten" in der Gruppe, der daraufhin für alle bestellt.	Frankreich: Jeder bestellt etwas anderes.
Indien: Ein leitender Ingenieur lehnt eine Stelle in New York ab, obwohl er das 25-Fache seines Gehalts in Neu-Delhi bekommen würde.	Kalifornien: Ein leitender Ingenieur nimmt eine Stelle in New York an, wo er 50 % mehr verdient als in Los Angeles.
Moskau: Eine ältere Frau schimpft mit einer ihr nicht bekannten Mutter, da diese ihr Kind nicht warm genug angezogen hat.	New York: Eine Frau will den Schlägen ihres Freundes entkommen und bittet Passanten um Hilfe, aber keiner hilft.

Tab. 3-2 *Fortsetzung*

Kollektivismus	Individualismus
Japan: Ein Vorgesetzter kennt seine Mitarbeiter auch persönlich sehr gut und arrangiert für einen von ihnen ein Treffen mit einer jungen Frau zwecks möglicher späterer Heirat.	England: Ein Mitarbeiter teilt seinem Vorgesetzten den plötzlichen Tod seines Vaters nicht mit.
Deutschland*: Ein Mann läuft in einem öffentlichen Park über den Rasen und wird von mehreren Passanten gemaßregelt.	Illinois: Ein Mann heiratet eine Frau, obwohl seine Eltern nicht mit ihr einverstanden sind.

* Deutschland gehört zwar zu den individualistischen Ländern, das Beispiel wurde jedoch von Triandis bewusst gewählt, um zu verdeutlichen, dass es hier um statistische Mittelwerte mit durchaus nicht wenigen Ausnahmen handelt.

handeln. Die Verteilung dieser Attribute ist jedoch zwischen den Kulturen unterschiedlich, das heißt, in jeder Kultur liegt eine andere Balance zwischen diesen beiden Tendenzen vor. „Viele Probleme der Moderne können mit zu viel Individualismus in Verbindung gebracht werden; allerdings kann die Abwesenheit von Menschenrechten auch durch zu viel Kollektivismus verursacht sein“ (33).

In kollektivistischen Kulturen kommt es durchaus vor, dass sich der Chef um familiäre Angelegenheiten kümmert, oder dass sich ein Fremder in Erziehungsangelegenheiten oder in die Erfüllung sozialer Normen einmischt. In individualistischen Kulturen kümmert man sich dagegen um den anderen weniger, dafür umso mehr um sich selbst. Auch soziale Rahmenbedingungen, wie beispielsweise der Status von Kindern oder die Institution der Ehe, unterscheiden sich in beiden Kulturen: In individualistischen Gesellschaften werden Kinder zu freien, autonomen und unabhängigen Wesen erzogen, in kollektivistischen Gesellschaften dagegen vor allem zu guten Mitgliedern der Gemeinschaft. Bei einer Hochzeit heiraten in individualistischen Kulturen zwei *Personen*, in kollektivistischen Kulturen hingegen zwei *Familien*. Dies drückt sich übrigens auch in den Scheidungsraten aus, die in kollektivistischen Kulturen weitaus niedriger sind (17).

Wie misst man individualistisches bzw. kollektivistisches Denken? Bei einer ausreichenden Anzahl von Probanden erweist sich dies als ganz einfach: Man lässt sie ein Soziogramm ihrer unmittelbaren sozialen Kontakte zeichnen, wobei sie selbst und die anderen durch Kreise zu repräsentieren sind (Abb. 3-8). Man bestimmt dann den Durchmesser der Kreise, bildet den Mittelwert aus den Kreisen, welche die anderen bedeuten und zieht diesen vom Durchmesser des Kreises, der die Person selbst darstellt, ab. Es resultiert ein Wert (in Millimetern), der angibt, um wie viel größer man sich selbst als die anderen zeichnet, der als Maß für *symbolische Selbst-Inflation* in die Literatur eingegangen ist (14). Amerikaner zeichnen sich 6,2 Millimeter größer als die anderen, Europäer (Deutsche und Briten) 3,7 Millimeter größer, Japaner hingegen zeichnen sich einen knappen halben Millimeter kleiner als die anderen (nicht signifikant von Null verschieden; Abb. 3-9).

Aus der Dichotomie *individualistisch-kollektivistisch* folgt eine weitere Unterscheidung zwischen westlichem und östlichem Denkstil, der sich auf den Umgang miteinander beim Belohnen und Bestrafen von Ehrlichkeit und Täuschung bei gemeinsamen (geschäftlichen) Erfolgen oder Misserfolgen bezieht. Cynthia Wang und Angela Leung (37) von den Universitäten in Michigan und in Singapur sind diesem Phänomen in mehreren Studien nachgegangen, das kurz wie folgt charakterisiert werden kann: Beim Umgang mit Fremden (Outgroup) belohnen Nordamerikaner Ehrlichkeit mehr als sie Täuschung bestrafen, wohingegen Ostasiaten etwa

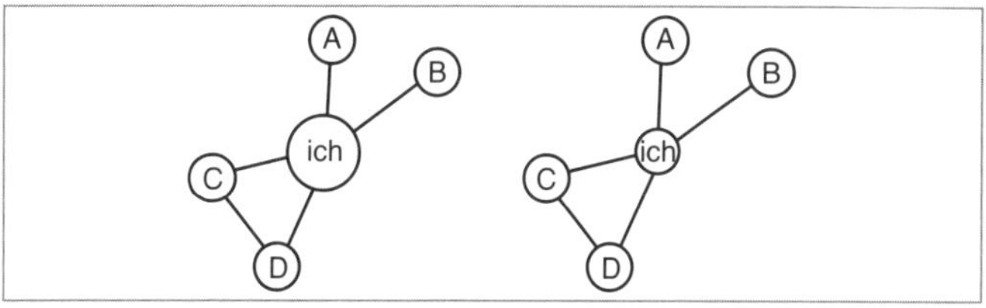

Abb. 3-8 Schematisches Beispiel für ein Soziogramm gezeichnet durch einen Amerikaner oder einen Japaner (nach 10). Die tatsächliche Anzahl der Freunde betrug in Japan 11,3, in Deutschland 15,5, bei den Amerikanern 15,6 und bei den Briten 18,1 (Mittelwerte aus 14, S. 246).

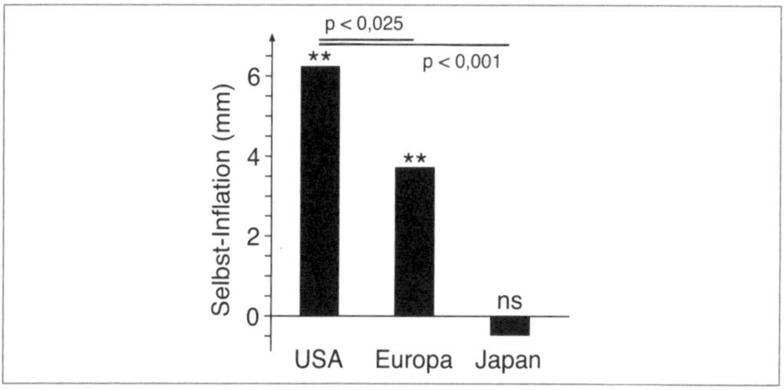

Abb. 3-9 Die Tendenz, sich selbst größer als die Freunde zu zeichnen, ist in den USA deutlich ausgeprägt, in Japan gar nicht; die Europäer liegen etwa in der Mitte (nach 14, S. 248). Der Unterschied in der Größe der Kreise ging nicht auf das Konto von deren Anzahl, wie entsprechende Analysen zeigten. Es war also nicht so, dass die Japaner insgesamt mehr Freunde angaben und daher weniger Platz für sich selbst hatten (14, S. 246).

gleich belohnen und bestrafen. Beim Umgang mit Freunden (Ingroup) ist das anders: Jetzt gibt es bei Asiaten einen großen Unterschied (Ehrlichkeit wird stark belohnt, Täuschung nur wenig bestraft), wohingegen die Nordamerikaner Freunde kaum anders behandeln als Fremde (Abb. 3-10).

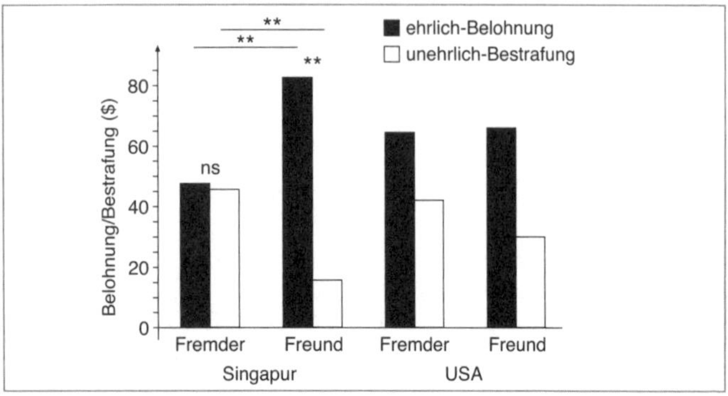

Abb. 3-10 Die Belohnung eines ehrlichen Freundes/Fremden bzw. Bestrafung eines unehrlichen Freundes/Fremden ist abhängig von der Kultur[1] (dreifache Interaktion zwischen den Variablen Kultur, Fremder/Freund, Belohnung/Bestrafung): In den USA wird insgesamt mehr belohnt als bestraft, aber es wird hierbei nicht signifikant zwischen Freund und Fremdem unterschieden. In China werden ehrliche/unehrliche Fremde gleich viel belohnt bzw. bestraft, wohingegen ehrliche Freunde sehr stark gelobt und unehrliche Freunde sehr wenig bestraft werden, wie eine Studie an insgesamt 302 Studenten in unteren Semestern zeigte (nach 37).

---

1 Im Labor lasen insgesamt 302 Studenten in unteren Semestern (138 Kaukasier aus Austin/Texas; 164 Chinesen aus Singapur) eine der beiden folgenden Instruktionen: (Bedingung: Täuschung) „Sie und ein Partner (Freund/Fremder) haben kürzlich ein Geschäft gemacht und Sie bemerken gerade, dass Sie betrogen wurden. Daher haben Sie nur 100 US-Dollar erhalten, obwohl Sie 50 % mehr hätten erhalten müssen, wenn der andere ehrlich gewesen wäre." (Bedingung: Ehrlichkeit) „Sie und ein Partner (Freund/Fremder) haben kürzlich ein Geschäft gemacht und Sie bemerken gerade, dass der andere ehrlich gehandelt hat. Daher haben Sie 100 US-Dollar erhalten. Wäre der andere unehrlich gewesen, hätten Sie 50 % weniger erhalten." Die Teilnehmer konnten dann den ehrlichen Partner belohnen bzw. den unehrlichen Partner bestrafen, indem sie je einen Dollar für 10 US-Dollar Belohnung oder Bestrafung aufzuwenden hatten. Gemessen wurde das Ausmaß der Belohnung bzw. Bestrafung in US-Dollar.

Diese Differenzierungen im Umgang miteinander haben durchaus ihren Sinn, wie die folgenden Überlegungen zeigen (37): In kollektivistischen Gesellschaften sind die Menschen generell weniger mobil, gerade *weil* man zu seiner Gruppe gehört und genau deswegen nicht den Wohnort wechseln mag (Tab. 3-1). In individualistischen Gesellschaften ist der Einzelne hingegen mobil, und weil dies so ist, kann sich jeder seine (Geschäfts-)Partner eher aussuchen. Wenn man irgendwo nicht klar kommt, geht man einfach woanders hin. Aus dieser Sicht ist es wichtig, zu belohnen, wenn man schon einmal eine „ehrliche Haut" getroffen hat, denn das ist selten und muss gepflegt werden. „Seine Gruppe" hat man ja gar nicht, weswegen man auch nicht weiter besonders zwischen „Freund" und „Fremder" unterschiedet.

In kollektivistischen Gesellschaften hingegen ist die Gruppe wichtig, aber auch kaum Veränderungen unterlegen. Daher muss man die ehrlichen Gruppenmitglieder besonders belohnen, darf jedoch die unehrlichen nicht sehr hart bestrafen, denn sie bleiben ja Teil der eigenen Gruppe, das heißt, man arbeitet weiter mit ihnen zusammen. Wang und Mitarbeiter konnten entsprechend dieser Überlegungen bei 207 amerikanischen Studenten nachweisen, dass unterschiedliche Szenarien im Hinblick auf die Mobilität in der Gesellschaft (hoch versus niedrig) prinzipiell die gleichen Auswirkungen auf das Bestrafungs- und Belohnungsverhalten gegenüber Fremden oder Freunden hatten. Die hohe Mobilität individualistischer Gesellschaften und die geringe Mobilität kollektivistischer Gesellschaften haben damit eine starke Differenzierung des Verhaltens gegenüber Mitgliedern der jeweils eigenen Gruppe (Ingroup) in kollektivistischen Gesellschaften zur Folge. Individuen hingegen, die über gar keine Ingroup verfügen, machen entsprechend auch keinen Unterschied zwischen Ingroup und Outgroup.

Es ist eine Sache, die Unterschiede zwischen östlichem (Japaner, Chinesen) und westlichem (Amerikaner, Europäer) Denken zu beschreiben und zu katalogisieren (Tab. 3-1) und eine ganz andere, die Frage zu stellen, wie diese letztlich zustande kommen. Prinzipiell gibt es hier mehrere Möglichkeiten (Tab. 3-3). Die Unterschiede könnten durch soziale gelernte Traditionen zustande kommen, die im Laufe der Zeit Eingang in die übrige kulturelle Praxis gefunden haben: So wie man sich hierzulande zur Begrüßung die rechte Hand gibt, mit Messer und Gabel isst, mehrfach täglich die Zähne putzt und eine Toilette mit Wasserspülung benutzt, leben wir in Kleinfamilien, denken analytisch, individualistisch und belohnen mehr als wir bestrafen.

Tab. 3-3 Möglichkeiten der Entstehung kultureller Unterschiede, auf die unterschiedliche Denkstile zurückgehen könnten.

Ursache/Grund	**Theorie/Beispiel**
Zufall	Handicap-Prinzip: aufwändige sinnfreie Rituale zeigen Gruppenloyalität an
Zeit	Modernisierung: mehr Reichtum und Bildung führen zu mehr Individualismus
Temperatur	Pathogen-Prävalenz: mehr Keime in wärmeren Regionen führen zu mehr Abschottung gegenüber anderen und damit zu Kollektivismus (Behavioral Immune System)
Existenzbedingungen	Notwendigkeit gemeinsamer Produktion führt zum Kollektivismus (z. B. Walfang, Reis-Theorie)
Genetik	Bestimmte Gene (Laktosetoleranz; Toleranz gegenüber Sauerstoffmangel in großen Höhen) ermöglichen überhaupt erst bestimmte Verhaltensweisen, die dann bestimmte Sozialverbände und damit Denkstile hervorrufen.

Solche Unterschiede können zunächst auch dadurch entstehen, dass Gruppen das Bedürfnis haben, zwischen sich und den anderen zu unterscheiden, und dieses Bedürfnis durch rein *zufällig* entstandene Symbole und Rituale befriedigen. Religiöse Gebräuche und Glaubensinhalte sind ein gutes Beispiel für eine solche Abgrenzungsfunktion einer Gruppe gegenüber „den anderen". Da man die aktive Teilnahme an einem Ritual (z. B. ein Opfer erbringen) nicht vortäuschen kann, ist für jedes Gruppenmitglied sichtbar, wer seine Zeit und Ressourcen in die Gruppe einbringt und wer nicht. Durch solche *costly rituals* (23, 27, 28) werden der Gruppenzusammenhalt und damit das wechselseitige Vertrauen gefördert. Dies dient am Ende der gesamten Gruppe und deren Überleben. Auf diese Weise können „sinnlose" Rituale entstehen, die umso eher ihren Zweck erfüllen, je sinnfreier sie sind.[2]

Neben dem Zufall kann auch die Zeit kulturelle Entwicklungen bedingen: Gemäß der *Modernisierungshypothese* werden Gesellschaften reicher und deren Mitglieder gebildeter, was in einer verstärkten Neigung zum Individualismus resultiert. Empirische Daten sprechen in manchen Fällen für diese Hypothese (z. B. Malaysia) in anderen Fällen eher dagegen (Japan, Süd-Korea, Hongkong).

In wärmeren Gegenden gedeihen Bakterien und Parasiten besser, weswegen entsprechende Krankheiten häufiger vorkommen. Menschen, die in wärmeren Gegenden leben, essen daher nicht nur stärker gewürzte Speisen (viele Gewürze wirken antimikrobiell; 26), sondern zeigen auch

---

2 Man spricht hier auch vom Handicap-Prinzip (40): Diesem Prinzip zufolge demonstriert ein Verhalten Gesundheit und Stärke oder es zeigt, dass man es ernst meint und vertrauenswürdig ist, gerade *weil* es keinen Sinn hat. Je sinnloser es ist, desto besser demonstriert es die Tugenden, die man den anderen demonstrieren will.

Verhaltensweisen, die der Abwehr von Krankheitserregern dienen, wie entsprechende Studien zum *Behavioral Immune System* (22, 24) zeigen konnten (20). Hierzu gehört nicht nur eine verstärkte Unterscheidung zwischen Mitgliedern der Ingroup und der Outgroup und damit auch Neigung zu kollektivistischen Tendenzen (36), sondern auch ein verstärktes Vermeiden von Mitgliedern der Outgroup (4) und eine stärkere Konformität mit den Meinungen der Mitglieder der Ingroup (39).

Auch die *Erbanlagen* eines Menschen können seinen Denkstil beeinflussen. Dies kann einerseits *direkt* geschehen über Gene, die Dopamin, Serotonin, Vasopressin, Oxytocin oder andere Transmittersysteme beeinflussen, von denen gezeigt wurde, dass sie mit Persönlichkeitseigenschaften in Verbindung stehen (2, 16, 19, 35). Zudem sind auch *indirekte* Einflüsse bestimmter genetischer Merkmale denkbar: Die Fähigkeit, an Gott zu glauben (ändert das Erleben von Salienz und ermöglicht damit religiöse Erlebnisse; 7), die Fähigkeit zum Verdauen von Milchzucker im Erwachsenenalter (Laktosetoleranz), die Toleranz gegenüber Sauerstoffmangel in großen Höhen (12) oder eine geringere Empfindlichkeit gegenüber Capsaicin (der „Schärfe" in Chilli; 34) ermöglichen überhaupt erst bestimmte soziale Veränderungen bzw. Prozesse (Religionsgemeinschaften, Milchwirtschaft, die Besiedelung Tibets, scharfes und damit antimikrobielles Essen), die dann bestimmte Sozialverbände und damit indirekt auch bestimmte Denkstile hervorrufen können.

Schließlich können die *Bedingungen unserer Existenz* unser Denken verändern, d.h. sie beeinflussen nicht nur (ganz offensichtlich), *was* wir denken, sondern langfristig auch, *wie* wir denken. Dieser schon von Karl Marx geäußerte Gedanke – das Sein prägt das Bewusstsein – ist mittlerweile auch von experimentell arbeitenden Ökonomen durch Spiel-Simulationen einfacher wirtschaftlicher Entscheidungen nachgewiesen worden (10). Verhaltensweisen in mikroökonomischen Austauschsituationen erwiesen sich durch die „wirtschaftliche Kultur" bestimmt, das heißt, die Art, wie man bei der Produktion und beim Austausch von Waren miteinander umgeht. Diese werden über entsprechendes Handeln gelernt und damit tradiert. Walfänger beispielsweise produzieren gemeinsam und teilen das Produzierte untereinander gerecht auf – wie sollte das Ganze sonst funktionieren? Entsprechend bildet sich ihr Denken durch diese Lebensverhältnisse kollektivistisch aus.

Welcher der fünf genannten Mechanismen ist bzw. war nun tatsächlich am Werk, wenn es um die Unterschiede östlichen und westlichen Denkens geht? Wie lässt sich dies empirisch erforschen? Die kürzlich erschienene Arbeit des US-amerikanischen Psychologen Thomas Talhelm und sechs chinesischer Mitarbeiter liefert hierfür ein eindrucksvolles Beispiel. Man machte sich dabei die Tatsache zu Nutze, dass sich die erwähnten Unterschiede im östlichen und westlichen Denken auch innerhalb eines Landes – nämlich China – finden lassen. Dies erleichtert die Suche nach Gründen oder Ursachen ungemein, denn Vergleiche zwischen Ländern haben immer das methodische Problem, dass es sehr viele jeweils landestypische Eigenarten gibt, deren Einfluss auf einen bestimmten Denkstil schwer aufzutrennen ist.[3]

3 Betrachten wir ein Beispiel: Wer behauptet, dass Frankophilie und Rotweinkonsum ursächlich zusammenhängen, wird seine Behauptung kaum durch einen Vergleich von Franzosen mit Deutschen untermauern können (da gibt es sehr viele weitere Unterschiede; wer kann schon mit Sicherheit behaupten, den richtigen gefunden zu haben?). Wenn man jedoch innerhalb der deutschen oder innerhalb der französischen Bevölkerung einen solchen Zusammenhang aufdecken könnte, käme dies einer deutlich stärkeren Absicherung gleich.

Wenn es um Existenzbedingungen und Denkstile geht, dann wurde bislang vor allem Ackerbau von Viehzucht unterschieden: Ackerbau ist arbeitsintensiv und ortsgebunden; er erfordert – und fördert daher (so die Theorie) – einen eher kollektivistischen Denkstil. Demgegenüber macht eine Viehherde weniger Arbeit und man ist mit ihr mobil, was eher Individualismus fördert. Talhelm und Mitarbeiter heben nun hervor, dass diese Unterscheidung den westlichen individualistischen Denkstil nicht erklären kann, weil zwar in Schottland und in der Schweiz traditionell viel Viehzucht betrieben wird, ansonsten jedoch in Europa vor allem Ackerbau betrieben und Weizen angebaut wurde. Aus ihrer Sicht ist es vielmehr von großer Bedeutung, beim Ackerbau zusätzlich den Anbau von Weizen vom Anbau von Reis zu unterscheiden. Die Existenzbedingungen dieser beiden Formen des Ackerbaus, so die Überlegung von Talhelm und Mitarbeitern, sind für sich genommen schon unterschiedlich und begünstigen damit unterschiedliche Denkstile. Dieser Hypothese – die Autoren sprechen von ihrer *Reis-Theorie* – gingen sie im Rahmen einer Studie an insgesamt 1162 Han-Chinesen[4] nach.

Der Anbau von Reis unterscheidet sich von dem von Weizen in zwei wesentlichen Punkten: Bewässerung und mehr Arbeit. Man kennt die asiatischen Reisfelder, in denen das Wasser zu stehen scheint[5], wo Reispflanzen bis zu drei Mal pro Jahr zu 90 % von Hand gesetzt und später

4 Diese machen über 90 % der chinesischen Bevölkerung aus. Man konzentrierte sich auf sie, um andere kulturelle Einflüsse konstant zu halten und dadurch die Fehlervarianz zu minimieren.

5 Diese machen über 90 % der chinesischen Bevölkerung aus. Man konzentrierte sich auf sie, um andere kulturelle Einflüsse konstant zu halten und dadurch die Fehlervarianz zu minimieren.

geerntet werden.[6] Dieser Nassreisanbau ist zwar sehr arbeitsintensiv, er ermöglicht aber sehr viel höhere Erträge als der Anbau von Trockenreis, weswegen 80 % der Weltreisernte mit diesem Verfahren erzeugt werden.

Die Bewässerung von Reisfeldern macht die Kooperation zwischen Bauern zwingend erforderlich. Hinzu kommt, dass Reis etwa doppelt so viel Arbeit erfordert als Weizen, sodass man sich auch beim Pflanzen und Ernten gegenseitig helfen muss. Man stimmt hierzu die Pflanzzeiten untereinander ab, und entzerrt hierdurch die zeitliche Belastung, was den Austausch von Arbeitskräften ermöglicht. All dies fordert und fördert die Entwicklung eines kollektivistischen Denkstils, in (Teilen von) China, Indien, Malaysia und Japan. Weizen hingegen kann von einer Familie allein angebaut werden, was eher einen individualistischen Denkstil zur Folge haben kann.

Nun wird in China nicht nur Reis angebaut (im Süden), sondern auch Weizen (im Norden; Abb. 3-11). Die natürliche Grenze zwischen beiden Regionen bildet der Yangtze-Fluss. Man kann die Reis-Theorie daher innerhalb *eines Landes*, und dazu noch innerhalb *eines über Jahrtausende vergleichsweise homogenen und stabilen Landes* mit einer recht einheitlichen Sprache, Geschichte, Religion, Regierung (Dynastien), Politik und technologischen Entwicklung empirisch überprüfen. Hierzu wurden die beschriebenen Untersuchungsverfahren zum holistischen versus kategorialen Denken, zur relativen Größe der Repräsentation von „Ich“ in kollektivistischen versus individualistischen Kulturen und zur Belohnung und Bestrafung nach Betrug oder ehrlichem Verhalten verwendet.

6 In den USA und Europa erfolgt das Pflanzen und Ernten weitgehend maschinell (Claas, persönliche Mitteilung).

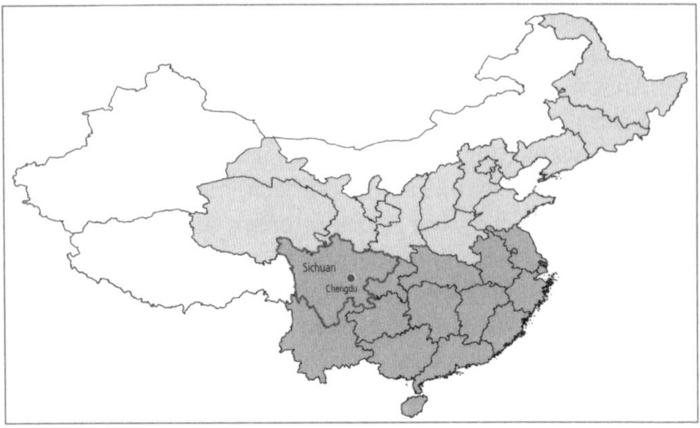

Abb. 3-11 China mit seinen Provinzen. Sichuan und dessen Hauptstadt Chengdu sind hervorgehoben. Provinzen mit überwiegend Reisanbau sind dunkelgrau dargestellt, Provinzen mit überwiegend Weizenanbau hingegen hellgrau.

Es kamen also ausdrücklich keine Fragebögen (mit all ihren Problemen kultureller Verzerrungen beim *self-report*) zum Einsatz, sondern experimentelle Verhaltensmessungen dreier Variablen (holistisches Denken, impliziter Individualismus, Loyalität/Nepotismus) unter standardisierten Bedingungen.

Die erste der drei Variablen (holistisches Denken, gemessen als Prozentsatz der holistischen Antworten aus allen Antworten) erwies sich am aussagekräftigsten und passte weder zur Modernisierungshypothese (in reicheren Gegenden dachte man signifikant *mehr* holistisch: $r = 0{,}46$; $p < 0{,}03$) noch zur Pathogen-Prävalenz-Theorie (in wärmeren Gegenden dachte man signifikant *weniger* holistisch: $r = -0{,}44$; $p < 0{,}04$). Nur die Unterscheidung der Probanden nach ihrer Herkunft aus einem Reis- versus Weizenanbaugebiet ergab ein hypothesenkonformes Ergebnis: In den

Gegenden mit mehr Reisanbau wird hoch signifikant mehr holistisch gedacht: r = 0,51: p < 0,007.

Auch der zweite Test (zur Größe der Repräsentation des impliziten Ich) hatte dieses Muster der Ergebnisse: Armut/ Reichtum und Temperatur zeigten jeweils eine Korrelation von r = 0. Einen signifikanten Zusammenhang gab es hingegen wiederum mit der Herkunft (r = –0,17; p = 0,03): Im Durchschnitt zeichneten sich die Leute aus Weizenanbaugebieten 1,5 mm *größer* (ähnlich den Europäern; 15), die aus Reisanbaugebieten 0,03 mm *kleiner* (ähnlich den Japanern) als ihre Freunde.

Im Hinblick auf den dritten Test leiteten die Autoren zunächst die Hypothese ab, dass Menschen aus Reisanbaugebieten ihre Freunde weniger bestrafen würden, also eher zu Loyalität (bzw. negativ gewendet: Nepotismus) neigen, als Menschen aus Weizenanbaugebieten. Dies wurde bestätigt (r = 0,49, p = 0,04). In ihrem Bestrafungsverhalten gegenüber Fremden machten die Probanden keinen Unterschied, egal ob sie aus Reis- oder Weizenanbaugebieten stammten.

Um dem Einwand zu begegnen, dass sich der Norden und Süden trotz aller Homogenität des Landes eben doch durch Dialekte, Temperatur, Geschichte und andere Variablen unterscheiden, wurden die Analysen vom ersten Test (dieser hatte die größte Effektstärke) für eine Untergruppe von Teilnehmern wiederholt, die aus eng benachbarten, jeweils angrenzenden Regionen (counties) entlang der Reis-Weizen-Grenze stammen – letztlich mit den gleichen Ergebnissen. Zudem fanden sich in den Ergebnissen keine Hinweise darauf, dass sie auf das Konto der Modernisierung oder der Verteilung von pathogenen Mikroorganismen gehen: Weder fand man in reicheren Provinzen (die Grenze zwischen arm und reich ist nicht identisch mit der zwischen Reis- und Weizenanbau) mehr Individualismus, noch einen graduellen Anstieg des Kollektivismus vom kälteren Norden hin zum wärmeren Süden.

Dass diese Befunde keineswegs als „rein akademisch“ abgetan werden können, zeigen zusätzliche Erkenntnisse, die von den Autoren ebenfalls berichtet werden und mit deren externer Validität zusammenhängen: die Scheidungsraten. Bekanntermaßen ist der prozentuale Anteil von Ehescheidungen in individualistischen Gesellschaften höher als in kollektivistischen. Zudem weiß man, dass die Modernisierung des Lebens zu mehr Mobilität und zu mehr Ehescheidungen führt. Wie die Autoren anhand der Scheidungsraten in unterschiedlichen Provinzen zeigen konnten, waren diese in Provinzen mit überwiegendem Weizenanbau um 50 % höher (auch wenn man den Einfluss der Modernisierung herausrechnete) als in Provinzen mit überwiegendem Reisanbau.

Für das Verständnis dieser Ergebnisse ist es wichtig, sich klarzumachen, was sie bedeuten und was nicht. Zunächst einmal implizieren die Autoren (bzw. deren Reis-Theorie) keineswegs, dass alle untersuchten Teilnehmer der Studie tatsächlich Reis anbauen. Ganz im Gegenteil, wie die Autoren schreiben: „Es ist eine sichere Wette, dass *keiner* unserer tausend Teilnehmer seinen Lebensunterhalt mit dem Anbau von Reis oder Weizen bestritt. Vielmehr geht die Theorie dahin, dass *Kulturen*, die über Jahrtausende Reis oder Weizen anbauen, ihre jeweiligen Traditionen des Reis- bzw. Weizenanbaus weitergaben, auch wenn die meisten Leute ihre Pflüge längst abgelegt haben. Einfach ausgedrückt, sie brauchen nicht selber Reis anzubauen, um Reis-Kultur zu tradieren“ (30, Übersetzung und Hervorhebungen durch den Autor).

Dieser Gedanke schwächt die Ergebnisse der Studie keineswegs – im Gegenteil! Er macht deutlich, dass kulturelle Gepflogenheiten – Gebräuche, Werte, Gedankeninhalte und Denkstile – tatsächlich tradiert werden können und tradiert werden, ähnlich wie beispielsweise die Sprache. Im menschlichen Gehirn, wo es im Gegensatz zum Computer weder ein Modul gibt, das rechnet (Central Processing Unit, CPU), noch eines, das speichert (Festplatte), sondern „nur“ 100 Milliarden Neuronen, die Informationen verarbeiten und genau *dadurch* auch speichern, ändert sich damit auch die Verarbeitung durch das, was verarbeitet wird. Im Fall der Sprache mag dies trivial erscheinen (wenn ich als Kind Deutsch gelernt habe, dann denke ich eben deutsch, verwende hierbei auch z.B. die landestypischen Kategorien, Werte und verhalte mich entsprechend). Die Studie von Talhelm und Mitarbeitern macht jedoch unmissverständlich klar, dass durch diese Architektur des menschlichen Geistes nicht nur die Inhalte des Denkens erfahrungsabhängig sind, sondern auch – zu einem gewissen Grad, sollte man ergänzen, den wir noch nicht kennen – dessen Form. Nicht nur *was* gedacht wird, ist erfahrungsabhängig, sondern auch *wie*.

Hierzu haben Talhelm und Mitarbeiter (31) fünf weitere Studien an über 3000 Teilnehmern publiziert, in denen sie nicht nur nachweisen konnten, dass Liberalismus mit analytischem Denken einhergeht, sondern auch, dass ein kurzes Training in analytischem Denken eine stärkere liberalistische Einstellung zur Folge hat. So wirkt nicht nur der Inhalt auf die Form, sondern umgekehrt auch die Form auf den Inhalt des Denkens.

Vor diesem Hintergrund ist eine jüngere und sehr umfangreiche Arbeit, in der Jahrzehnte interkultureller Forschung zusammenfassend dargestellt wurden, von großer Bedeutung, zeigte sich doch, dass Menschen, die mit dem Akronym WEIRD[7] (Western, Educated, Industrialized,

---

7 Dieses Akronym gibt es auch als Wort im Englischen, das so viel wie *seltsam*, *unheimlich*, *wirr*, *ausgefallen* oder *schräg* bedeutet – eine Anspielung, die durchaus ernst und zugleich mit Augenzwinkern gemeint ist.

Rich, Democratic) bezeichnet werden, in den unterschiedlichsten psychologischen Tests systematisch anders abschneiden als der Rest der Welt. Diese Menschen stellen zwar nur 12 % der Weltbevölkerung dar, sind aber zugleich die Probanden in 96 % (!) aller psychologischen Studien (9). Da ist dann von Wahrnehmung/Denken/Fühlen/Handeln/Sprache „beim Menschen" die Rede, wo es – um es einmal beispielhaft sehr drastisch auszudrücken – tatsächlich jedoch „nur" um die Reaktionszeiten von 20-jährigen, rechtshändigen, männlichen College-Studenten (mit allen WEIRD-Attributen) auf die 30 häufigsten englischen Wörter geht. Gerade in einem Fach wie der Psychologie sollte diesem Umstand beim Verallgemeinern der Ergebnisse mehr Rechnung getragen werden, zumal die untersuchten Personen rein zahlenmäßig nicht die Regel (das Mittel), sondern die Ausnahme (den Ausreißer) repräsentieren!

Kehren wir am Schluss noch einmal zum Deutsch-Chinesischen Dialogforum zurück, dessen Leitthema in diesem Jahr *Innovation* lautete. Wie man schon länger weiß, hat die Dichotomie Kollektivismus-Individualismus einen deutlichen Einfluss auf die Innovationsleistung einer Gesellschaft: Individualistische, nicht hierarchische Gesellschaften bringen vergleichsweise mehr Erfindungen hervor (5, 25). Hierarchie bringt Bürokratie, und diese verhindert Kreativität. Zudem verhindert Hierarchie Kommunikation und damit den Austausch zwischen Akteuren mit unterschiedlichem Wissenshintergrund, der für kreative Prozesse notwendig ist. Individuelle Freiheit bringt den Wunsch, eigenverantwortlich zu denken und zu handeln mit sich und dies wiederum ermöglicht mehr Kreativität, wie anhand des sehr großen Datensatzes (88 000 weltweit verbreitet tätige Mitarbeiter der Firma IBM) von Hofstede (11) gezeigt werden konnte (25).[8]

Und last, but not least hat die hauptsächlich im Ackerbau eingesetzte Frucht (Nassreis versus Weizen) daher auch einen Einfluss auf die Innovationsfähigkeit: In Provinzen mit überwiegendem Weizenanbau lag der Anteil der Patente pro Kopf der Bevölkerung um 30 % über dem in Provinzen mit überwiegendem Anbau von Reis.

Die Konsequenzen von kulturell tradierten Denkstilen auf unser Leben sind keineswegs gering! Sollten wir daher auf unserem seltsamen, unheimlichen, schrägen und ausgefallenen westlichen Denkstil bestehen? Sind Patente wichtiger als haltbare Ehen? Man könnte sich ja auch auf den Standpunkt stellen, dass die Mehrheit Recht hat, und das kollektivistische Denken uns Menschen viel mehr entspricht als das individualistische. Sollten wir also umgekehrt Innovation der gesellschaftlichen Stabilität opfern?

Ist das überhaupt die richtige Diskussionsebene? Vielleicht geht es ja gar nicht um ein „Entweder-oder“, sondern

---

8 Ganz ähnlich formulieren auch Gorodnichenko und Roland (5; Übersetzung durch den Autor): „[...] obwohl das höhere Koordinationsvermögen des Kollektivismus zu einer höheren Effizienz in der Wirtschaft führt, bringt Individualismus mehr Innovationen hervor. In einer individualistischen Kultur führen Innovationen nicht nur zu einer finanziellen Belohnung des Individuums, sondern auch zu einem höheren sozialen Status. Aus diesem Grund investieren sie mehr Arbeit in Innovationen schaffende Aktivitäten. Hieraus resultiert, dass die höhere Innovationsrate in einer individualistischen Kultur auf lange Sicht irgendwann zu einer höheren Produktivität und einem höheren Ausstoß führt als in einer kollektivistischen Kultur. Mit anderen Worten: Kollektivismus mag sich vorteilhaft auf die statische Effizienz der Wirtschaft auswirken, Individualismus aber wirkt sich vorteilhaft auf dynamische Effizienz aus und begünstigt somit langfristig Wachstum.“

darum, wie wir uns mit all dem Wissen im Gepäck denn nun tatsächlich in den nächsten Jahrhunderten auf diesem Planeten einrichten wollen. Was bringt uns die (im Kollektivismus vorausgesetzte) Ingroup-Outgroup-Unterscheidung, wenn es in einer völlig globalisierten Welt keine wirkliche Outgroup mehr gibt (29)? Und was bringt der Individualismus, wenn er Einzelne glücklich macht, die Gemeinschaft aber unglücklich und arm an Ressourcen? Wir werden uns diesen Fragen stellen müssen, ob wir dies wollen oder nicht. Die Erfahrung lehrt, dass wir hier sehr gründlich und sehr klar nachdenken sollten!

Literatur

1. Clark G. A Farewell to Alms: A Brief Economic History of the World. Princeton NJ: University Press 2007.
2. Cloninger CR. A systematic method for clinical description and classification of personality variants: a proposal. Arch Gen Psychiatry 1987; 44: 573–588.
3. Cohen D, Nisbett RE. Culture of Honor. Boulder, CO: Westview 1997.
4. Fincher C, Thornhill R, Murray DR, Schaller M. Pathogen prevalence predicts human cross-cultural variability in individualism/collectivism. Proc R Soc B 2008; 275: 1279–1285.
5. Gorodnichenko Y, Roland G. Individualism, innovation, and long-run growth PNAS 2011; 108 (suppl. 4): 21316–21319.
6. Greif A, Tabellini G. Cultural and institutional bifurcation: China and Europe compared. Am Econ Rev 2010; 100: 135–140.
7. Hamer D. The God Gene. How Faith Is Hardwired Into Our Genes. New York: Doubleday 2004.
8. Henrich J. Rice, psychology, and innovation. Science 2014; 344: 593–594.
9. Henrich J, Heine SJ, Norenzayan A. The weirdest people in the world? Behav Brain Sci 2010; 33: 61–135.
10. Henrich J et al. (eds.). Foundations of Human Sociality. Economic Experiments and Ethnographic Evidence from Fifteen Small-Scale Societies. Oxford, UK: University Press 2010.

11. Hofstede G. Culture's Consequences: Comparing Values, Behaviors, Institutions, and Organizations Across Nations. Thousand Oaks, CA: Sage 1980/2001.
12. Huerta-Sánchez E, Jin X, Asan et al. Altitude adaptation in Tibetans caused by introgression of Denisovan-like DNA. Nature 2014; doi: 10.1038/nature13408.
13. Ji LJ, Zhang Z, Nisbett RE. Is it culture or is it language? Examination of language effects in cross-cultural research on categorization. J Pers Soc Psychol 2004; 87: 57–65.
14. Kitayama S, Park H, Sevincer AT et al. A cultural task analysis of implicit independence: Comparing North America, Western Europe, and East Asia. J Pers Soc Psychol 2009; 97: 236–255.
15. Kitayama S, Duffy S, Kawaruma T, Larsen JT. Perceiving an object and its context in different cultures: A cultural look at new look. Psychological Science 2003; 14: 201–206.
16. Knutson B, Wolkowitz OM, Cole SW et al. Selective alteration of personality and social behavior by serotonergic intervention. Am J Psychiatry 1998; 155: 373–379.
17. Lester D. Psychol Rep 1995; 76: 258.
18. Markus HR, Kitayama S. Culture and the self: Implications for cognition, emotion, and motivation. Psychol Rev 1991; 98: 224–253.
19. Montag C, Reuter M. Disentangling the molecular genetic basis of personality: From monoamines to neuropeptides. Neuroscience and Biobehavioral Reviews 2014; 43: 228–239.
20. Murray DR, Trudeau R, Schaller M. On the origins of cultural differences in conformity: Four tests of the pathogen prevalence hypothesis. Personality and Social Pschology Bulletin 2011; 37: 318–329.
21. Nisbett RE, Peng K, Choi I, Norenzayan A. Cultures and systems of thought: holistic versus analytic cognition. Psychol Rev 2001; 108: 291–310.
22. Park JH, Schaller M. Parasites, minds and cultures. Psychologist 2009; 22: 942–945.
23. Ruffle BJ, Sosis R. Does it pay to pray? Costly ritual and cooperation. The B.E. Journal of Economic Analysis & Policy 2009; 7(1): Article 18.
24. Schaller M, Park JH. The behavioral immune system (and why it matters). Current Directions in Psychological Science 2011; 20: 99–103.
25. Shane SA. Why do some societies invent more than others? Journal of Business Venturing 1992; 7: 29–46.

26. Sherman PW, Billing J. Darwinian gastronomy: Why we use spices: spices taste good because they are good for us. BioScience 1999; 49: 453–463.
27. Sosis R. The adaptive value of religious ritual. Rituals promote group cohesion by requiring members to engage in behavior that is too costly to fake. American Scientist 2004; 92: 166–172.
28. Sosis R, Bressler E. Cooperation and commune longevity: A test of the costly signaling theory of religion. Cross-Cultural Research 2003; 37: 211–239.
29. Spitzer M. Religion und Gott: Wir und die Anderen. In: Rotkäppchen und der Stress. Stuttgart: Schattauer 2014; 110–123.
30. Talhelm T, Zhang X, Oishi S et al. Large-scale psychological differences within China explained by rice versus wheat agriculture. Science 2014; 344: 603–608.
31. Talhelm T, Haidt J, Oishi S et al. Liberals think more analytically (more "WEIRD") than conservatives. Available at SSRN: http://ssrn.com/abstract=2111700 or http://dx.doi.org/10.2139/ssrn.2111700.
32. Terracciano A, Abdel-Khalek AM, Adám N et al. National character does not reflect mean personality trait levels in 49 cultures. Science 2005; 310: 96–100.
33. Triandis HC. Individualism and Collectivism. Boulder, CO: Westview 1995.
34. Törnwall O, Silventoinen K, Kaprio J, Tuorila H. Why do some like it hot? Genetic and environmental contributions to the pleasantness of oral pungency. Physiology & Behavior 2012; 107: 381–389.
35. Ukkola L, Onkamo P, Raijas P et al. Musical aptitude is associated with AVPR1A-Haplotypes. PLoS ONE 2009; 4(5): e5534.
36. van Leeuwen F, Park JH, Koenig BL, Graham J. Regional variation in pathogen prevalence predicts endorsement of group-focused moral concerns. Evolution and Human Behavior 2012; 33: 429–437.
37. Wang CS, Leung AK, See YH, Gao XY. The effects of culture and friendship on rewarding honesty and punishing deception. J Exp Psychol 2011; 47: 1295–1299.
38. Witkin HA, Moore CA, Goodenough DR et al. Field-dependent and field-independent cognitive styles and their educational implications. Rev Educ Res 1977; 47: 1–64.
39. Wu BP, Chang L. The social impact of pathogen threat: How disease salience influences conformity. Personality and Individual Differences 2012; 53: 50–54.
40. Zahavi A, Zahavi A. The Handicap Principle. New York: Oxford University Press 1997.

4 Chemo-Gehirn

Nebenwirkungen von Chemotherapie im Erleben, Denken, Fühlen und Handeln

Neben „Stahl“ und „Strahl“ gehört die Chemotherapie zu den drei Hauptsäulen der Behandlung maligner Erkrankungen. Sie basiert im Wesentlichen darauf, dass sich Krebszellen schneller vermehren als normales Gewebe, weswegen man Substanzen, welche die Zellteilung beeinträchtigen, gegen Krebs einsetzen kann. Weil im menschlichen Körper auch anderswo Zellteilungen stattfinden, hat jede Chemotherapie Nebenwirkungen. Diese hängen vor allem davon ab, wie schnell der zelluläre Turnover – das Absterben von alten und das Bilden von neuen Zellen – in einem bestimmten Gewebe abläuft, das heißt, wie sehr die Integrität eines Organsystems davon abhängig ist, dass permanent neue Zellen entstehen und alte verschwinden. Die bekannten Nebenwirkungen von Chemotherapie – Haarausfall, Hautsymptome und Symptome im Magen-Darm-Bereich – sind vor allem damit zu erklären, dass sie Gewebe betreffen, die an der (äußeren oder inneren) Körperoberfläche liegen. Unsere Körperoberfläche lebt davon, dass sie permanent neu gebildet wird: Tiefere Schichten in der Haut oder im Darm produzieren dauernd neue Zellen, die an die Oberfläche wandern und dann abschilfern, in Form von Schuppen bei der menschlichen Haut, bzw. in Form des ganz normalen Haarausfalls, oder in Form von Darmepithelzellen, die letztlich den Gang aller aufgenommenen Nahrung ebenfalls gehen. Gewebe mit mäßig starkem Turnover, also nur geringem Ersatz alter Zellen durch neue pro Zeiteinheit, sind die Muskulatur oder das Bindegewebe. Entsprechend wird die Funktionsfähigkeit dieser Gewebe durch Chemotherapie weniger stark beeinträchtigt. Im Hinblick auf das Gehirn galt bis vor etwa 15 Jahren, dass dort keine neuen

Nervenzellen entstehen. Entsprechend „sicher" galt das Gehirn daher auch im Hinblick auf Nebenwirkungen einer Chemotherapie. Wie sollte Chemotherapie im Gehirn Schaden anrichten, wenn dort der Mechanismus der entsprechend eingesetzten Medikamente, die Hemmung der Zellteilung, gar nicht stattfindet?

Von daher ist es von besonderer Bedeutung, dass die neurobiologische Grundlagenforschung dieses mehr als hundert Jahre alte Dogma – beim erwachsenen Menschen wachsen im Gehirn keine Nervenzellen – widerlegt hat. Für das Riechhirn und vor allem für den Hippocampus (und mittlerweile auch für das Striatum; 13) wurde nachgewiesen (zunächst bei Ratten und dann bei Menschen), dass hier neue Nervenzellen gebildet werden, beim Menschen etwa 700 Neuronen je Hippocampus täglich, was einem jährlichen Turnover von ca. 0,6 % entspricht (35).

Von diesen Neuronen weiß man aus Tierexperimenten, dass sie für das Einspeichern neuer Inhalte ins Gedächtnis notwendig sind. So wundert nicht, dass sich die geistig-seelischen Nebenwirkungen einer Chemotherapie vor allem auf Gedächtnisleistungen beziehen; zusätzlich bestehen Störungen von Aufmerksamkeit, Arbeitsgedächtnis bzw. exekutiven Funktionen sowie eine allgemeine Verlangsamung des Denkens. Diese Nebenwirkungen werden in der Literatur mit einer relativen Häufigkeit von 17–75 % angegeben, sind also sehr häufig. Man kann gut nachvollziehen, dass in Anbetracht der Gesamtsituation der Patienten (z. B. bei Brustkrebs oder Leukämie) eine gedrückte Stimmung besteht, sodass die Ärzte dazu neigten, das Ganze als Ausdruck einer depressiven Reaktion auf die Grundkrankheit und/oder auf die körperlichen Symptome der Chemotherapie zu interpretieren. Gegen diese Auffassung spricht jedoch, dass die geistig-seelischen Nebenwirkungen dosisabhängig sind, längerfristig bestehen bleiben und zudem objektiv identifizierbare Pathomechanismen vorliegen, die unabhängig von subjektiver Einschätzung untersuchbar sind.

Betrachten wir die hierzu vorliegenden Daten genauer. Diese wurden vor allem an Brustkrebs-Patientinnen gewonnen, weil dieser Krebs zum einen sehr häufig ist und dank der Bemühungen um Früherkennung oft in einem Stadium diagnostiziert wird, wo eine langfristige Heilung noch möglich und damit auch die langfristigen Folgen einer Chemotherapie erstens klinisch relevant und zweitens überhaupt beobachtbar sind.

Die erste prospektive randomisierte Langzeitstudie zu den kognitiven Folgen einer adjuvanten Chemotherapie bei 18 Frauen mit Brustkrebs wurde vor einem Jahrzehnt publiziert (40). Um herauszubekommen, ob das Chemo-Gehirn überhaupt existiert, war es zunächst erforderlich, Messungen der kognitiven Beeinträchtigung auch *vor* der Chemotherapie durchzuführen. Nach dieser ersten neuropsychologischen Testung erfolgten sechs Zyklen mit 5-Fluorouracil, Adriamycin und Cyclophosphamid (FAC), danach eine weitere neuropsychologische Testung (ca. 6 Monate nach Baseline), dann eine Randomisierung und dann entweder nur die weitere Beobachtung der Patientinnen oder eine zusätzliche adjuvante Chemotherapie mit Methotrexat/Vinblastin (4 Zyklen). Dann wurde erneut eine neuropsychologische Testung durchgeführt (ca. 18 Monate nach Baseline). Bereits *vor* der Behandlung zeigten sich bei einem Drittel der Patientinnen kognitive Beeinträchtigungen. Nach den sechs Zyklen (FAC-Schema) wiesen 61 % der Patientinnen eine Verschlechterung in mindestens einem Test im Vergleich zu Baseline auf, die nicht auf die Stimmung, das klinische Gesamtbild, demografische Besonderheiten oder die Befunde zum ersten Testzeitpunkt zurückzuführen waren. Auch waren diese Testergebnisse mit einer Beeinträchtigung der Leistungsfähigkeit am Arbeitsplatz verknüpft. Beim dritten Messzeitpunkt hatte sich die Hälfte der Patientinnen mit Defiziten wieder erholt, die andere Hälfte blieb jedoch unter dem Funktionsniveau, das vor der Chemotherapie bestanden hatte. Zwischen den beiden Gruppen wurden keine Unterschiede gefunden, was wahrscheinlich an der kleinen Fallzahl lag.

Nachdem mit dieser Arbeit der Grundstein für weitere diesbezügliche Forschungsvorhaben gelegt war, bestätigte eine größere ganz ähnliche Studie aus der gleichen Arbeitsgruppe (40) an 42 Brustkrebs-Patientinnen deren Ergebnisse: Vor der Chemotherapie wiesen 21 % (9 von 42) kognitive Dysfunktionen auf, direkt danach 65 % (24 der noch in der Studie verbliebenen 37) und im längerfristigen Follow-up 61 % (17 von 28). Von diesen 17 Patientinnen mit kognitiven Defiziten am Ende der Studie hatten zwölf zu beiden Post-Treatment-Messzeitpunkten Auffälligkeiten, fünf hingegen nur zum zweiten Messzeitpunkt, was darauf hindeutet, dass es auch Spätmanifestationen geben kann, die sich nicht unmittelbar nach der Chemotherapie zeigen. Die Defizite bestanden vor allem im Hinblick auf Lernen und Gedächtnis, zu einem geringeren Anteil bei der Verarbeitungsgeschwindigkeit und den exekutiven Funktionen. Wie andere Studien auch, fand sich in den beiden hier genannten Untersuchungen kein Zusammenhang zwischen Stimmung und kognitiven Beeinträchtigungen. Dies spricht für das angeführte Argument, dass es sich beim „Chemo-Brain“, wie man den Symptomkomplex nach Chemotherapie mittlerweile bezeichnet, nicht um Begleiterscheinungen eines depressiven Syndroms, sondern um eine eigenständige diagnostische Entität handelt.

In einer Übersicht zu den zwischen 1995 und 2012 publizierten 53 Studien konnten die folgenden Risikofaktoren identifiziert werden:

- eine insgesamt höhere Dosis,
- die Gabe von Substanzkombinationen,
- eine zusätzliche Bestrahlung oder

- Hormontherapie sowie
- die intraarterielle oder
- intrathekale Applikation der Substanzen (41).

Hinzu kommt nach neueren Studien eine Abhängigkeit der Symptomatik von der „kognitiven Reserve“ (s. auch Kap. 6), die wiederum eine Funktion von
- Alter und
- Bildungsniveau der Patientinnen darstellt (20).

Nicht alle Studien, die hierzu vorliegen, zeigten ein solch eindeutiges Ergebnis (17, 19, 31), wenn sich auch immer Subgruppen von Patienten fanden, in denen Beeinträchtigungen kognitiver Leistungen auftraten. Von Bedeutung ist in diesem Zusammenhang, dass eine recht große Studie an 154 Brustkrebs-Patientinnen *vor* der Chemotherapie keine bzw. nur sehr geringe kognitive Beeinträchtigungen ergab (2). Eine neuere Bildgebungsstudie zeigte allerdings Beeinträchtigungen bereits vor der Chemotherapie (6), was durchaus verständlich ist, stellt doch die Diagnose „Brustkrebs“ einen erheblichen Stressor dar. Die meisten Probleme, die unter dem Begriff „Chemo-Brain“ zusammengefasst werden, dürften dennoch tatsächlich auf die Therapie zurückzuführen sein, wie nicht zuletzt Studien zu den Wirkungs*mechanismen* zeigen, insbesondere unter Berücksichtigung der zur Verfügung stehenden strukturellen und funktionellen Bildgebungsverfahren (2, 41).

Eine ganze Reihe struktureller Bildgebungsstudien des Gehirns zeigte Defizite bei Patienten Monate bis Jahre nach einer Chemotherapie. Sie betreffen sowohl die weiße als auch die graue Substanz sowie das Gehirnvolumen insgesamt, und wurden teilweise mit voxelbasierter Morphometrie methodisch auf hohem Niveau durchgeführt (18). Im Jahr 2010 wurde von McDonald und Mitarbeitern eine prospektive Studie publiziert, die erstmals strukturelle Defizite der grauen Substanz mit psychologischen Defiziten in Verbindung brachte. Eine Reduktion des hippocampalen Volumens konnte bislang nicht gefunden werden, ist jedoch beim in der entsprechenden Studie angewendeten Beobachtungsfenster (drei Jahre nach der Chemotherapie) auch eher (noch?) nicht zu erwarten (44).

Die Schäden der weißen Substanz wurden zudem mittels Diffusions-Tensor-Imaging (DTI) objektiviert, wobei sich nach Chemotherapie eine geringere *fraktionale Anisotropie* (ein Maß für die Gerichtetheit der Nervenfasern) in verschiedenen Gehirnregionen fand (1). Eine geringere Gerichtetheit der Faserverbindungen konnte noch neun Jahre nach der Chemotherapie nachgewiesen werden, wie eine Studie an 17 Brustkrebs-Patientinnen zeigte (9). Da eine Verringerung der Integrität der Nervenfasern (mittels DTI gemessen) mit verlängerten Reaktionszeiten in motorischen und kognitiven Tests einhergeht, lässt sich eine allgemeine Verlangsamung der Patienten mit diesen Befunden in einen kausalen Zusammenhang bringen.

Auch funktionelle Bildgebungsstudien lieferten einen wesentlichen Beitrag zum genaueren Verständnis der kognitiven Dysfunktionen nach Chemotherapie. Sie wurden mittels Positronen-Emissions-Tomografie (PET), Single Photon Emission Computed Tomography (SPECT) und vor allem funktioneller Magnetresonanztomografie (fMRT) durchgeführt. Im Folgenden werden hierzu nur einige ausgewählte Studien beispielhaft dargestellt.

Die Arbeitsgruppe um Daniel Silverman (34) von der *University of California, Los Angeles (UCLA)*, verwendete die PET, um sowohl den Ruhemetabolismus (mittels F^{18} Fluorodesoxyglucose-PET) als auch die Aktivierung bei einem verbalen (Wort-Assoziationen) Gedächtnistest (mittels O^{15} Wasser-PET) im Vergleich zu einer Kontrollbedingung (die Wörter nur lesen) zu untersuchen. Hierbei fand sich bei 18 Patientinnen in einem Zeitraum von fünf bis zehn

Jahren nach der Chemotherapie eine verminderte Ruheaktivität vor allem links-inferior frontal, u.a. im Bereich des motorischen Sprachzentrums. Im Aktivierungs-PET zeigte sich etwa im gleichen Bereich eine vermehrte Aktivierung, die von den Autoren als kompensatorisch interpretiert wird, und die bei Kontrollen nicht nachzuweisen war. Bei diesen zeigte sich im Aktivierungs-PET zudem kaum eine Aktivitätszunahme im Broca-Areal, sondern vor allem links parieto-occipital. Daneben fanden sich Unterschiede zwischen den Gruppen im Bereich des Kleinhirns sowie der Basalganglien.

Um die Zusammenhänge zwischen Gehirnaktivierung und geistiger Leistung nach Chemotherapie besser aufzuklären, führten Kesler und Mitarbeiter (20) eine Studie mittels fMRT durch, bei der ein neuropsychologisches Standardverfahren zur Messung der exekutiven Funktionen (*Wisconsin Cart Sorting Test, WCST*) zur Anwendung kam. Verglichen wurden 25 Brustkrebs-Patientinnen nach Chemotherapie mit 19 Brustkrebs-Patientinnen ohne Chemotherapie sowie 18 gesunden Kontrollen, auf deren Vergleichbarkeit im Hinblick auf Alter und demografische Variablen geachtet wurde (*matched controls*). Hierbei fand sich eine signifikant verringerte Aktivierung im linken Brodman Areal 8 (lateraler präfrontaler Cortex) nach Chemotherapie, die mit Perseverationsfehlern im WCST korreliert war. Eine verringerte Aktivierung im parahippocampalen Gyrus beim Enkodieren passt gut zu den bekannten Gedächtnisproblemen und eine generalisierte verminderte Aktivierung im lateralen posterioren parietalen Cortex erklärt die Störungen der Aufmerksamkeit. Klinik und funktionelle Bildgebung passen hiermit recht gut zueinander.

Um den neuronalen Mechanismus der Störung besser eingrenzen zu können, wurden auch elektrophysiologische Studien durchgeführt. Eine niederländische Arbeitsgruppe untersuchte 29 Patientinnen mit Brustkrebs vier Jahre nach

Beendigung einer adjuvanten Chemotherapie mittels ereigniskorrelierter Potenziale (*event related potentials, ERP*) und verglich die Ergebnisse mit einer Kontrollgruppe von 23 Patientinnen nach Brustkrebs ohne Chemotherapie (46). Die Latenz und die Amplitude der P300 gelten als Maß für Ausprägung und Geschwindigkeit von Denkprozessen. Es fand sich eine Reduktion der Amplitude (nicht der Latenz) bei Patientinnen mit Hochdosis-Chemotherapie als Zeichen einer Beeinträchtigung höherer geistiger (kognitiver) Leistungen. Eine frühere Studie aus der gleichen Arbeitsgruppe (26 Brustkrebs-Patientinnen, 5,1 Jahre nach Chemotherapie) hatte neben einer reduzierten Amplitude eine geringere Latenz der P300 bei (nicht signifikant) verlängerten Reaktionszeiten gefunden (47). Dieses eher seltene Ergebnis (längere Reaktionszeiten bei kürzeren Latenzen des Potenzials) wurde mit einer Dysfunktion des noradrenergen Systems (Locus coeruleus) in Verbindung gebracht.

Auch tierexperimentelle Befunde belegen einen direkten Effekt von Zytostatika auf die neuronale Integrität, wie zusammenfassende Übersichtsarbeiten zum Thema zeigen (7, 32). So vermindern die Zytostatika ThioTEPA und Methotrexat die hippocampale Zellneubildung von Neuronen und bewirken entsprechende Defizite in der Gedächtnisleistung bei Ratten (25, 32), für 5-Fluorouracil fanden sich negative Auswirkungen auf die weiße Substanz (16). Dietrich et al. (10) fanden für mehrere Zytostatika in vitro, dass diese in klinischen Dosen auf die Bildung von Neuronen aus Progenitorzellen und auf Oligodendrozyten ein größere toxische Wirkung haben als auf eine ganze Reihe von Tumorzelllinien. Die Befunde wurden durch In-vivo-Experimente an Mäusen bestätigt, und zeigen insgesamt, dass eine Chemotherapie toxisch auf die Vorläuferzellen von Neuronen, von Gliazellen und auch (sich nicht teilende) Oligodendrozyten (und damit auf die weiße Substanz) wirkt.

Damit haben sich insgesamt die Bewertung und Einordnung der geistig-seelischen Nebenwirkungen einer Chemotherapie von einer rein psychologisch verstehbaren depressiven Reaktion auf die Krebsdiagnose um wesentliche biologische Mechanismen und spezifische Symptome erweitert. „[...] damage to progenitor populations responsible for maintenance of white matter integrity and adult hippocampal neurogenesis is now believed to play a major role in the neurocognitive impairment many cancer survivors experience", wie es Jörg Dietrich und seine Mitarbeiter (10, S. 1285 f.) formulierten.

Was kann man tun? Seit einigen Jahren wird das Problem der kognitiven Beeinträchtigung nicht nur gesehen, sondern auch aktiv therapeutisch angegangen. Mittlerweile liegen Studien zur kognitiven Verhaltenstherapie vor, die insgesamt ermutigend sind: Eine randomisierte kontrollierte Studie an 40 Brustkrebs-Patientinnen nach Chemotherapie zeigte im Vergleich zur Kontrollgruppe (Warteliste) signifikante Verbesserungen des subjektiven Wohlbefindens aber auch des objektiven verbalen Gedächtnisses (15).

Eine dreiarmige randomisierte Studie an 82 Brustkrebs-Patientinnen nach Chemotherapie zeigte ebenfalls signifikante Verbesserungen in den Bereichen „Denk-Geschwindigkeit" (weniger Verlangsamung) und Gedächtnis, sowohl direkt im Anschluss an die Intervention als auch zwei Monate danach. Bei den beiden Interventionen handelte es sich entweder auf ein Training der Geschwindigkeit des Denkens oder um ein Gedächtnistraining. Auch die subjektiv erlebte geistige Leistungsfähigkeit sowie das Gefühl des Eingeschränktseins wurden jeweils günstig beeinflusst (38).

Neben psychotherapeutischen Interventionen seien hier noch zwei weitere bislang kaum eingesetzte Therapieoptionen genannt, eine pharmakologische und eine nicht pharmakologische. Schon lange ist bekannt, dass körperliches

Ausdauertraining einen positiven Einfluss auf das Neuronenwachstum und auf die kognitive Leistungsfähigkeit hat. Die Beweiskette reicht von tierexperimentellen Befunden an gesunden Tieren (aber auch an Tieren nach Gehirnbestrahlung; 26, 43) über Studien an gesunden Probanden (12) bis hin zu Studien an Patienten mit kognitiven Defiziten. Die Wirksamkeit einer entsprechenden Intervention bei Krebs-Patienten nach Chemotherapie wird mittlerweile ernsthaft diskutiert (27), wenn auch meines Wissens bislang noch keine belastbaren Studien vorliegen. Eine Metaanalyse zu den Auswirkungen von körperlichem Training auf Brustkrebs-Patientinnen (24) ging den Auswirkungen auf die Symptome des Chemo-Gehirns leider nicht nach – die Fragestellung war im Publikationsjahr 2006 dafür einfach noch zu jung! Eine klinische Studie aus Kanada von Autoren der *University of British Columbia* in Zusammenarbeit mit der *Canadian Breast Cancer Foundation* mit dem Titel *Can Exercise Improve Cancer Associated Cognitive Dysfunction? (Chemobrain)* ist jedoch derzeit in Arbeit, wie auf der Webseite des Nationalen Gesundheitsinstituts der USA (*U. S. National Institutes of Health*) vermerkt ist (5).

Antidepressiva wirken unter anderem deshalb, weil sie das hippocampale Neuronenwachstum fördern, wie man seit gut zehn Jahren weiß (28). Im Tierexperiment konnte gezeigt werden, dass die Verabreichung von Fluoxetin *vor* bzw. *während* (nicht jedoch *nach*) der Verabreichung des Zytostatikums 5-Fluorouracil sowohl den zellulären als auch den kognitiven negativen Auswirkungen entgegenwirken kann (4, 22). Auch hier ist meines Wissens noch keine Untersuchung im Gange, die dieses Wissen zur Prophylaxe kognitiver Defizite bei Chemotherapie anwenden würde.

Krebsdiagnosen gehören nach wie vor zum Schrecklichsten, was sich ein jeder für sich selbst ausmalen kann. Krebserkrankungen werden jedoch immer früher erkannt und Chemotherapien werden immer erfolgreicher. So nimmt die Bedeutung von deren langfristigen Auswirkungen auf das Erleben, Denken, Fühlen und Handeln von Patienten immer mehr zu. Es wird Zeit, dass sich nicht nur Onkologen, sondern auch Psychiater dieses Problemfeldes annehmen! Viel Bewegung und vielleicht ein Antidepressivum wie Fluoxetin *vor* und *während* der Chemotherapie, vorsichtig aufdosiert, damit sich Nebenwirkungen (Appetitverlust!) nicht addieren, könnten bereits jetzt langfristig hilfreich sein.

Danksagung
Vielen Dank meinem Freund und Kollegen Prof. Dr. med. Thomas Kammer für das Aufspüren neuester Literatur und wertvolle Kommentare. Ein weiterer Dank für eine kritische Diskussion der Thematik und Durchsicht des Manuskripts gilt meiner Mitarbeiterin Dr. Dagmar Brummer.

Literatur

1. Abraham J, Haut MW, Moran MT et al. Adjuvant chemotherapy for breast cancer: Effects on cerebral white matter seen in diffusion tensor imaging. Clin Breast Cancer 2008; 8: 88–91.
2. Ahles TA, Saykin AJ. Candidate mechanisms for chemotherapy-induced cognitive changes. Nat Rev Cancer 2007; 7: 192–201.
3. Ahles TA, Saykin AJ, McDonald BC et al. Cognitive function in breast cancer patients prior to adjuvant treatment. Breast Cancer Res Treat 2008; 110: 143–152.
4. ElBeltagya M, Mustafa S, Umka J et al. Fluoxetine improves the memory deficits caused by the chemotherapy agent 5-fluorouracil. Behavioural Brain Research 2012; 208: 112–117.
5. Campbell K. Can exercise improve cancer associated cognitive dysfunction? (chemobrain) ClinicalTrials.gov Identifier: NCT01296893. 2012.
6. Cimprich B, Reuter-Lorenz P, Nelson J et al. Prechemotherapy alterations in brain function in women with breast cancer. J Clin Exp Neuropsychol 2010; 32: 324–331.

7. Correa DD, Ahles TA. Neurocognitive changes in cancer survivors. Cancer J 2008; 14: 396–400.
8. de Ruiter MB, Renemann L, Boogerd W et al. Cerebral hyporesponsiveness and cognitive impairment 10 years after chemotherapy for breast cancer. Hum Brain Mapp 2011; 32: 1206–1219.
9. de Ruiter MB, Renemann L, Boogerd W et al. Late effects of high-dose adjuvant chemotherapy on white and gray matter in breast cancer survivors: converging results from multimodal magnetic resonance imaging. Hum Brain Mapp 2012; 33: 2971–2983.
10. Dietrich J, Han R, Yang Y et al. CNS progenitor cells and oligodendrocytes are targets of chemotherapeutic agents in vitro and in vivo. J Biol 2006; 5: 22.
11. Dietrich J, Monje M, Wefel J, Meyers C. Clinical patterns and biological correlates of cognitive dysfunction associated with cancer therapy. Oncologist 2008; 13: 1285–1295.
12. Erickson KI, Voss MW, Prakash RS et al. Exercise training increases size of hippocampus and improves memory. PNAS 2011; 108: 3017–22.
13. Ernst A, Alkass K, Bernard S et al. Neurogenesis in the striatum of the adult human brain. Cell 2014; 156:1072–1083.
14. Fardell JE, Vardy J, Johnston IN, Winocur G. Chemotherapy and cognitive impairment: treatment options. Clin Pharmacol Ther 2011; 90: 366–376.
15. Ferguson RJ, McDonald BC, Rocque MA et al. Development of CBT for chemotherapy-related cognitive change: results of a waitlist control trial. Psycho-Oncology 2012; 21: 176–186.
16. Han R, Yang Y, Dietrich J et al. Systemic 5-fluorouracil treatment causes a syndrome of delayed myelin destruction in the central nervous system. J Biol 2008; 7: 12.
17. Hermelink K, Untch M, Lux MP et al. Cognitive function during neoadjuvant chemotherapy for breast cancer: results of a prospective, multicenter, longitudinal study. Cancer 2007; 109: 1905–1913.
18. Inagaki M, Yoshikawa E, Matsuoka Y et al. Smaller regional volumes of brain gray and white matter demonstrated in breast cancer survivors exposed to adjuvant chemotherapy. Cancer 2007; 109: 146–156.
19. Jenkins V, Shilling V, Deutsch G et al. A 3-year prospective study of the effects of adjuvant treatments on cognition in women with early stage breast cancer. Br J Cancer 2006; 94: 828–834.

20. Kesler SR, Bennett FC, Mahaffey ML, Spiegel D. Regional brain activation during verbal declarative memory in metastatic breast cancer. Clin Cancer Res 2009; 15: 6665–6673.
21. Kesler SR, Kent JS, O'Hara R. Prefrontal cortex and executive function impairments in primary breast cancer. Arch Neurol 2011; 68: 1447–1453.
22. Lyons L, ElBetagy M, Bennett G, Wigmore P. Fluoxetine counteracts the cognitive and cellular effects of 5-Fluorouracil in the rat hippocampus by a mechanism of prevention rather than recovery. PLoS ONE 2012; 7(1): e30010. doi:10.1371/journal.pone.0030010.
23. McDonald BC, Conroy SK, Ahles TA et al. Gray matter reduction associated with systemic chemotherapy for breast cancer: A prospective MRI study. Breast Cancer Res Treat 2010; 123: 819–828.
24. McNeely ML, Campbell KL, Rowe BH et al. Effects of exercise on breast cancer patients and survivors: a systematic review and meta-analysis. CMAJ 2006; 175: 34–41.
25. Mignone RG, Weber ET. Potent inhibition of cell proliferation in the hippocampal dentate gyrus of mice by the chemotherapeutic drug thioTEPA. Brain Res 2006; 1111: 26–29.
26. Naylor AS, Bull C, Nilsson MK et al. Voluntary running rescues adult hippocampal neurogenesis after irradiation of the young mouse brain. PNAS 2008; 105: 14632–7.
27. Rodgers SP, Trevino M, Zawaski JA et al. Neurogenesis, exercise, and cognitive late effects of pediatric radiotherapy. Neural Plasticity 2013; Article ID 698528, 12 pages; http://dx.doi.org/10.1155/2013/698528.
28. Santarelli L, Saxe M, Gross C et al. Requirement of hippocampal neurogenesis fort he behavioral effects of antidepressants. Science 2003; 301: 805–809.
29. Schagen SB, Muller MJ, Boogerd W et al. Change in cognitive function after chemotherapy: A prospective longitudinal study in breast cancer patients. J Natl Canc Inst 2006; 98: 1742–1745.
30. Schagen SB, Vardy J. Cognitive dysfunction in people with cancer. Lancet Oncol 2007; 8: 852–853.
31. Scherwath A, Mehnert A, Schleimer B et al. Neuropsychological function in high-risk breast cancer survivors after stem-cell supported high-dose therapy versus standard-dose chemotherapy: evaluation of long-term treatment effects. Ann Oncol 2006; 17: 415–423.

32. Seigers R, Fardell JE. Neurobiolgical basis of chemotherapy-induced cognitive impairment: a review of rodent research. Neurosci Biobehav Rev 2011; 35: 729–741.
33. Seigers R, Schagen SB, Coppens CM et al. Methotrexate decreases hippocampal cell proliferation and induces memory deficits in rats. Behav Brain Res 2009; 201: 279–284.
34. Silverman DHS, Dy CJ, Castellon SA et al. Altered frontocortical, cerebellar, and basal ganglia activity in adjuvant-treated breast cancer survivors 5–10 years after chemotherapy. Breast Cancer Res Treat 2007; 103: 303–311.
35. Spalding KL, Bergmann O, Alkass K et al. Dynamics of hippocampal neurogenesis in adult humans. Cell 2013; 153: 1219–1227.
36. Sullivan EV, Rohlfing T, Pfefferbaum A. Quantitative fiber tracking of lateral and interhemispheric white matter systems in normal aging: Relations to timed performance. Neurobiol Aging 2010; 31: 464–481.
37. Vardy J, Rourke S, Tannock IF. Evaluation of cognitive function associated with chemotherapy: a review of published studies and recommendations for future research. J Clin Oncol 2007; 25: 2455–2463.
38. Von Ah D, Jansen C, Allen DH et al. Putting evidence into practice: evidence-based interventions for cancer and cancer treatment-related cognitive impairment. Clin J Oncol Nurs 2011; 15: 607–615.
39. Wefel JS, Lenzi R, Theriault RL et al. The cognitive sequelae of standard-dose adjuvant chemotherapy in women with breast carcinoma: results of a prospective, randomized, longitudinal trial. Cancer 2004; 100: 2292–2299.
40. Wefel JS, Saleeba AK, Buzdar AU, Meyers CA. Acute and late onset cognitive dysfunction associated with chemotherapy in women with breast cancer. Cancer 2010; 116: 3348–3356.
41. Wefel JS, Schagen SB. Chemotherapy-related cognitive dysfunction. Curr Neurol Neurosci Rep 2012; 12: 267–275.
42. Weis J, Poppelreuter M, Bartsch HH. Cognitive deficits as long-term side-effects of adjuvant therapy in breast cancer patients: 'Subjective' complaints and 'objective' neuropsychological test results. Psychooncology 2009; 18: 775–782.
43. Wong-Goodrich SJ, Pfau ML, Flores CT et al. Voluntary running prevents progressive memory decline and increases adult hippocampal neurogenesis and growth factor expression after whole-brain irradiation. Cancer Research 2010; 70: 9329–9338.

44. Yoshikawa E, Matsuoka Y, Inagaki M et al. No adverse effects of adjuvant chemotherapy on hippocampal volume in Japanese breast cancer survivors. Breast Canc Res Treat 2005; 92: 81–84.
45. Kreukels BP, Schagen SB, Ridderinkhof KR et al. Effects of high-dose and conventional-dose adjuvant chemotherapy on longterm cognitive sequelae in patients with breast cancer: an electrophysiologic study. Clin Breast Cancer 2006; 7: 67–78.
46. Kreukels BP, Schagen SB, Ridderinkhof KR et al. Electrophysiological correlates of information processing in breast-cancer patients treated with chemotherapy. Breast Cancer Res Treat 2005; 94: 53–61.

5 Geruchssinn und Lebenserwartung

Wer gut riecht, lebt länger

Der Geruchssinn führt bei uns Menschen ein eher stiefmütterliches Dasein: Wir sind bekanntermaßen „Augentiere“, und zur Kommunikation brauchen wir Sprache, weswegen das Hören ebenfalls eine erhebliche Rolle spielt, insbesondere für unser Sozialverhalten. Man könnte die Rolle des Geruchssinns im menschlichen Dasein vielleicht als unterschwellig charakterisieren, denn er warnt uns nicht nur vor schlecht gewordenem Essen, sondern auch vor üblen interpersonellen Erfahrungen („man kann jemanden nicht riechen“) und beeinflusst somit entscheidend unsere Emotionen und damit unsere Bewertungen. Seine Unmittelbarkeit ist neuroanatomisch „verdrahtet“, denn Riechempfindungen gelangen als einzige nicht über den Thalamus, sondern direkt in den Kortex. Von Besonderheit ist zudem, dass im Riechhirn neben dem Hippocampus auch beim erwachsenen Menschen neue Nervenzellen gebildet werden. Von daher wundert es auch nicht, dass Störungen des Geruchssinns bei neurodegenerativen Erkrankungen beschrieben wurden (2, 3, 4, 6).

Vor diesem Hintergrund ist eine kürzlich erschienene Arbeit von Bedeutung, die den Zusammenhang zwischen Störungen des Geruchssinns im Alter und der Mortalität ganz allgemein zum Thema hat. Wenn der Geruchssinn (neben der vor allem mit dem Hippocampus in Verbindung gebrachten Gedächtnisfunktion) auf regenerativen zellulären Prozessen basiert, und wenn diese Prozesse krankhaft gestört sein können, dann könnte der Geruchssinn als allgemeiner Indikator für das Vorliegen von Krankheit – wie etwa die Blutsenkung – dienen. Und wenn dies so ist, dann wäre zunächst ein Zusammenhang zwischen Geruchssinn (und dessen Störung) mit der Mortalität ganz allgemein zu zeigen.

Die Daten entstammen dem *National Social Life, Health, and Aging Project* (NSHAP), einer US-amerikanischen repräsentativen Studie an 3005 in derselben Gemeinde lebenden Menschen (1454 Männer, 1551 Frauen), die zum Zeitpunkt der Erstuntersuchung in den Jahren 2005/2006 zwischen 57 und 85 Jahre alt waren (1). Fünf Jahre später (2010–2011) wurden diese Personen nochmals untersucht.

Um den Geruchssinn sicher und schnell zu erfassen, verwendeten die Autoren bei der ersten Untersuchung eine vereinfachte Version eines bekannten Tests des Geruchssinns, der auf Filzstiften mit nur fünf Geruchsstoffen basierte, die nach Rosen, Leder, Orange, Fisch oder Pfefferminz rochen. Die Probanden mussten den Geruch aus vier Alternativen (dargestellt in Wort und Bild) auswählen (man spricht von einem *forced choice*-Paradigma). Wenn sich jemand nicht entscheiden konnte, wurde dies als Fehler gewertet. Nach dem Ausgang des Tests wurden die Probanden im Hinblick auf die Güte ihres Geruchssinns in *anosmisch* (4–5 Fehler), *hyposmisch* (2–3 Fehler) und *normosmisch* (0–1 Fehler) eingeteilt.

Zum zweiten Zeitpunkt der Datenerhebung wurde die Mortalität durch direkte Gespräche mit den Überlebenden oder durch Gespräche mit Familienmitgliedern oder Nachbarn der zwischenzeitlich Verstorbenen sowie anhand öffentlicher Daten oder Zeitungsberichten bestimmt. Lediglich in 10 Fällen konnte dies nicht ermittelt werden, sodass diese ausgeschlossen wurden. Weitere 77 Fälle mussten zudem wegen unvollständiger bzw. fehlender Daten aus der ersten Untersuchung ausgeschlossen werden, sodass 2918 Fälle für die Datenanalyse zur Verfügung standen. Von diesen waren 417 verstorben. Von den noch lebenden Probanden wurden 2261 ein zweites Mal befragt (die übrigen waren entweder dafür zu krank oder nicht erreichbar).

Die Ergebnisse der Untersuchung lassen aufhorchen: In der Gruppe der Probanden mit gutem Geruchssinn, waren nach fünf Jahren 10 % verstorben, wohingegen der Anteil der Verstorbenen in der Gruppe mit stark beeinträchtigtem Geruchssinn bei vollen 39 % lag (Abb. 5-1). Zudem gab es eine klare „Dosisabhängigkeit“ dahingehend, dass mit jedem nicht erkannten Geruch (aus den insgesamt fünf Gerüchen) die Mortalität anstieg (Abb. 5-2).

Man könnte nun meinen, dass ein schlechter Geruchssinn einfach eine Altersfolge oder die Folge anderer häufiger Erkrankungen ist, das Ergebnis der Studie mithin trivial ist. Auch in einem Sehtest schneiden ältere Leute, die früher versterben als jüngere, im Durchschnitt vergleichsweise schlechter ab. Um dies auszuschließen, rechneten die Autoren unterschiedliche Regressionsmodelle durch, d.h. die Effekte anderer Variablen wie Alter oder Vorhandensein von

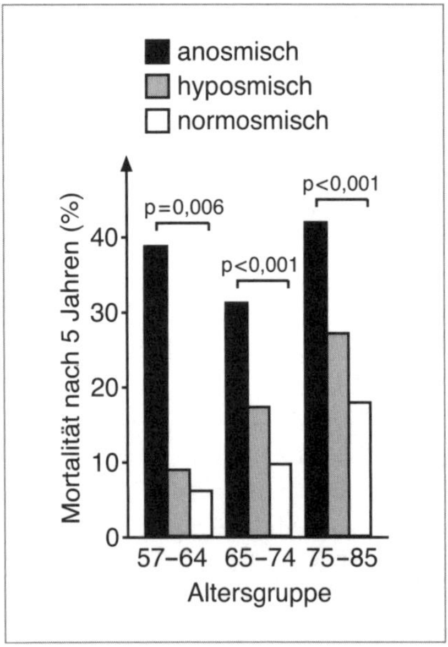

Abb. 5-1 Beeinträchtigung des Geruchssinns (weiß: normosmisch; grau: hyposmisch; schwarz: anosmisch) und Fünfjahresmortalität (relative Häufigkeit in Prozent) bei den untersuchten, in drei Altersgruppen eingeteilten Personen (nach 1, S. 3).

bestimmten häufigen Krankheiten wurden bei der Berechnung des Effekts des mangelnden Geruchssinns auf die Lebenserwartung mit einbezogen. Hierbei zeigte sich natürlich, dass das Alter die Mortalität erhöht, ebenso männliches Geschlecht und geringe Bildung bzw. geringer sozioökonomischer Status – diese Einflüsse sind aus vielen Studien bekannt. Selbst dann jedoch, wenn man dies alles in Rechnung stellte, erhöhte ein geringer oder fehlender Geruchssinn (Anosmie, d. h. maximal einer von fünf Gerüchen wurde erkannt) die Mortalität noch auf mehr als das Dreifache (3, 24). Sogar ein nur beeinträchtigter Geruchssinn (Hyposmie, d. h. zwei oder drei von fünf Gerüchen erkannt) war mit einer signifikant um etwa 50 % gesteigerten Mortalität verbunden. Der Geruchssinn könnte ein Indikator der allgemeinen Gesundheit bzw. Krankheit sein – wie etwa die Blutsenkung.

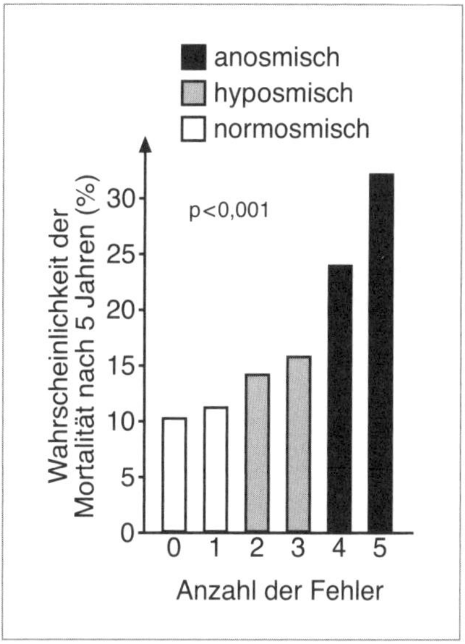

Abb. 5-2 Mit jedem Fehler beim Geruchstest stieg die Fünfjahresmortalität (Wahrscheinlichkeit im logistischen Regressionsmodell C) bei den untersuchten Personen an. Der Effekt über alle Altersgruppen war mit p < 0,001 hoch signifikant (nach 1, S. 3).

Auch nachdem man andere häufige Krankheiten – kardiovaskuläre Erkrankungen, Krebs, Schlaganfälle, Diabetes, Lungen- und Lebererkrankungen – in Rechnung stellte, blieb der Effekt des Geruchssinns auf die Mortalität bestehen. Es liegt also nicht an der Komorbidität, zumal die Anosmie das Sterberisiko stärker erhöht als das Vorliegen der meisten anderen häufigen Krankheiten, wie Abbildung 5-3 verdeutlicht.

Lediglich das gleichzeitige Bestehen kognitiver Beeinträchtigungen hatte eine kleine aber signifikante Reduktion

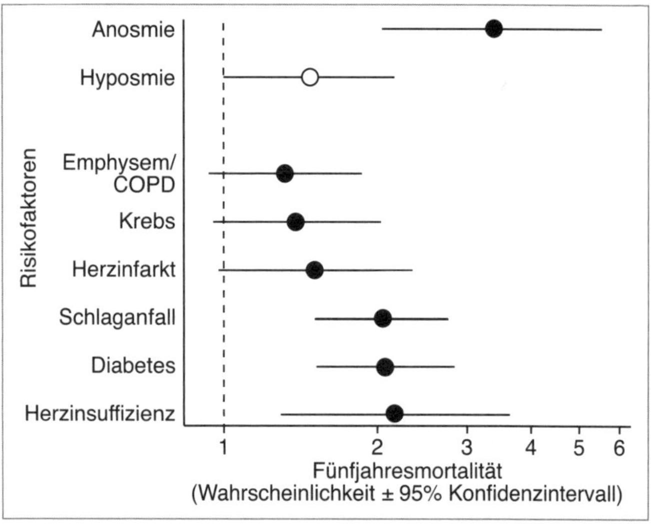

Abb. 5-3 Wahrscheinlichkeit (mit 95 % Konfidenzintervall), in den nächsten fünf Jahren zu sterben, in Abhängigkeit vom Vorliegen bestimmter häufiger Erkrankungen, verglichen mit dem Vorliegen von Anosmie. Sofern der Fehlerbalken über die gestrichelte Linie nach links hinausreicht, ist die Wahrscheinlichkeit nicht signifikant von 1 verschieden, d. h. besteht kein signifikant erhöhtes Sterberisiko.

des Effekts der Anosmie auf die Sterblichkeit zur Folge, sodass man über die Vermittlung eines kleines Teils des Effekts über gestörte Neuroregeneration nachdenken kann (5, 7). Ansonsten zeigten die Daten, dass man auch beim Vorliegen einer Krankheit wie Herzinfarkt, Schlaganfall oder Krebs die Prognose im Hinblick auf die Mortalität durch eine Überprüfung des Geruchssinns deutlich genauer stellen kann.

Keiner stirbt an mangelndem Geruchssinn! Dieser stellt vielmehr möglicherweise einen Indikator der allgemeinen Gesundheit bzw. Krankheit dar. Bedenkt man, dass man für einen einfachen Geruchstest nur wenige Minuten braucht und das Verfahren fast nichts kostet, wäre dessen breitere Anwendung zu überlegen.

Literatur

1. Pinto JM, Wroblewski KE, Kern DW et al. Olfactory dysfunction predicts 5-year mortality in older adults. PLoS ONE 2014; 9: e107541 (doi: 10.1371/journal.pone.0107541).
2. Wilson RS, Arnold SE, Schneider JA et al. Olfactory impairment in presymptomatic Alzheimer's disease. Ann N Y Acad Sci 2009; 1170: 730–735.
3. Wilson RS, Arnold SE, Buchman AS et al. Odor identification and progression of parkinsonian signs in older persons. Exp Aging Res 2008; 34: 173–187.
4. Stamps JJ, Bartoshuk LM, Heilman KM. A brief olfactory test for Alzheimer's disease. Journal of the Neurological Sciences 2013; 333: 19–24.
5. Cheng N, Cai H, Belluscio L. In vivo olfactory model of APP-induced neurodegeneration reveals a reversible cell-autonomous function. The Journal of Neuroscience 2011; 31: 13699–13704.
6. Hawkes C. Olfaction in neurodegenerative disorder. Movement Disorders 2003; 18: 364–372.
7. Cummings DM, Belluscio L. Continuous neural plasticity in the olfactory intrabulbar circuitry. The Journal of Neuroscience 2010; 30: 9172–9180.

6 Zwei Sprachen sind gesund!

Zwei Sprachen sprechen zu können, ist nicht nur sehr praktisch, es ist auch gesund! – Wie kommt man diesem zunächst überraschenden Ergebnis? Wie groß ist der Effekt? Warum ist das so? Und was können oder sollen wir daraus ableiten?

Zweisprachigkeit ist zunächst einmal ganz einfach definiert als „der Gebrauch von mehr als einer Sprache (oder mehr als einem Dialekt) im täglichen Leben" (39, Übersetzung durch den Autor). Diese Definition ist sehr weit und beinhaltet *nicht*, wie oft angenommen wird, die flüssige und gleichermaßen sehr gute Beherrschung zweier Sprachen. Sie ist pragmatisch und daher praktisch, denn wer weiß schon, was eine Sprache (im Unterschied zu einem Dialekt) ist[1] und wer soll in jedem Einzelfall beurteilen, wie flüssig eine Sprache von jemandem beherrscht wird?

Nach dieser Definition ist Zweisprachigkeit eine dimensionale Variable, das heißt, Menschen sind mehr oder weniger zweisprachig. Dies erlaubt dann auch Fragen, welcher Ausprägungsgrad von Zweisprachigkeit welche

---

1 Geht man von Amsterdam nach München, wird man nacheinander Menschen begegnen, die sich jeweils recht gut verstehen, sofern sie nahe beieinander (sagen wir: bis zu 50 km) wohnen. Je weiter entfernt sie jedoch voneinander leben, desto geringer wird die Wahrscheinlichkeit eines ungetrübten Sprachverständnisses sein (52). Die Frage, wo Holländisch aufhört und Deutsch anfängt, ist rein linguistisch nicht zu klären! „Eine Sprache ist ein Dialekt mit einer Armee und Marine", sagen daher manche Linguisten im Rekurs auf Max Weinreich, dem dieses Bonmot in einer Vorlesung zugerufen wurde und der es dann verbreitete. Das Zitat weist mit Recht darauf hin, dass „Fragen der Sprache im Grunde Fragen der Macht sind", wie es Noam Chomsky einmal ausgedrückt hat (23).

Auswirkungen hat (20, 57). Nach dieser Definition liegt der Anteil von zweisprachigen Menschen weltweit bei etwa 50 %, wenn auch die Datenlage hierzu eher spärlich ist. In Europa beträgt der Anteil zweisprachiger Menschen 56 %, in den USA hingegen nur 18 bis 20 % (40).

Schon lange haben sich Wissenschaftler mit Zweisprachigkeit und deren Auswirkungen beschäftigt. Lange galt die Vermutung, dass eine zweite Sprache dem Denken bzw. der geistigen Leistungsfähigkeit *abträglich* sei (9, 56). Dies hatte methodische Gründe, das heißt, man führte letztlich methodisch problematische Studien durch. Untersucht wurden beispielsweise die sprachlichen Fähigkeiten von einsprachigen und zweisprachigen Personen in nur einer Sprache. Die Einsprachigen kannten mehr Wörter als die Zweisprachigen, deren zweite Sprache gar nicht untersucht wurde. Auch kam es vor, dass man (zweisprachige) Einwanderer aus unteren Bevölkerungsschichten mit der einsprachigen Lokalbevölkerung aus vergleichsweise höheren sozialen Schichten verglich. Man erlag damit einem *Sampling-bias*, d.h. die verglichenen Gruppen unterschieden sich in einer wesentlichen Variable (z.B. der Schichtenzugehörigkeit), die den Unterschied in den Ergebnissen mindestens genauso gut erklären kann wie der untersuchte Faktor Zweisprachigkeit. In anderen Fällen wurde die Testleistung von Engländern in einem englischsprachigen Test mit der von (zweisprachigen) Ausländern verglichen, die auch nur auf Englisch getestet wurden, und daher wahrscheinlich den Test nicht so gut verstanden.

In den 1960er-Jahren änderte sich diese Auffassung, nachdem kanadische Wissenschaftler die Intelligenz nur französisch sprechender Kinder mit der Intelligenz französisch sprechender Kinder, die auch Englisch konnten, verglichen hatten und in fast allen Untertests *bessere* Resultate bei den zweisprachigen Kindern gefunden hatten. Wie zu erwarten, sind zweisprachige Personen auch besser darin, über Sprache nachzudenken und formale Aspekte (Grammatik) von inhaltlichen (Bedeutung) zu unterscheiden. Für sie ist ein Satz wie „Äpfel wachsen auf Nasen“ zwar albern, sie halten ihn aber dennoch für „richtig gesagt“, das heißt, für formal bzw. grammatikalisch richtig (4, 5).

Die kanadische Psychologin Ellen Bialystok untersucht seit zwei Jahrzehnten die Auswirkungen von Zweisprachigkeit auf Prozesse der Aufmerksamkeit und der kognitiven Kontrolle. Vor allem im letzten Jahrzehnt mehrten sich die Hinweise darauf, dass Zweisprachigkeit einen *positiven* Effekt auf bestimmte geistige Leistungen hat, die man als *exekutive Funktionen* bezeichnet (24). Hierunter versteht man die Fähigkeit, zielgerichtet zu handeln, störende Ziele und Gedanken auszublenden, bei veränderter Situation flexibel zu reagieren und damit insgesamt besser durchs Leben zu kommen (58, 65, 67).

Betrachten wir eine ihrer frühen Studien (6): Insgesamt 60 Kinder mussten 10 Karten, auf denen Kreise und Quadrate in roter oder blauer Farbe zu sehen waren, entweder nach Farbe oder nach Form sortieren. Dann wurden sie gebeten, 10 weitere Karten nach der jeweils anderen Regel sortieren, die Kinder mussten also Flexibilität zeigen und einer neuen Regel folgen. Die Hälfte der Kinder war einsprachig (Englisch), die andere Hälfte der Kinder war zweisprachig (Englisch und Chinesisch) aufgewachsen. Wie Abbildung 6-1 zeigt, schnitten die zweisprachigen Kinder im Hinblick auf ihre kognitive Flexibilität besser ab.

Die Kinder unterschieden sich nicht im Hinblick auf ihre Sprachfähigkeit, ihr Arbeitsgedächtnis bzw. ihre Intelligenz. Damit wurde erstmals sehr deutlich, dass die Auswirkungen von Zweisprachigkeit auf das *Denken* über rein sprachliche Fähigkeiten hinausgehen können und ganz allgemein mit besserer (zunächst sprachfreier) kognitiver Kontrolle einhergehen. Weitere Studien (14) konnten den Effekt sichern und deuteten zudem an, dass der Effekt der

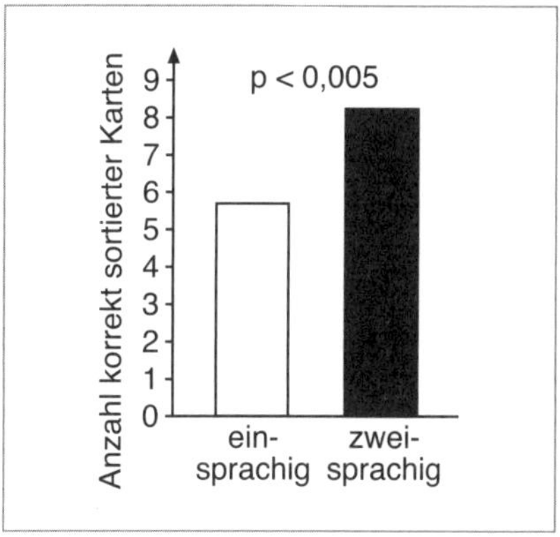

Abb. 6-1 Anzahl der im zweiten Durchgang (nach dem Wechsel der Regel) richtig sortierten Karten bei einsprachigen und zweisprachigen Kindern (nach Daten aus 6, Table 2, S. 641).

Zweisprachigkeit auf eine Verbesserung der selektiven Aufmerksamkeit, also der Hemmung irrelevanter Wahrnehmungsaspekte, zurückzuführen war.

Die US-amerikanischen Entwicklungspsychologen Stephanie Carlson und Andrew Meltzoff (20) erweiterten und spezifizierten den Zusammenhang zwischen Zweisprachigkeit und exekutiven Funktionen durch die eingehende Untersuchung von Kindern mit Englisch und Spanisch als Muttersprache („native Spanish-English bilinguals"; n = 12; Durchschnittsalter 72 Monate), einsprachigen Kindern (Muttersprache Englisch; n = 17; Durchschnittsalter 75 Monate) sowie Kindern, die etwa drei Stunden täglich mittels Immersion[2] entweder Spanisch (n = 13) oder Japanisch (n = 8) lernten (Durchschnittsalter 70 Monate). Zur

2 Im Gegensatz zum herkömmlichen Sprach*unterricht* wird beim Unterricht durch Immersion der Schüler in ein fremdsprachliches Umfeld hineinversetzt, sodass die Sprache nicht explizit, sondern beiläufig (durch „Eintauchen in die neue Sprachumgebung") gelernt wird.

Erfassung unterschiedlicher Aspekte der exekutiven Funktionen kamen insgesamt neun Tests zur Anwendung, darunter der erwähnte Test zur Kartensortierung, ein Test zum Belohnungsaufschub nach Art des *Marshmallow-Tests* von Walter Mischel, der auf Michael Posner zurückgehende ANT (*Attention Network Task*) sowie ein Test zur Hemmung gebahnter motorischer Reaktionen (*„Simon says“*).

Insgesamt zeigte sich, dass nach statistischer Berücksichtigung wesentlicher Einflussfaktoren wie Alter und Wortschatz der Kinder sowie Bildungsgrad der Eltern die exekutiven Funktionen nur bei den von Geburt an zweisprachigen Kindern besser als bei den Kindern der anderen beiden Gruppen ausgeprägt waren. Zudem wurde durch Analyse der Untertests deutlich, dass dieser Unterschied *nicht* auf Tests, die vor allem „Belohnungsaufschub“ zum Inhalt hatten, zurückzuführen war. (Eine Studie zur Frage, ob Zweisprachigkeit vor Dickleibigkeit schützt, braucht man also gar nicht zu machen.) Vielmehr hat Zweisprachigkeit einen Einfluss auf Tests der Fähigkeit zur selektiven Aufmerksamkeit bei Aufgaben mit Stimuluskonflikt. Es geht also nicht um Kontrolle über „jetzt oder später“, sondern um Kontrolle über „jetzt dies oder jetzt das“; man könnte auch von der Fähigkeit sprechen, sich auf das (jetzt) Wesentliche zu konzentrieren, womit deutlich wird, um welch wichtige geistige Leistung es sich hier handelt.

Wesentlich an der Arbeit von Carlson und Meltzoff (20) ist ferner, dass der Effekt der Zweisprachigkeit weder auf einen guten Wortschatz mancher Kinder noch auf das Konto reicher Eltern geht. Es geht hier vielmehr um eine Kontrollfunktion – „dies und nicht das“ – die nicht nur die Sprache betrifft, sondern ganz offensichtlich allgemeiner ist, aber auch über die Sprache – nämlich über Zweisprachigkeit – trainiert werden kann: Kinder, die Englisch und Deutsch sprechen können, müssen beispielsweise immer dann „Table“ unterdrücken, wenn sie „Tisch“ sagen. Man weiß aus anderen psycho- und neurolinguistischen Studien, dass beide Inhalte im Gehirn aktiviert sind (76) und daher der eine aktiv unterdrückt werden muss. Je besser die Zweisprachigkeit ausgeprägt ist, desto größer ist damit der Effekt: Wer die zweite Sprache erst für ca. ein halbes Jahr in der Schule gelernt hatte (die Kinder der Immersionsgruppe), wies noch keinen kognitiven Vorteil auf. Dies beantwortet zwar nicht die Frage, ob längeres schulisches Training einer Fremdsprache (wie dies beispielsweise an deutschen Gymnasien und Realschulen erfolgt) positive Auswirkungen auf Aufmerksamkeit bzw. exekutive Funktionen hat. Dennoch spricht es klar für einen stärkeren Effekt, je früher mit der zweiten Sprache begonnen wurde und/oder je besser sie beherrscht wird.

„Das Ergebnis stützt deutlich die Annahme, dass es bei einsprachigen versus zweisprachigen Kindern genuine kognitive Unterschiede in der Fähigkeit gibt, Aufmerksamkeitskonflikte zwischen unterschiedlichen Anforderungen zu lösen. Diese sind nicht auf soziokulturelle Unterschiede der elterlichen Einstellungen zurückzuführen, sondern am ehesten durch das bestimmte kognitive Training bedingt, das Zweisprachigkeit mit sich bringt: die relevante Sprache im Geist aktiv zu halten und die Aktivierung der nicht relevanten Sprache zu hemmen." So fassen Carlson und Meltzoff (20, Übersetzung durch den Autor) ihre Erkenntnisse gegen Ende ihrer Diskussion zusammen.

Nur ein Jahr später, im Jahre 2009, konnten die ungarische Psychologin Agnes Melinda Kovacs und der französische Psychologe Jacques Mehler an insgesamt 38 Säuglingen im Alter von 7 Monaten nachweisen, das zweisprachig aufwachsende Babys schon in diesem frühen Alter über ein höheres Ausmaß an exekutiven Funktionen verfügen als einsprachige (49). Jeweils 14 einsprachige Babys und 14 Babys, die seit ihrer Geburt zwei Sprachen ausgesetzt waren, sahen auf einem Computerbildschirm zunächst zwei weiße

Quadrate („Kästen“) und hörten dann irgendein Wort. Danach erschien eine Puppe in einem der Quadrate. Das Ganze wurde neun Mal durchgeführt, und die Puppe erschien jedes Mal am gleichen Ort, sodass die Babys damit begannen, schon an diesen Ort zu schauen, wenn sie ein Wort hörten. Während der nächsten neun Durchgänge erschien dann im anderen Quadrat eine Puppe. Die zweisprachig aufwachsenden Babys verlagerten nun ihre Aufmerksamkeit auf die andere Seite, die einsprachigen nicht. Damit weisen die zweisprachigen Babys eine bessere Fähigkeit der kognitiven Flexibilität auf, das heißt, sie können einmal Gelerntes auch nicht mehr anwenden, wenn es offensichtlich nicht mehr gilt. Weitere Experimente zeigten, dass zusätzliche (akustische oder optische) Hinweisreize nach dem Wechseln des Ortes der Puppe von den zweisprachigen Babys zur Steuerung der Aufmerksamkeit verwendet werden konnten, von den Einsprachigen hingegen nicht. Und es war durch entsprechende Vorkehrungen ausgeschlossen, dass diese Effekte auf die Intelligenz oder Schichtenzugehörigkeit der Eltern zurückzuführen waren. Damit war klar: Wer von Geburt an zweisprachig aufwächst, trainiert schon sehr früh die Fähigkeit, etwas zuvor Gelerntes nicht mehr anzuwenden, wenn dieses nicht mehr zielführend ist. Wie gesagt, sprechen wir bei dieser Fähigkeit von selektiver Aufmerksamkeit bzw. kognitiver Kontrolle.

Für die Bedeutung des frühen Trainings spricht auch eine im Fachblatt *Nature* veröffentliche britische Bildgebungsstudie, bei der die Gehirne 25 einsprachiger mit den Gehirnen 58 zweisprachiger Menschen verglichen wurden. Hierbei zeigte sich eine größere kortikale Dichte bei den Zweisprachigen im Bereich des inferioren Parietallappens (Abb. 6-2). Von den 58 Zweisprachigen waren 25 der zweiten Sprache von Geburt an ausgesetzt, die anderen hatten die zweite Sprache mit Beginn des fünften bis zehnten Lebensjahres für mindestens fünf Jahre lang gelernt. Bei der ersten Gruppe waren die Dichteänderungen größer als bei der zweiten.

An einer weiteren Gruppe von 22 italienischen Muttersprachlern, die zwischen ihrem zweiten und 34. Lebensjahr mit dem Englischlernen begonnen hatten, wurde dann der Zusammenhang zwischen Alter des Spracherwerbs bzw. der Sprachfähigkeit einerseits und der Gehirndichte andererseits untersucht. Hierbei zeigte sich eine größere Gehirndichte in genau der gleichen (Abb. 6-2) Gehirnregion, je besser die zweite Sprache beherrscht wurde und je früher sie erworben wurde.

Was bedeuten all diese Befunde aus der Entwicklungspsychologie und Entwicklungsneurobiologie? Es ist eine Sache, festzustellen, dass das Sprechen einer zweiten Sprache die Entwicklung der geistigen Leistungsfähigkeit positiv beeinflusst, und eine ganz andere, zu behaupten, diese Beeinflussung wirke sich auf den gesamten weiteren Verlauf des Lebens positiv aus. Irgendwann können sich die meisten Menschen mehr oder weniger gut steuern, haben sich im Griff, die einen früher und die anderen eben später – *So what?* – könnte man also durchaus skeptisch einwenden.

Eine vor zehn Jahren von Ellen Bialystok und Mitarbeitern durchgeführte Studie ging dieser Frage nach. Zur An-

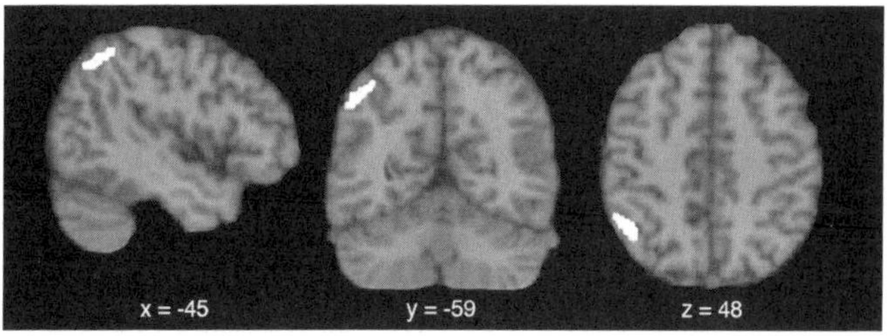

Abb. 6-2 Lokalisation der größeren Gehirnrindendichte bei Zweisprachigen im linken unteren Parietallappen (nach 57).

wendung kam die *Simon-Aufgabe*, die im Bereich der experimentellen Psychologie seit über 50 Jahren eingesetzt wird (53, 64) und wie folgt funktioniert (Abb. 6-3): Man sieht auf einem Bildschirm entweder ein rotes oder ein grünes Quadrat. Reagiert wird mit dem Drücken zweier Tasten, der linken Taste, wenn ein grünes Quadrat erscheint, der rechten Taste bei einem roten Quadrat. Der Witz der Aufgabe besteht darin, dass die Quadrate selbst auf dem Bildschirm links oder rechts erscheinen können, das heißt, auf der Seite des erforderlichen Tastendrückens (kongruente Durchgänge) oder auf der Gegenseite des Tastendrucks (inkongruente Durchgänge). Seit langem ist bekannt, dass die Reaktion auf inkongruente Durchgänge langsamer erfolgt

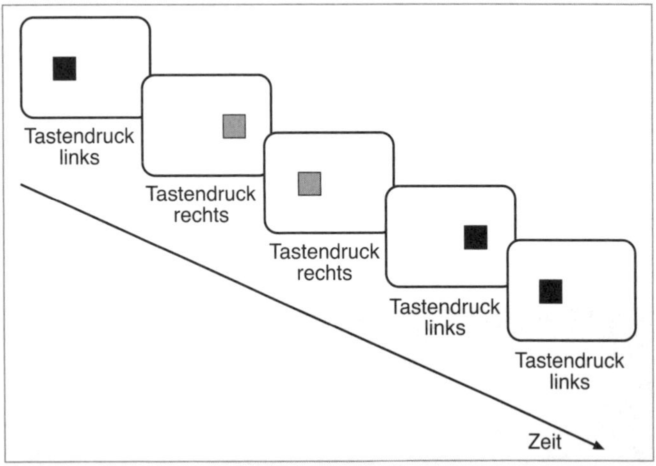

Abb. 6-3 Prinzip der Simon-Aufgabe: Bei einem grünen Quadrat (hier: schwarz) soll man links und bei einem roten Quadrat (hier: grau) rechts drücken. Die Seite, auf der das Quadrat erscheint, spielt dabei keine Rolle. Dennoch sind die Reaktionen schneller, wenn das Quadrat auf der Seite erscheint, auf der mit Tastendruck zu reagieren ist.

als die Reaktion auf kongruente Durchgänge. Es verhält sich also so, dass der Aspekt der Seite der Präsentation des Reizes die Reaktion auf den Reiz, die ja nur nach der Farbe erfolgen soll, beeinträchtigt. Menschen haben also Mühe damit, unwichtige (bzw. für die Aufgabe irrelevante) Aspekte eines Reizes *nicht* zu beachten.

Der Unterschied der Reaktionszeit auf kongruente versus inkongruente Durchgänge (man spricht auch vom *Simon-Effekt*) kann damit als Maß dafür verwendet werden, wie gut eine Versuchsperson in der Lage ist, irrelevante Information nicht zu verarbeiten, auszublenden oder (wie man auch sagt) zu hemmen (je größer der Simon-Effekt, desto schlechter diese Leistung). Diese Fähigkeit wird auch als *selektive Aufmerksamkeit* bezeichnet und stellt ihrerseits einen Teilaspekt dessen dar, was man *kognitive Kontrolle* bzw. *exekutive Funktionen* nennt. Sie ist im Frontalhirn lokalisiert.

Man verwendete nun diese Aufgabe bei mehreren Gruppen von einsprachigen und zweisprachigen erwachsenen Versuchspersonen unterschiedlichen Alters und konnte auf diese Weise zeigen, dass zweisprachige Erwachsene einen geringeren Simon-Effekt aufwiesen als einsprachige, wobei sich der Effekt vor allem im Alter zeigt (Abb. 6-4).

Wie erklärt man sich dieses Ergebnis? Man weiß aus einer ganzen Reihe von Studien, dass bei zweisprachigen Personen die Wörter beider Sprachen automatisch aktiviert werden, auch wenn die Person nur eine Sprache verwendet. Mit anderen Worten, beim Lesen von Wörtern einer Fremdsprache werden auch die entsprechenden Wörter der Muttersprache aktiviert (18, 28, 30, 31, 43, 46, 51, 71), und beim Lesen von Wörtern der Muttersprache werden sogar die entsprechenden Wörter der Fremdsprache aktiviert (21, 30, 44, 74). Es bedarf daher der fortwährenden *kognitiven Kontrolle*, um diese Co-Aktivierung zu unterdrücken. Was lernt und trainiert der zweisprachige Mensch also perma-

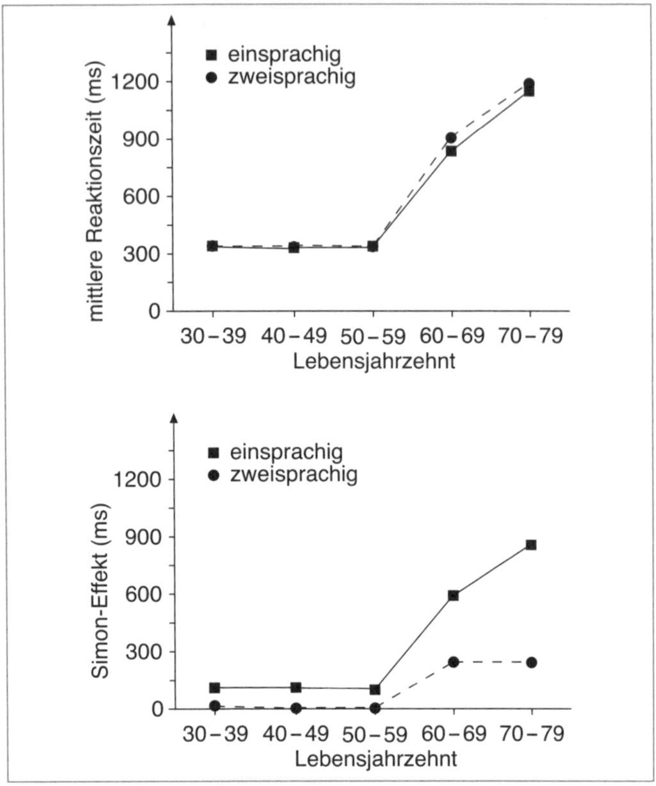

Abb. 6-4 Mittlere Reaktionszeit in Abhängigkeit vom Alter (gruppiert nach Jahrzehnten) der einsprachigen (n = 30) und zweisprachigen (n = 64) Versuchspersonen in der Kontrollbedingung (reine Reaktion, ohne Ausübung von exekutiver Kontrolle) und Simon-Effekt (Effekt der exekutiven Kontrolle: Reaktionszeit für die inkongruente Bedingung minus Reaktionszeit für die kongruente Bedingung). Ältere Versuchspersonen, ganz gleich ob einsprachig oder zweisprachig, werden langsamer, was nicht weiter verwundert. Der Simon-Effekt jedoch unterscheidet die Versuchspersonen, insbesondere die älteren. Zweisprachigen werden durch den Reiz am „falschen Ort" weniger in ihrer Reaktion verlangsamt als einsprachige Menschen (nach 14). Je älter sie werden, desto größer ist der Effekt.

nent, das heißt, immer dann, wenn er einfach nur eine Sprache (egal welche!) spricht? – Selbstkontrolle! Entsprechend zeigen eine Reihe von Studien verbesserte Leistungen zweisprachiger Erwachsener in Tests zu exekutiven Funktionen (von denen wir ja schon wissen, dass es sich hierbei um eine andere Bezeichnung des Sachverhalts der Selbstkontrolle handelt).

Diese Datenlage wiederum, zusammen mit dem Befund der unterschiedlichen Beteiligung frontaler Gehirnstrukturen an der Simon-Aufgabe bei Zweisprachigen versus einsprachigen Probanden (12) veranlasste einige Wissenschaftler, sich mit der Frage zu beschäftigen, ob Zweisprachigkeit langfristig positive Auswirkungen auf die geistige Leistungsfähigkeit hat. Wäre es möglich, dass Zweisprachigkeit sogar den geistigen Verfall bei Demenzprozessen verzögern kann?

Seit dem Ende der 1980er-Jahre wurden zunehmend wissenschaftliche Arbeiten publiziert, die darauf hindeuteten, dass die Abnahme der geistigen Leistungsfähigkeit mit dem Alter (bzw. bei Erkrankungen des Gehirns) keineswegs mit dem Grad der Notwendigkeit erfolgt, wie es die Gehirnpathologie nahelegt. So zeigte eine 1988 in den *Annals of Neurology* publizierte Studie an 137 älteren Patienten einen nur geringen Zusammenhang zwischen den pathologischen Veränderungen des Gehirns einerseits und den Symptomen einer Demenz andererseits (48). Mit anderen Worten, es gab durchaus Patienten mit schweren Gehirnveränderungen, die kaum Symptome wie z. B. Störungen der Merkfähigkeit aufwiesen. Die Autoren gebrauchten in dieser Arbeit erstmals den Ausdruck *„kognitive Reserve“ (cognitive reserve)*, um der Tatsache Ausdruck zu verleihen, dass die biologischen Veränderungen der Krankheit ganz offensichtlich auf ein weniger oder mehr trainiertes (und damit resilientes, „widerstandsfähiges“) Gehirn treffen. Menschen mit hoher Reserve können daher im Gehirn vergleichsweise „kränker“ sein und dabei dennoch weniger Krankheitssymptome aufweisen (Abb. 6-5). Der Zusammenhang zwischen dem Verlust von Gehirngewebe bzw. Nervenzellen einerseits und dem geistigen Abstieg, also der Demenz (*de*, lat: herab; *mens, mentis*, lat: der Geist), ist damit nicht proportional, sondern weist eine Schwelle auf (Abb. 6-6). Neuere Studien belegen, dass etwa 30 % der autopsierten Verstorbenen pathologische Gehirnveränderung aufweisen, die für die Diagnose einer Alzheimer-Demenz sprechen, ohne dass diese Menschen zu Lebzeiten unter demenziellen Beeinträchtigungen gelitten haben (63, 72).

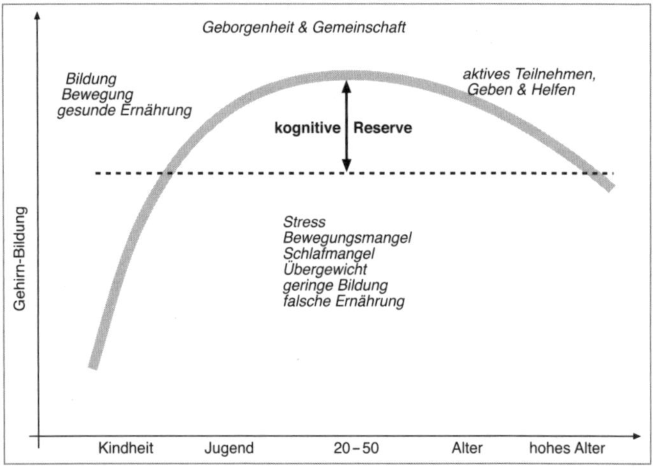

Abb. 6-5 Gehirnbildung durch Lernen und Interaktion mit der Welt beim Menschen (nach 66). Die erreichte Höhe der Kurve über einem hypothetischen Niveau, das „normale Leistungsfähigkeit“ ermöglicht, entspricht der kognitiven Reserve. Bekannte Faktoren, die den Verlauf der Kurve positiv oder negativ beeinflussen, sind über bzw. unter der Kurve angegeben.

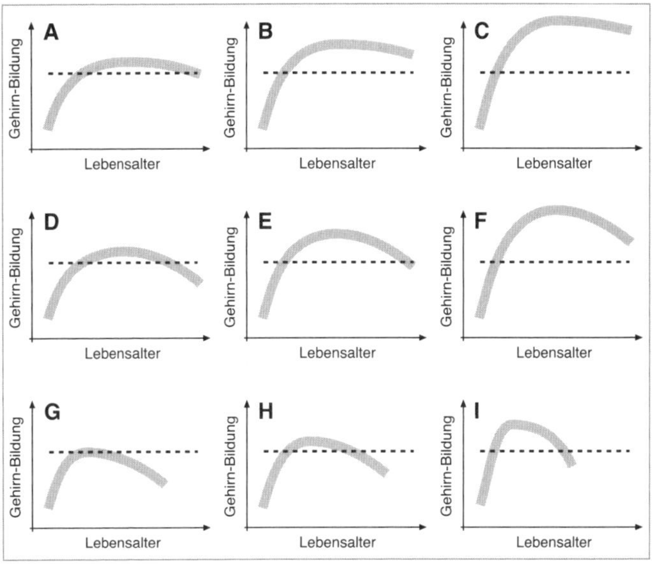

Abb. 6-6 Zusammenspiel zwischen Gehirnpathologie, Gehirnbildung und damit kognitiver Reserve und manifestem Krankheitsverlauf, also dem Vorliegen von Symptomen. In der Mitte (E) ist Abbildung 6-5 verkleinert dargestellt, hier liegt der Fall eines mittelmäßig gebildeten Menschen mit einem mittleren Risiko für einen Gehirnabbauprozess vor. Von links nach rechts nimmt die Gehirnbildung in Kindheit und Jugend und damit auch die kognitive Reserve zu; von oben nach unten nimmt die Schwere des im Gehirn ablaufenden Krankheitsprozesses zu. Wer über ein gut gebildetes Gehirn verfügt, erlebt seine Demenz nicht, sondern stirbt vorher aus einem anderen Grund (B, C), selbst wenn er ein mittleres Risiko der Entwicklung eines Gehirnabbaus hat (F). Wer ungebildet ist, braucht nicht viel Gehirnabbau, um seine Demenz auch zu erleben (A, D, G). Aber auch wer gebildet ist, kann Symptome von Demenz entwickeln und an der Krankheit sterben, nämlich dann, wenn die Krankheit besonders stark ausgebildet ist bzw. besonders heftig verläuft (I).

Weitere Arbeiten zeigten, dass die Größe des Kopfes, die Zahl der Neuronen, der Intelligenzquotient, das erreichte Bildungsniveau, der erreichte berufliche Erfolg und eine sportliche Freizeitgestaltung – also körperliche, geistige und soziale Aktivitäten (34) – zur kognitiven Reserve beitragen können (47, 59, 60, 62, 68, 69). Letztlich geht es hier vor allem um komplexe Denkprozesse (72, 73), die mit Neuroplastizität, d. h., mit der erfahrungsabhängigen Bildung von Synapsen – sprich *Gehirn-Bildung* – einhergehen. Diese Neubildung von Synapsen erfolgt nach Erkenntnissen der Entwicklungsneurobiologie je nach Ort im Gehirn während unterschiedlicher Zeitfenster, zur Hauptsache während des ersten Lebensjahrzehnts und – vor allem was das Frontalhirn und damit den Sitz der exekutiven Funktionen anbetrifft – bis in das zweite und sogar dritte Lebensjahrzehnt hinein (45).

Aus diesem Verständnis demenzieller Erkrankungen als Resultat eines Gehirnabbauprozesses, der auf ein mehr oder weniger gebildetes Gehirn (und damit mehr oder weniger kognitive Reserve) stößt, lassen sich unschwer weitere bekannte Phänomene ableiten: So versteht man, wie auch sehr gebildete Menschen (wie beispielsweise der Tübinger Rhetorik-Professor Walter Jens) an Demenz erkranken können. Und es wird auch klar (75), dass bei hoher kognitiver Reserve die Krankheit zwar später auftritt, aber dann steiler abwärts verläuft (vgl. die Steilheit der Kurve, wenn sie die gestrichelte Linie schneidet, in Abb. 6-6 A, E und I).

Wenn der geistige Niedergang bei Demenzprozessen auch die exekutiven Funktionen betrifft und wenn diese durch lebenslange Zweisprachigkeit trainiert werden, kann man vermuten, dass Zweisprachigkeit das Auftreten einer Demenz verzögert. Wer zweisprachig aufwächst und lebenslang die beiden erlernten Sprachen verwendet, benützt permanent kognitive Kontrollprozesse bzw. exekutive Funktionen und trainiert sie damit auch.

So wundert es nicht, dass in einer ersten Studie zu dieser Frage von Bialystok und Mitarbeitern (11) an 184 Patienten mit Demenzprozessen unterschiedlicher Pathogenese (Alzheimer-Demenz, Multiinfarkt-Demenz) gezeigt wurde, dass Zweisprachigkeit das Auftreten von Symptomen einer Demenz im Vergleich zu einsprachigen Demenzkranken um vier Jahre hinausschiebt (Tab. 6-1). Diese Erkenntnisse in Hinblick auf Zweisprachigkeit und Demenz haben enorme gesellschaftliche Bedeutung. Daher ist es wichtig, dass die genannten Daten aus dem Jahr 2007 bereits drei Jahre später erneut bestätigt wurden.

Diesmal hatte man die Analyse verfeinert und nur Patienten mit mutmaßlich beginnender Alzheimer-Demenz untersucht. Von den insgesamt 211 Patienten waren 102 zweisprachig und 109 einsprachig. Der Beginn der Demenzsymptomatik ließ sich bei den zweisprachigen Patienten 5,1 Jahre später ansetzen als bei den Patienten, die nur eine Sprache beherrschten. Dieser Effekt ist somit größer als der bekannter Medikamente gegen die Symptome der Alzheimer-Krankheit (sie bringen eine Verzögerung von im Mittel etwa drei Monaten). Auch nach Meinung der beteiligten Wissenschaftler liegt die Ursache für dieses Phänomen darin begründet, dass Menschen, die zwei Sprachen beherrschen, ihr Gehirn dauernd in besonderer Weise kontrollieren, denn sie müssen beim Reden immer auch darauf achten, eine der beiden Sprachen *nicht* zu sprechen.

Eine weitere kanadische Replikationsstudie von Chertkow und Mitarbeitern (22) ergab ein etwas anderes Bild (Tab. 6-1): Der Effekt der Zweisprachigkeit auf das spätere Eintreten demenzieller Symptome wurde nur bei Einwanderern gefunden und nahm mit der Anzahl der gesprochenen Sprachen noch weiter zu: Bei Dreisprachigkeit trat eine Alzheimer-Demenz erst nach 6,4 Jahren auf und bei Viersprachigkeit betrug die Verzögerung gar 9,5 Jahre. Aller-

Tab. 6-1 Studien zur Auswirkung von Zweisprachigkeit auf das verzögerte Auftreten der Symptome von Demenz.

Autor, Jahr	Fallzahl (n)	Diagnose	Effekt der Zweisprachigkeit	Besonderheiten
Bialystok et al. 2007	184	Alzheimer-Demenz Multiinfarkt-Demenz Fronto-temporale Demenz	verzögert Demenz um 4 Jahre	bei Zweisprachigen keine raschere Progredienz innerhalb von 4 Jahren nach dem Auftreten; kein Unterschied zwischen Demenzdiagnosen
Chertkow et al. 2010	632	Alzheimer-Demenz	verzögert Demenz, aber nur bei Einwanderern	Effekt bei Einwanderern: zwei Sprachen: 5 Jahre ($p = 0{,}006$) drei Sprachen: 6,4 Jahre ($p = 0{,}002$) vier oder mehr Sprachen: 9,5 Jahre; Mehrsprachler mit Englisch als Muttersprache zeigen keinen Effekt
Craik et al. 2010	211	Alzheimer-Demenz	verzögert Demenz um 5,1 Jahre	Einwanderung hatte keinen Effekt; einsprachige Versuchspersonen waren gebildeter als zweisprachige; keine Unterschiede durch beruflichen Erfolg
Schweizer et al. 2012	40	Alzheimer-Demenz	größere kognitive Reserve	mehr Gehirnatrophie bei zweisprachigen Patienten mit Morbus Alzheimer im Vergleich zu klinisch ähnlichen einsprachigen Patienten; Einwanderung hatte keinen Effekt
Alladi et al. 2013	648	Alzheimer-Demenz Multiinfarkt-Demenz Fronto-temporale Demenz	verzögert Demenz um 4,5 Jahre	kein Effekt von mehr als zwei Sprachen; gleicher Effekt bei Analphabeten; kein Unterschied zwischen Demenzdiagnosen

dings zeigte die Gruppe der Einsprachigen auch ein vergleichsweise geringeres Bildungsniveau, sodass eine Auswirkung dieser Variable auf die Ergebnisse nicht auszuschließen ist. Und es zeigte sich in dieser Studie der erstaunliche Befund, dass die Auswirkungen der Zweisprachigkeit bei Teilnehmern mit Englisch als Muttersprache nicht vorhanden waren. Allerdings sind diese Daten mit Vorsicht zu interpretieren, weil weder das Alter des Beginns der Zweisprachigkeit noch das Alter bei Immigration erfasst wurden.

Eine Studie ganz anderer Art zum gleichen Thema wurde im Jahr 2012 vom kanadischen Psychologen Tom Schweizer und Mitarbeitern vorgelegt. Anstatt Patienten mit gleicher Gehirnpathologie im Hinblick darauf zu vergleichen, wann sie erkrankten, wurden hier Patienten mit gleicher Symptomatik daraufhin verglichen, wie stark ihre Gehirnpathologie ausgeprägt war. Die Logik dahinter: Wenn Zweisprachigkeit einen Teil der kognitiven Reserve ausmacht, dann sollten zweisprachige Demenz-Patienten, die klinisch ebenso krank sind wie einsprachige, vergleichsweise *größere* pathologische Gehirnveränderungen aufweisen. Man wertete hierzu Computertomografien des Gehirns von 40 Patienten mit Alzheimer-Demenz aus, von denen je 20 einsprachig bzw. zweisprachig waren. Beide Patientengruppen wiesen den gleichen mittleren Schweregrad an demenziellen Symptomen auf (gemessen mit dem *Uhr-zeichnen-Test* und der *Mini Mental State Examination, MMSE*) und waren insgesamt klinisch nicht verschieden. Im Hinblick auf das erreichte Bildungsniveau und das berufliche Fortkommen war die Gruppe der einsprachigen Teilnehmer den zweisprachigen sogar signifikant überlegen. Die genaue Vermessung der CT-Scans ergab nun bei der Gruppe der zweisprachigen Teilnehmer eine deutlich vermehrte Pathologie in genau den Bereichen des Gehirns, die am ehesten von der Alzheimer-Krankheit betroffen sind. Damit wurden erstmals neuroanatomische Unterschiede zwischen einsprachigen und zweisprachigen Demenz-Patienten nachgewiesen. Diese Unterschiede können weder mit der Symptomatik (war gleich) noch mit Bildung oder Berufserfolg erklärt werden, da diese beiden Variablen in der entgegengesetzten Richtung ausgeprägt waren. Auch die Variable „Immigrantenstatus" hatte keinen Einfluss auf das Ergebnis.

Nur ein Jahr später wurde zum gleichen Thema erneut eine sehr große Studie (n = 648, davon 391 zwei- oder mehrsprachige Patienten[3]) aus einer ganz anderen Region der Erde vorgelegt, die in mehrfacher Hinsicht die Erkenntnisse aus den bereits vorhandenen Studien erweitert und ergänzt (3). Die Studie wurde in Indien durchgeführt, wo es nicht nur 12(!) offizielle Landessprachen gibt, sondern insgesamt nicht weniger als 427 Sprachen[4] gesprochen werden. Die Methodik entsprach derjenigen der ersten genannten Studien: Zweisprachige Demenz-Patienten wurden im Hinblick auf das Erkrankungsalter mit einsprachigen Demenz-Patienten verglichen. Die Gesamtgruppe hatte ein Durchschnittsalter von 66,2 Jahren (Bereich von 32 bis 92 Jahren), und die Krankheitssymptome hatten für 6 Monate bis 11 Jahre schon bestanden. Hierbei zeigte sich eine Ver-

3 Die mehrsprachigen Patienten machten damit mehr als die Hälfte der untersuchten Stichprobe (60,3 %) aus. Genau betrachtet waren 26,2 % der Gesamtgruppe zweisprachig, 25 % dreisprachig und 9,1 % sprachen vier oder mehr Sprachen.

4 Indien ist damit weltweit nach Nigeria (516 Sprachen) und vor Brasilien (200 Sprachen) das Land mit den meisten Sprachen. Noch dichter gedrängt finden sich Sprachen nur auf Borneo, der drittgrößten Insel der Welt (mehr als doppelt so groß wie Deutschland; 18 Millionen Bewohner) mit seinen etwa 1000 Sprachen (politisch allerdings aufgeteilt in drei Staaten: Brunei, Malaysia und Indonesien).

zögerung des Beginns einer Demenz bei zweisprachigen Patienten von 4,5 Jahren. Die Art des der Demenz zugrunde liegenden neuropathologischen Prozesses spielte keine Rolle: Der Effekt war auch in den Untergruppen der Patienten mit Alzheimer-Demenz (n = 240), Multiinfarkt-Demenz (n = 189) und fronto-temporaler Demenz (n = 116) jeweils signifikant[5]. Er war übrigens auch unabhängig davon, ob die Patienten Lesen und Schreiben konnten (n = 550) oder nicht (n = 98), das heißt, die Alphabetisierung spielt für die kognitive Reserve offensichtlich keine Rolle. Damit sind wir auch schon bei den zusätzlichen Erkenntnissen aus dieser Studie, die nicht zuletzt durch ihren Ort, Indien, möglich wurden. Dort gibt es nicht nur genügend Analphabeten, um diese Untergruppe statistisch auszuwerten; es gibt auch genügend Menschen, die mehr als zwei Sprachen sprechen, um so diesem möglichen Einfluss gesondert nachgehen zu können. Die entsprechende Auswertung zeigte hier nicht den von Chertkow und Mitarbeitern (22) beschriebenen kumulativen Effekt mehrerer Fremdsprachen. Ganz im Gegenteil machte es keinen Unterschied für die kognitive Reserve, ob jemand zwei, drei oder vier Sprachen beherrschte: Die Verzögerung des Auftretens der demenziellen Symptome war nicht signifikant verschieden. Auch die Variablen „Bildung", „Geschlecht", „beruflicher Erfolg" und „ländliche versus städtische Herkunft" hatten keinen Einfluss. Von Bedeutung ist ferner, dass die beiden Gruppen der Einsprachler und Mehrsprachler aus der glei-

5 Bei den übrigen Patienten handelte es sich um solche mit Lewy-Body Demenz (n = 55) oder gemischter Demenz (n = 48). Die Unterschiede im Erkrankungsalter zwischen einsprachigen und zweisprachigen Patienten wiesen in die hypothesenkonforme Richtung, waren jedoch in diesen beiden Untergruppen nicht signifikant (Stichproben zu klein).

chen Region stammten, was einen konfundierenden Effekt der Variable „Immigration“ für diese Studie ausschließt.

Muss man von Geburt an zweisprachig aufgewachsen sein, um in den Genuss des Demenz-Schutzes durch Zweisprachigkeit zu gelangen? Die Antwort auf diese Frage ist noch nicht klar: Einerseits sind die gemessenen Auswirkungen der Zweisprachigkeit nahezu in allen Studien umso größer, je früher mit der Zweisprachigkeit begonnen wurde (54). Und zudem gibt es Befunde wie den von Carlson und Meltzoff (20), dass nach einem halben Jahr Immersion (in der ersten Klasse der Grundschule) kein Effekt auf die kognitive Kontrolle gefunden wurde. Andererseits beschreiben Bialystok und Mitarbeiter (14) die Versuchspersonen der Simon-Task-Studie (Abb. 6-4), wie folgt: „Alle zweisprachigen Teilnehmer wurden vom sechsten Lebensjahr an in beiden Sprachen gebildet und verwendeten beide Sprachen kontinuierlich täglich“ (14; Übersetzung durch den Autor). Und eine Studie direkt zur Frage der kognitiven Kontrolle bei frühen und späten Zweitsprachlern ergab für *beide* Gruppen nachweisbare Effekte (70).

Betrachtet man die Daten in der Gesamtschau, so lässt sich damit vermuten, dass es mit dem Erlernen der Zweisprachigkeit nicht anders ist wie mit dem Erlernen des Fußball- oder Geigespielens: Je früher man damit anfängt und je öfter man lernt, umso besser wird man. Wer begabt und sehr motiviert ist, bringt es auch noch zur Meisterschaft, wenn er nicht schon mit vier, sondern erst mit zehn Jahren anfängt. Wer jedoch als Erwachsener erst beginnt, hat kaum noch Chancen auf einen Welterfolg.

Da Zweisprachigkeit in den meisten Fällen nicht das Resultat von Begabung (Genetik) ist, sondern durch die Umstände (unterschiedliche Herkunft oder Auswanderung der Eltern) bedingt ist, weisen die Studien klar auf die Auswirkungen geistiger Tätigkeit auf einen späteren geistigen Abstieg hin, also eine sich später entwickelnde demenzielle

Symptomatik. Interessanterweise wird die Frage nach dem neurobiologischen Korrelat der kognitiven Reserve zuweilen diskutiert, als wisse man hierzu gar nichts. Auch wird zuweilen die „Gehirn-Reserve" von der „kognitiven Reserve" unterschieden, als seien das Gehirn und das Denken zwei völlig unverbundene wissenschaftliche Konstrukte. Die Fortschritte der Neurobiologie, von empirischen Befunden zur Entwicklungsneurologie über die Befunde zur Neuroplastizität bis hin zu den Erkenntnissen aus der Erforschung mittels computersimulierter neuronaler Netzwerke machen jedoch deutlich, dass es hier weder einen Grund gibt, Dinge, die zusammengehören, künstlich zu trennen, noch einen Grund, an der prinzipiellen Sinnhaftigkeit des Konzepts der kognitiven Reserve zu zweifeln.

Noch ein Gedanke sei an dieser Stelle erwähnt: Wir wissen, dass häufiges Multitasking zu einer Verminderung von Konzentration und Aufmerksamkeit führt. Es zeigte sich beispielsweise beim Wechsel zwischen Aufgaben, dass Multitasker hierzu 170 Millisekunden länger brauchen als Nichtmultitasker (61). Multitasker haben somit ihren Geist nicht so gut „im Griff", sie haben sich exekutive Funktionen *abtrainiert*. So wundert es auch nicht, dass zweisprachige Probanden in einem ähnlichen Test beim Aufgabenwechsel um 60 Millisekunden *besser* abschnitten als Probanden, die nur ihre Muttersprache beherrschen. Dieses Beispiel zeigt, dass Abweichungen vom „normalen" Verlauf der Gehirnbildung und des Gehirnabbaus (Abb. 6-5 und 6-6) in *beide* Richtungen möglich sind. Der direkte Vergleich zeigt, dass der negative Effekt der digitalen Medien deutlicher ausgeprägt ist als der positive Effekt der Zweisprachigkeit (66).

Bleibt noch eine Frage, die mir schon mehrfach nach Vorträgen aus dem Publikum gestellt wurde, in denen ich den protektiven Effekt von Zweisprachigkeit bei Demenz erwähnt hatte, und die – je nach Herkunft des Fragenden

– etwa wie folgt lautete: „Zählt es auch, wenn man Schwäbisch/Schwizerdütsch/Sächsisch/etc. und Hochdeutsch spricht?“ Auch wenn ich hierzu (noch) keine empirischen Daten kenne (Doktoranden aufgepasst: hier lauern eine Reihe von Dissertationen mit höchstem Interesse der Öffentlichkeit!), so kann doch aus linguistischer Sicht prinzipiell gesagt werden, dass der Unterschied zwischen einer Sprache und einem Dialekt ein politischer und kein kognitiver ist (siehe oben, Anmerkung 1), und man daher Anlass zur Vermutung hat, dass die kognitiven Auswirkungen solcher „Zweisprachigkeit“ ähnlich ausgeprägt sind. Man hat sogar schon argumentiert, dass mit größerer Ähnlichkeit der Sprachen der Kontrollaufwand eher zu- als abnimmt. Solange es also keine weiteren Studien gibt, können sich Schwaben, Schweizer, Sachsen und manche andere entspannt zurücklehnen: Auch sie kommen wahrscheinlich in den Genuss der zusätzlichen fünf Jahre!

„Es war ein langer Weg von der durchgängig verbreiteten Annahme, dass Zweisprachigkeit der kognitiven Entwicklung von Kindern schade, bis hin zum Nachweis eines protektiven Effekts von Zweisprachigkeit im Hinblick auf die Symptome der Alzheimer-Krankheit. Erfahrung ist mächtig, und Zweisprachigkeit könnte zu den mächtigsten Erfahrungen überhaupt gehören“ (9, Übersetzung durch den Autor)[6]. Wer würde das bezweifeln? Stellen Sie sich vor, es gäbe ein Schulfach, das Demenz um 5 Jahre hinausschiebt. Würden wir das nicht alle gerne lernen wollen?

---

6 Im englischen Original lautet das Zitat wie folgt: „We have come a long way from the pervasive assumption that bilingualism is damaging to children's cognitive development to demonstrating a protective effect of bilingualism in coping with symptoms of Alzheimer's disease. Experience is powerful, and bilingualism may be one of the most powerful experiences of all.“

Rechnet man die gesellschaftlichen Einsparmöglichkeiten durch „Pflichtzweisprachigkeit" – vom geringeren Produktivitätsverlust bei den Arbeitenden bis zu den geringeren Ausgaben für die Pflege der nicht mehr Arbeitenden – überschlagend hoch, ergeben sich Beträge, denen gegenüber die Euro-Krise als lächerlich billig erscheint (66). Warum wird Zweisprachigkeit bei den weltweiten PISA-Bildungs-Vergleichsstudien systematisch ausgeschlossen? Das ist weder gesellschaftspolitisch (Kommunikation ist das A und O in einer globalisierten Welt!) noch neurobiologisch sinnvoll! Denn eine Fremdsprache macht den Menschen nicht nur schlauer und kommunikativer, sondern auch gesünder!

Literatur

1. Abutalebi J, Della Rosa PA, Green DW et al. Bilingualism tunes the anterior cingulate cortex for conflict monitoring. Cereb Cortex 2012; 22: 2076–2086.
2. Abutalebi J, Green DW. Bilingual language production: The neurocognition of language representation and control. Journal of Neurolinguistics 2007; 20: 242–245.
3. Alladi S, Bak TH, Duggirala V et al. Bilingualism delays age at onset of dementia, independent of education and immigration status. Neurology 2013; 81: 1–7.
4. Bialystok E. Factors in the growth of linguistic awareness. Child Development 1986; 57: 498–510.
5. Bialystok E. Levels of bilingualism and levels of linguistic awareness. Developmental Psychology 1988; 24: 560–567.
6. Bialystok E. Cognitive complexity and attentional control in the bilingual mind. Child Development 1998; 70: 636–644.
7. Bialystok E. Global-local and trail-making tasks by monolingual and bilingual children: beyond inhibition. Developmental Psychology 2010; 46: 93–105.
8. Bialystok E. Coordination of executive functions in monolingual and bilingual children. Journal of Experimental Child Psychology 2011; 110: 461–468.

9. Bialystok E, Barac R. Cognitive Effects. In: Grosjean F, Li P (eds). The Psycholinguistics of Bilingualism. Malden, MA & Oxford, UK: Wiley-Blackwell 2013.
10. Bialystok E, Craik FI, Luk G. Bilingualism: consequences for mind and brain. TICS 2012; 16: 240–250.
11. Bialystok E, Craik FI, Freedman M. Bilingualism as a protection against the onset of symptoms of dementia. Neuropsychologia 2007; 45: 459–464.
12. Bialystok E, Craik FI, Grady C et al. Effects of bilingualism on cognitive control in the Simon task: Evidence from MEG. NeuroImage 2005; 24: 40–49.
13. Bialystok E, Craik FIM, Green DW, Gollan TH. Bilingual minds. Psychological Science in the Public Interest 2009; 10: 89–129.
14. Bialystok E, Craik FI, Klein R, Viswanathan M. Bilingualism, aging, and cognitive control: Evidence from the Simon task. Psychology and Aging 2004; 19: 290–303.
15. Bialystok E, Craik FIM, Luk G. Cognitive control and lexical access in younger and older bilinguals. Journal of Experimental Psychology: Learning, Memory, and Cognition 2008; 34: 859–873.
16. Bialystok E, Craik FIM, Ryan J. Executive control in a modified anti-saccade task: Effects of aging and bilingualism. Journal of Experimental Psychology: Learning, Memory, and Cognition 2006; 32: 1341–1354.
17. Bialystok E, Luk G, Peets KF, Yang S. Receptive vocabulary differences in monolingual and bilingual children. Bilingualism: Language and Cognition 2011; 13: 525–531.
18. Brysbaert M, Van Dyck G, Van de Poel M. Visual word recognition in bilinguals: Evidence from masked phonological priming. Journal of Experimental Psychology: Human Perception and Performance 1999; 25: 137–148.
19. Caramazza A, Brones I. Lexical access in bilinguals. Bulletin of the Psychonomic Society 1979; 13: 212–214.
20. Carlson SM, Meltzoff AN. Bilingual experience and executive function in preschool children. Developmental Science 2008; 11: 282–298.
21. Chauncey K, Holcomb PJ, Grainger J. Primed picture naming within and across languages: an ERP investigation. Cogn Affect Behav Neurosci 2009; 9: 286–303.
22. Chertkow H, Whitehead V, Phillips N et al. Multilingualism (but not always bilingualism) delays the onset of Alzheimer's disease: Evidence from a bilingual community. Alzheimer Disease and Associated Disorders 2010; 24: 118–125.

23. Chomsky N. Language and Responsibility. London: Harvester 1979.
24. Christoffels IK, Kroll JF, Bajo MT. Introduction to bilingualism and cognitive control. Front Psychol 2013; 4: 199.
25. Costa A, Hernandez M, Sebastián-Gallés N. Bilingualism aids conflict resolution: Evidence from the ANT task. Cognition 2008; 106: 59–86.
26. Craik FIM, Bialystok E, Freedman M. Delaying the onset of Alzheimer disease: Bilingualism as a form of cognitive reserve. Neurology 2010; 75: 1717–1725.
27. Crane PK, Gibbons LE, Arani K et al. Midlife use of written Japanese and protection from late life dementia. Epidemiology 2009; 20: 766–774.
28. Dijkstra T, Grainger J, van Heuven WJB. Recognition of cognates and interlingual homographs: The neglected role of phonology. Journal of Memory and Language 1999; 41: 496–518.
29. Dijkstra T, van Heuven WJB. The architecture of the bilingual word recognition system: From identification to decision. Bilingualism: Language and Cognition 2002; 5: 175–97.
30. Duyck W. Translation and associative priming with cross-lingual pseudohomophones: Evidence for nonselective phonological activation in bilinguals. Journal of Experimental Psychology: Learning, Memory, and Cognition 2005; 31: 1340–1359.
31. Duyck W, Diependaele K, Drieghe D, Brysbaert M. The size of the cross-lingual masked phonological priming effect does not depend on second language proficiency. Experimental Psychology 2004; 51: 1–9.
32. Duyck W, Assche EV, Drieghe D, Hartsuiker RJ. Visual word recogniton by bilinguals in a sentence context: Evidence for nonselective access. Journal of Experimental Psychology: Learning, Memory, and Cognition 2007; 33: 663–679.
33. Emmorey K, Luk G, Pyers JE, Bialystok E. The source of enhanced cognitive control in bilinguals: evidence from bimodal bilinguals. Psychological Science 2008; 19: 1201–1206.
34. Fratiglioni L, Paillard-Borg S, Winblad B. An active and socially integrated lifestyle in late life might protect against dementia. Lancet Neurology 2004; 3: 343–353.
35. Fuller-Thomson E, Milaszewski D, Abdelmessih SA. The importance of untangling the role of nativity and bilingualism in Alzheimer's disease. Cortex 2013; 49: 1441.
36. Garbin G, Sanjuan A, Forn C et al. Bridging language and attention: brain basis of the impact of bilingualism on cognitive control. Neuroimage 2010; 53: 1272–1278.

37. Grosjean F. Bilingual: Life and Reality. Cambridge, MA: Harvard University Press 2010.
38. Grosjean F. An attempt to isolate, and then differentiate, transfer and interference. International Journal of Bilingualism 2010; 16: 11–21.
39. Grosjean F. Bilingual and monolingual language modes. In: Chapelle C (ed.): The Encyclopedia of Applied Linguistics. Hoboken: Blackwell Publishing 2013.
40. Grosjean F. Bilingualism: A short introduction. In: Grosjean F, Li P (eds.): The Psycholinguistics of Bilingualism. Malden, MA & Oxford, UK: Wiley-Blackwell 2013.
41. Grosjean F, Li P. The Psycholinguistics of Bilingualism. Malden, MA & Oxford, UK: Wiley-Blackwell 2013.
42. Grosjean F. Studying Bilinguals. Oxford: Oxford University Press 2008.
43. Haigh CA, Jared D. The activation of phonological representations by bilinguals while reading silently: Evidence from interlingual homophones. Journal of Experimental Psychology: Learning, Memory, and Cognition 2007; 33: 623–644.
44. Hoshino N, Thierry G. Do Spanish-English bilinguals have their fingers in two pies – or is it the toes? An electrophysiological investigation of semantic access in bilinguals. Frontiers in Psychology 2012; 3: 9.
45. Huttenlocher PR, De Courten C, Garey LJ, Van der Loos H. Synaptic development in human cerebral cortex. International Journal of Neurology 1983; 16/17: 144–154.
46. Jared D, Kroll JF. Do bilinguals activate phonological representations in one or both of their langauges when naming words? Journal of Memory and Language 2001; 44: 2–31.
47. Katzman R. Education and the prevalence of dementia and Alzheimer's disease. Neurology 1993; 43: 13–20.
48. Katzman R, Terry R, DeTeresa R et al. Clinical, pathological, and neurochemical changes in dementia: a subgroup with preserved mental status and numerous neocortical plaques. Annals of Neurology 1988; 23: 138–144.
49. Kovács A, Mehler J. Cognitive gains in 7-month-old bilingual infants. PNAS 2009; 106: 6556–6560.
50. Lemhöfer K, Dijkstra T. Recognizing cognates and interlingual homographs: Effects of code similarity in language-specific and generalized lexical decision. Memory & Cognition 2004; 32: 533–550.

51. Lemhöfer K, Dijkstra T, Michel MC. Three languages, one echo: Cognate effects in trilingual word recognition. Language and Cognitive Processes 2004; 19: 585–611.
52. Levelt WJM. Speaking: From intention to articulation. Cambridge, MA: MIT Press 1989.
53. Lu C-H, Proctor RW. The influence of irrelevant location information on performance: A review of the Simon and spatial Stroop effects. Psychonomic Bulletin & Review 1995; 2: 174–207.
54. Luk G, de Sa E, Bialystok E. Is there a relation between onset age of bilingualism and enhancement of cognitive control? Bilingualism: Language and Cognition 2011; 14: 596.
55. Luo L, Luk G, Bialystok E. Effect of language proficiency and executive control on verbal fluency performance in bilinguals. Cognition 2010; 114: 29–41.
56. Macnamara J. The bilingual's linguistic performance: a psychological overview. Journal of Social Issues 1967; 23: 58–77.
57. Mechelli A, Crinion JT, Noppeney U et al. Neurolinguistics: Structural plasticity in the bilingual brain. Nature 2004; 431: 757.
58. Moffitt TE, Arseneault L, Belsky D et al. A gradient of childhood self-control predicts health, wealth, and public safety. PNAS 2011; 108: 2693–2698.
59. Mori E, Hirono N, Yamashita H et al. Premorbid brain size as a determinant of reserve capacity against intellectual decline in Alzheimer's disease. American Journal of Psychiatry 1997; 154: 18–24.
60. Mortimer JA, Snowdon DA, Markesbery WR. Head circumference, education and risk of dementia: findings from the Nun Study. Journal of Clinical and Experimental Neuropsychology 2003; 25: 671–679.
61. Ophir E, Nass C, Wagner AD. Cognitive control in media multitaskers. PNAS 2009; 106: 15583–15587.
62. Richards M, Sacker A. Lifetime antecedents of cognitive reserve. Journal of Clinical and Experimental Neuropsychology 2003; 25: 614–624.
63. Sachdev PS, Valenzuela M. Brain and cognitive reserve. American Journal of Geriatric Psychiatry 2009; 17: 175–178.
64. Simon JR, Wolf JD. Choice reaction time as a function of angular stimulus – response correspondence and age. Ergonomics 1963; 6: 99–105.

65. Spitzer M. Geld und Glück, Karies und Kriminalität. Selbstkontrolle fürs Leben und Überleben. In: Nichtstun, Flirten, Küssen. Stuttgart: Schattauer 2012; 164–181.
66. Spitzer M. Digitale Demenz. München: Droemer 2012.
67. Spitzer M. Üben, sich im Griff zu haben. In: Rotkäppchen und der Stress. Stuttgart: Schattauer 2014; 73–86.
68. Stern Y. Cognitive reserve. Neuropsychologia 2009; 47: 2015–2028.
69. Stern Y, Gurland B, Tatemichi TK et al. Influence of education and occupation on the incidence of Alzheimer's disease. JAMA 199; 271: 1004–1010.
70. Tao L, Marzecová A, Taft M et al. The efficacy of attentional networks in early and late bilinguals: The role of age of acquisition. Front Psychol 2011; 2: 123.
71. Thierry G, Wu YJ. Brain potentials reveal unconscious translation during foreign-language comprehension. PNAS 2007; 104: 12530–12535.
72. Valenzuela MJ, Sachdev P. Brain reserve and dementia: A systematic review. Psychological Medicine 2006; 36: 441–454.
73. Valenzuela MJ, Sachdev P. Brain reserve and cognitive decline: A non-parametric systematic review. Psychological Medicine 2006; 36: 1065–1073.
74. Van Hell JG, Dijkstra T. Foreign language knowledge can influence native language performance in exclusively native contexts. Psychonomic Bulletin & Review 2002; 9: 780–789.
75. Wilson RS, Bennett DA, Gilley DW et al. Premorbid reading activity and patterns of cognitive decline in Alzheimer disease. Archives of Neurology 2000; 57: 1718–1723.
76. Chee MWL. Dissociating language and word meaning in the bilingual brain. Trends in Cognitive Sciences 2006; 10: 527–529.

7 Laufend kreativ

Die besten Ideen fallen mir beim Joggen ein; früher, als ich noch im Hochschwarzwald wohnte, im Winter beim Langlauf. Dabei hätte ich auch einfach nur spazieren gehen können, wie erst kürzlich zwei Psychologen von der Stanford University in vier Experimenten nachgewiesen haben. Ihre Arbeit trägt den schönen Titel „Machen Sie Ihren Ideen Beine: Der positive Einfluss des Gehens auf kreatives Denken" (7). Was genau wurde da wie beforscht? Und was kam heraus?

Die Autoren definieren zunächst Kreativität als die „Produktion von angemessener Neuigkeit" (7). Für ihre Experimente verwendeten sie bekannte Tests, die seit Jahrzehnten in der Kreativitätsforschung eingesetzt werden:

- Beim *Alternate-uses-Test* von Guilford (15) werden die Probanden gebeten, für ein gewöhnliches Objekt – Knopf, Ziegelstein, Zeitung – neue Weisen des Gebrauchs zu ersinnen: So kann man einen Knopf auch als Auge für eine Puppe verwenden, einen Ziegelstein als Türstopper und eine Zeitung als Fliegenklatsche. Bewertet werden können neben der Anzahl der gegebenen Lösungen auch deren Originalität (Ziegelstein: „als Spielzeugsarg für eine Puppenbeerdigung" ist origineller als „Türstopper"), Detailreichtum („Türstopper" versus „Türstopper, um das Zuschlagen der Tür bei starkem Wind zu vermeiden") oder deren Zugehörigkeit zu unterschiedlichen Kategorien („als Waffe" und „zum Erschlagen meiner Schwiegermutter" wären Beispiele für zwei kategorial gleiche Nutzungsweisen eines Ziegelsteins).
- Beim nur im letzten Experiment eingesetzten *symbolischen Äquivalenz-Test* von Barron (16) müssen die Probanden Analogien zu finden, die dann im Hinblick auf Detailreichtum (vage versus präzise), Distanz (nahe vs. entfernt) und Strukturiertheit (niedrig vs. hoch) bewertet

werden. Hieraus kann man einen Wert für die Qualität der Analogien ableiten, wobei qualitativ hochwertige Analogien präzise, semantisch entfernt und hoch strukturiert sind. Zudem wurde die Originalität dadurch ermittelt, dass man die Aussagen aller Probanden heranzog. Wurde eine Analogie nur einmal (von einer Versuchsperson) genannt, wurde sie als originell gewertet.

- Zusätzlich kam im ersten Experiment noch der *Compound-remote-association-Test* zur Anwendung. Hierbei werden drei zusammenhanglose Wörter vorgegeben und dann ein viertes Wort gesucht, das zu allen drei Wörtern passt. „Wald, Frosch, Säge“ – zu allen drei Wörtern passt „Laub“. Oder: „Schach, Bahn, Charakter“ – zu diesen drei Wörtern passt „Zug“ (9). Im Gegensatz zu den erstgenannten Tests, die „divergentes Denken“ (das sich von einem Gedanken lösen soll; das Problem hat viele Lösungen) betreffen, geht es bei diesem Test um „konvergentes Denken“ (das Gemeinsame von drei unterschiedlichen Gedanken; das Problem hat eine Lösung).[1]

Im ersten Experiment an 48 Studenten wurden diese einzeln in einen Raum gebracht, in dem sich ein Tisch, ein Stuhl und ein Laufband befanden. Nach entsprechender Unterweisung hörten sie im Sitzen drei Wörter (die einfache Gegenstände benannten) und sollten innerhalb von vier Minuten so viele alternative Verwendungsmöglichkeiten

1 Die Unterscheidung zwischen konvergentem und divergentem Denken ist mehr als 60 Jahre alt und im Grunde eher unpraktisch bzw. wenig hilfreich, werden doch hierbei Problemstrukturen und Denkstile vermischt. Aus heutiger kognitiv-neurowissenschaftlicher Sicht (3) sind beispielsweise Begriffe wie weite semantische Verarbeitung und kognitive Kontrolle geeigneter zur Aufklärung kreativer Prozesse (1).

nennen wie ihnen möglich war. Falls die Probanden während dieser Zeit aufgaben, wurden sie ermuntert, weiter zu machen bis die Zeit verstrichen war. Die Antworten wurden akustisch aufgezeichnet und das Ganze wurde dann mit drei neuen Wörtern wiederholt. Nach dem *Alternate-uses-Test* wurde der *Compound-remote-association-Test* durchgeführt. Zu 16 Wort-Tripeln sollte jeweils innerhalb von 15 Sekunden ein passendes Wort gefunden (und gesagt) werden, sodass auch dieser Test nach vier Minuten beendet war.

Danach wechselten die Probanden zum Laufband, wo sie in einer für sie jeweils angenehmen Geschwindigkeit laufen sollten und währenddessen die beiden Tests in jeweils anderer Version (die Reihenfolge dieser Versionen war über die Probanden hin balanciert) noch einmal – gehend – durchführen mussten. Die Aufzeichnung der Antworten auf Band machte dies ohne weitere Schwierigkeiten möglich. Das Ergebnis des Experiments ist in Abbildung 7-1 dargestellt: Gehen führte zu einer signifikanten Steigerung der Kreativität im *Alternate-uses-Test*, im *Compound-remote-association-Test*, hingegen kam es zu einer signifikanten numerisch deutlich kleineren Abnahme.

Zwar zeigte sich auch, dass die Probanden beim Gehen insgesamt mehr sprachen, also mehr ungewöhnliche Weisen des Gebrauchs nannten. Die Steigerung des Sprachflusses beim Gehen erklärt jedoch nicht allein die Steigerung der Kreativität, denn ein größerer Prozentsatz dieser beim Gehen hervorgebrachten höheren Zahl von Gebrauchsweisen erwies sich als neu und angemessen[2].

---

2 Eine Gebrauchsweise wurde als „neu“ klassifiziert, wenn sie nur von einem einzigen Probanden der gesamten Experimentalgruppe genannt worden war. Wie die Autoren über die „Angemessenheit“ einer Gebrauchsweise entschieden, sagen sie nicht.

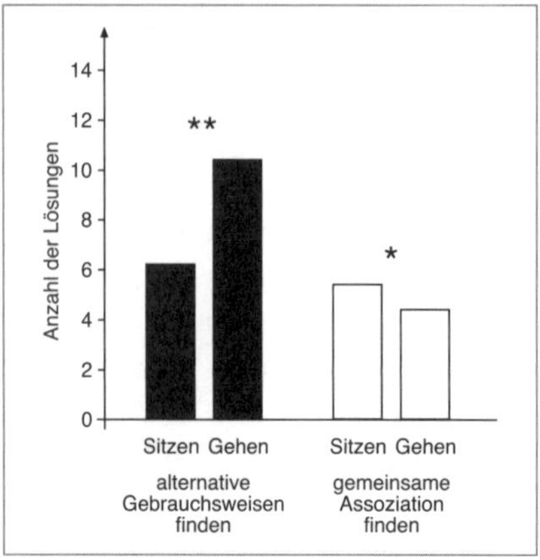

Abb. 7-1 Effekt von Sitzen oder Gehen auf die Leistung in zwei Tests zur Kreativität, dem Alternate-Uses-Test (alternative Gebrauchsweisen finden; schwarze Säulen) und dem Compound-remote-association-Test (gemeinsame Assoziationen finden; weiße Säulen; **: p <0,001; * p <0,05; nach 7).

Eine Schwäche des ersten Experiments bestand darin, dass die Reihenfolge der Bedingungen – erst sitzen, dann gehen – immer gleich war, das Ergebnis daher auch durch Übungseffekte zu erklären ist. Um diesem Einwand zu begegnen (dass man durch reine Übung mehr Gebrauchsweisen von Gegenständen findet), wurde ein zweites Experiment durchgeführt. Weitere 48 Probanden führten den *Alternate-uses-Test* (in zwei unterschiedlichen Versionen) entweder zweimal im Sitzen oder erst im Sitzen und dann gehend oder erst gehend und dann sitzend durch. Wie Abbildung 7-2 verdeutlicht, kommt es durch Testwiederholung zu keinem Übungseffekt. Durch Gehen (nach dem Sitzen) kommt es jedoch zu einer signifikanten Steigerung der Kreativität, die nach dem Gehen (wenn man dann im Sitzen getestet wird) noch für ein paar Minuten erhalten ist.

Drei Dinge seien noch kurz angemerkt: Erstens handelte es sich im Gegensatz zu Experiment 1, wo die Leistungen

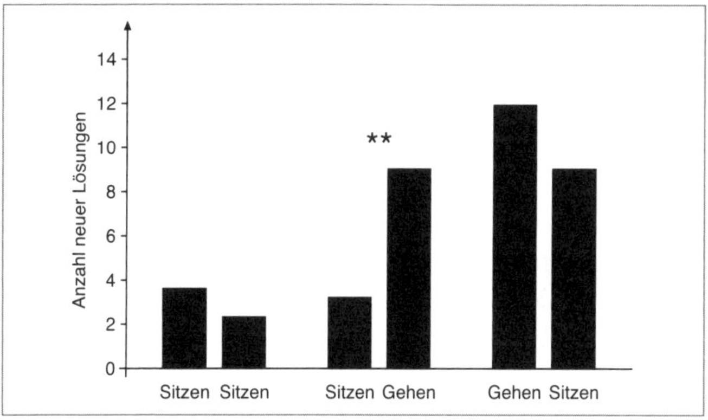

Abb. 7-2 Anzahl neuer angemessener Antworten auf die Frage nach neuen Gebrauchsweisen eines gewöhnlichen Objekts im Sitzen oder beim Gehen, zu zwei direkt aufeinander folgenden Zeitpunkten (**: $p < 0{,}001$; nach 7).

der Probanden jeweils mit sich selbst verglichen wurden (Messwiederholungsdesign) bei Experiment 2 um einen Gruppenvergleich mit naturgemäß geringerer statistischer Power. Dennoch zeigten sich die Auswirkungen des Gehens auf die Kreativität. Zweitens scheint das Bewegen der Beine, also die (zeitliche bzw. implizit semantische) Assoziation von Bewegung und Denken, nicht die Ursache der vermehrten Kreativität beim Gehen zu sein. Drittens ist der Befund des im (nachfolgenden) Sitzen noch anhaltenden Effekts des Gehens von praktischer Bedeutung, legt er doch nahe, unmittelbar vor einer Brainstorming-Sitzung einen Spaziergang einzulegen.

Im dritten Experiment an 49 Probanden (jedoch waren nur 40 Datensätze brauchbar) ging es um das Gehen in der freien Natur[3], das mit dem Sitzen in einem Innenraum verglichen wurde. Auf die positiven Auswirkungen von Naturerleben auf mentale Prozesse ganz allgemein bin ich bereits mehrfach eingegangen (8, 9). Naturerleben hat einen beruhigenden Effekt (4) und verbessert Aufmerksamkeitsprozesse (2, 13). Wie Abbildung 7-3 zeigt, gab es in diesem Experiment vier Gruppen, was ein komplettes 2-faktorielles Design ermöglichte: Gehen-Gehen, Gehen-Sitzen, Sitzen-Gehen, Sitzen-Sitzen. Sowohl im Gruppenvergleich ($p < 0{,}001$) zum Zeitpunkt 1 als auch bei den Messwiederholungen (Sitzen-Gehen: $p < 0{,}023$; alle anderen Vergleiche: ns) zeigte sich eine etwa verdoppelte Kreativität beim Gehen, die für einige Minuten danach noch während des Sitzens anhält und die durch nochmaliges Gehen weder (noch weiter) verstärkt noch abgeschwächt wird.

Um dem Wirkungsmechanismus des Gehens noch näher auf die Spur zu kommen, wurde schließlich ein viertes Experiment an 40 Probanden durchgeführt, die in vier Vergleichsgruppen aufgeteilt wurden. Hierbei liefen die Probanden entweder auf einem Laufband oder saßen (jeweils in einem Innenraum) oder sie gingen einen zuvor festgelegten Weg über den Campus oder saßen in einem Rollstuhl und wurden in diesem über den Campus geschoben. Es gab also neben dem Gehen noch eine zweite „dynamische Außenraum-Bedingung“. (Schade, dass nicht wirklich alle Permutationen von „innen-außen“, „Sitzen-Laufen“, „mit/ohne optischem Flow“ untersucht wurden, also zusätzlich

3 Der Einfachheit halber wurde dies als Spaziergang über den Campus der Universität operationalisiert. Wie gefährlich das sein kann, zeigen die 9 Datensätze, die aus den verschiedensten Gründen ausgeschlossenen werden mussten: „These included the rapid onslaught of fast-moving bikes, very large trucks without apparent mufflers, and a participant answering his phone mid-test“ (7).

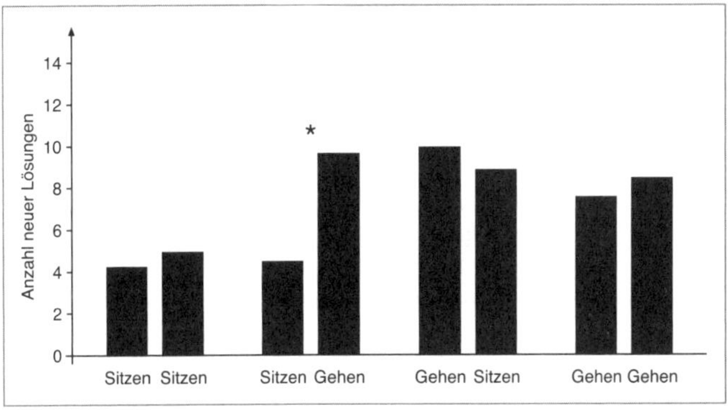

Abb. 7-3 Auswirkungen des Gehens oder Sitzens auf die Kreativität im Alternate-uses-Test (*p <0,05; 7).

noch die Bedingungen „draußen sitzen“, „draußen auf dem Laufband laufen“, „drinnen, z. B. in einem Einkaufszentrum, mit dem Rollstuhl geschoben werden“ und „drinnen laufen“.)

Die abhängige Variable war bei diesem Experiment (aus Gründen, die nicht weiter angegeben werden) der Analogietest von Baron. Diese Analogien wurden nach Qualität und Originalität auf recht aufwändige Weise bewertet. Insgesamt kam heraus, dass es vor allem auf das Gehen (draußen oder drinnen auf dem Laufband) ankommt, wenn es darum geht, kreativ zu sein (Abb. 7-4). Betrachtete man alle originellen Assoziationen (also nicht nur die mit hoher Qualität), dann zeigte sich auch eine signifikante Steigerung in diesem Maß der Kreativität, wenn man im Rollstuhl draußen herumgeschoben wird – verglichen mit drinnen sitzen.

Zum Wirkungsmechanismus des Gehens auf die Kreativität machen die Autoren lediglich einige Anmerkungen im Hinblick darauf, was man alles noch untersuchen könnte

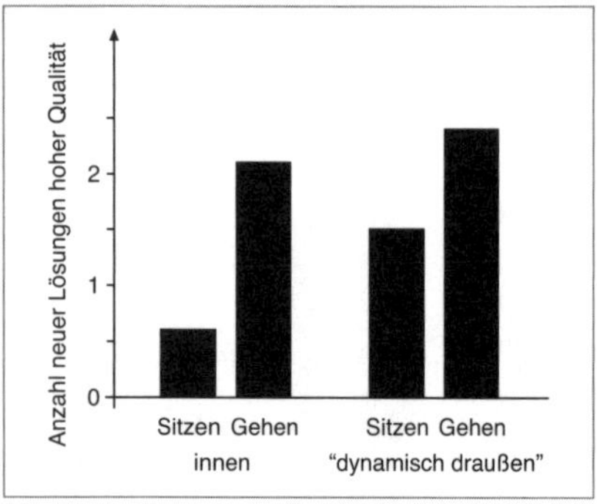

Abb. 7-4 Durchschnittliche Anzahl von qualitativ hochwertigen, neuen (originellen, d. h. nur einmal genannten) Analogien. In einer Varianzanalyse war nur der Effekt des Gehens (mit $p < 0{,}01$) signifikant (7).

oder müsste, um hier klarer zu sehen. Ganz allgemein gilt, dass ein mittleres Aktivierungsniveau (nicht müde, aber auch nicht hypererregt) unserem Denken eher förderlich ist (und auch der Kreativität). Zudem gilt, dass Musik, Bewegung und Meditation dies bewirken können, und dass es zudem Unterschiede in der Persönlichkeit gibt, die sich auch auf die Kreativität einer Person auswirken. Ein Spaziergang bewirkt ein eher mittleres Aktivierungsniveau. Zudem unterbricht er, was uns gerade im Kopf herumgeistert, weil er mit neuen Erlebnissen einhergeht. Er bringt also ein gewisses Maß an Unordnung, von der nach einer kürzlich erschienenen Studie eine kreativitätsfördernde Wirkung ausgeht (14).

Da Kreativität eine ganze Reihe positiver Effekte hat, vom Erfolg in der Schule und bei der Arbeit über psychische Gesundheit bis hin zu höherer Zufriedenheit in Beziehungen (11), sind diese Erkenntnisse zum Gehen keineswegs unbedeutend. Bedenkt man zudem, dass ein halbstündiger Spaziergang täglich so ziemlich das Beste ist, was Sie für Ihre Gesundheit tun können, ohne sich zu überfordern (5, 12), muss man sich fragen, warum man hier nicht konkrete Maßnahmen ergreift: Zur Schule *gehen* (statt Schulbus und

Bahn), zur Arbeit *gehen*; in der Mittagspause eine Viertelstunde spazieren *gehen*, oder am Abend ... So kann jeder für sich die richtigen Schritte tun, um kreativer zu sein.

Literatur

1. Abraham A. Creative thinking as orchestrated by semantic processing vs. cognitive control brain networks. Frontiers in Human Neuroscience 2014; 8; doi: 10.3389/fnhum.2014.00095.
2. Berman MG, Jonides J, Kaplan S. The cognitive benefits of interacting with nature. Psychological Science 2008; 19: 1207–1212.
3. Dietrich A. The cognitive neuroscience of creativity. Psychonomic Bulletin & Review 2004; 11: 1011–1026.
4. Hartig T, Evans GW, Jamner LD et al. Tracking restoration in natural and urban field settings. Journal of Environmental Psychology 2003; 23: 109–123.
5. Lee IM, Buchner DM. The importance of walking on public health. Medicine and Science in Sports and Exercise 2008; 40: 512–518.
6. Lambourne K, Tomporowski P. The effect of exercise-induced arousal on cognitive task performance: A meta-regression analysis. Brain Research 2010; 1341: 12–24.
7. Oppezzo M, Schwartz DL. Give your ideas some legs: The positive effect of walking on creative thinking. Journal of Experimental Psychology: Learning, Memory, and Cognition 2014; 40(4): 1142–1152; doi: 10.1037/a0036577.
8. Spitzer M. Landschaft. Ästhetik von Petrarca bis zum Titan, über Darwin und den Tsunami. Nervenheilkunde 2005; 24: 137–143.
9. Spitzer M. Die Farben des Denkens. In: Aufklärung 2.0. Stuttgart: Schattauer 2010; 175–185.
10. Spitzer M. Natur und Gemeinschaft. Auswirkungen des Naturerlebens auf prosoziale Motive. In: Aufklärung 2.0. Stuttgart: Schattauer 2010; 147–155.
11. Sternberg R. Handbook of Creativity. Cambridge University Press: Cambridge, UK 2011.
12. Warburton DER, Nicol CW, Bredin SSD. Health benefits of physical activity: the evidence. CMAJ 2006; 174: 801–809.

13. Van den Berg AE, Jorgensen A, Wilson ER. Evaluating restoration in urban green spaces: Does setting type make a difference? Landscape and Urban Planning 2014; 127: 173–181.
14. Vohs KD, Redden JP, Rahinel R. Physical order produces healthy choices, generosity, and conventionality, whereas disorder produces creativity. Psychological Science 2013; 24: 1860–1867.
15. Guilford JP. Alternate Uses, Form A. Beverly Hills, CA: Sheridan Supply 1960.
16. Barron F. Creativity and Psychological Health. Oxford, UK: Van Nostrand 1963.

8 Smartphones

Zu Risiken und Nebenwirkungen für Bildung, Sozialverhalten und Gesundheit

Kein Tag vergeht, an dem man nicht junge Menschen sieht, die wie gebannt auf ihren Minicomputer[1] mit eingebautem Telefon, Adressbuch, Navigationssystem, Fernseher und Fotoalbum sowie mit eingebauter Kamera, Taschenlampe und Juke-Box für beständiges Musikhören starren. Dieses Gerät – man nennt es Smartphone – schirmt den heutigen Menschen von seiner unmittelbaren Umgebung und vor allem von den Menschen nahezu vollständig ab. Auch das Lesen von Büchern oder Zeitungen kann man in Straßen-, S- oder U-Bahnen kaum noch beobachten; stattdessen wird gedaddelt[2] was das Zeug hält (Abb. 8-1). Es kann im Grunde gar nicht sein, wie Arzt und Apotheker bekanntlich wissen, dass so viele Wirkungen völlig frei von Risiken und Nebenwirkungen sind. Daher diese kurze zusammenfassende Darstellung des gegenwärtigen Standes unseres Wissens hierüber.

Einem US-amerikanischen Bericht zufolge (49) besitzen 96 % der College-Studenten im Undergraduate-Bereich

---

1 Mittlerweile wurden in den USA Computer und Smartphone sogar juristisch offiziell gleichgestellt.

2 Das Wort „daddeln“ findet man im Duden aufgelistet. Das schwache Verb – ich dadd(e)le, du daddelst, er/sie/es daddelt … – kommt aus dem Norddeutschen, wo es umgangssprachlich auch gebräuchlicher ist als im Süden. Dort lautete es auch „doddeln“ und hatte ursprünglich die Bedeutung von „stottern“ oder „stammeln“. Das war lautmalerisch gemeint, denn das Wort bezeichnete das Spielen am abgehackt ratternden (d. h. stotternden) Spielautomaten. Mittlerweile hat „daddeln“ vor allem die Bedeutung von *sinnlos und leicht geistesabwesend an einem digitalen Endgerät herumspielen*.

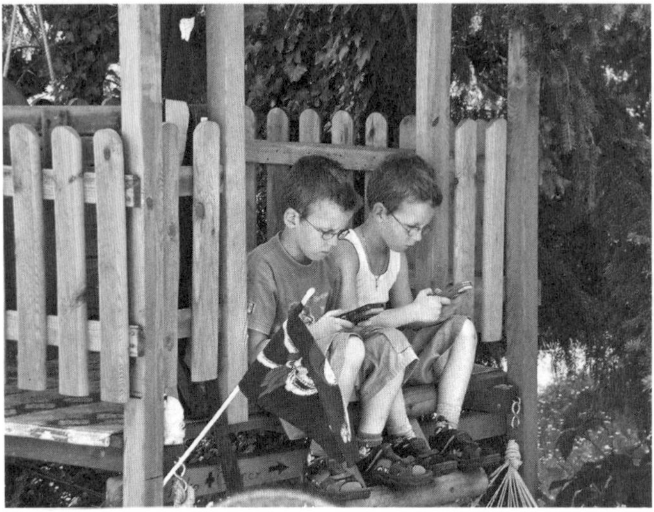

Abb. 8-1 Was auch immer Jugendliche heute tun, das Smartphone wird überall zugleich auch benutzt. Auch beim Sex, wie manche Jugendliche in Umfragen angeben.

(d. h. im Alter von ca. 18–22 Jahren) ein Smartphone, und bei den gleichaltrigen Nicht-Studenten sind es immerhin auch 89 %. In beiden Gruppen gehen jeweils mehr als 60 % mit ihrem Smartphone ins Internet, weswegen man diese jungen Leute auch schon als *hyperconnected* bezeichnet hat (2). Eine Studie des Smartphone-Herstellers Nokia fand, dass junge Menschen täglich im Schnitt 150 Mal ihr Smartphone gebrauchen (1). Bei der rasanten Geschwindigkeit dieser Entwicklung muss man zudem davon ausgehen, dass diese Zahlen heute schon längst wieder veraltet sind und die Smartphone-Nutzung heute – *jetzt* – noch ausgeprägter ist. Das wirkliche Ausmaß der Smartphone-Epidemie ist mithin kaum zu überschätzen!

In Südkorea beispielsweise ist die Nutzung des Smartphones unter Jugendlichen so stark wie nirgendwo sonst auf der Welt. „Die Koreaner sind als erste zum digitalen Leben konvertiert und werden wahrscheinlich ebenfalls als erste von dessen schweren Nebenwirkungen betroffen sein. Die Anzahl der kabellosen Breitbandanschlüsse ist mit 104,2 auf 100 Personen die weltweit höchste. Mehr als 67 % aller Koreaner über 16 Jahren besitzen ein Smartphone, wiederum weltweit der höchste Anteil der Bevölkerung. Und was die Erwachsenen vormachen, machen Kinder und Jugendliche nach: Nach Daten aus dem Wissenschaftsministerium haben heute 64,5 % der Teenager in Südkorea ein Smartphone; im Jahr 2011 waren es lediglich 21,4 %", schrieben die koreanischen Journalisten Baek und Park am 24. Juni 2013. Die dortigen Zahlen zur Smartphone-Sucht sind innerhalb eines Jahres alarmierend gestiegen und befinden sich auf weltweitem Rekordniveau (Abb. 8-2).

Angesichts dieser besorgniserregenden Entwicklung sah man sich im Sommer 2013 genötigt, die Kampagne 1–1–1 zu starten (Abb. 8-3). Bei ihr geht es darum, dass sich teilnehmende Jugendliche bereit erklären, an *einem*

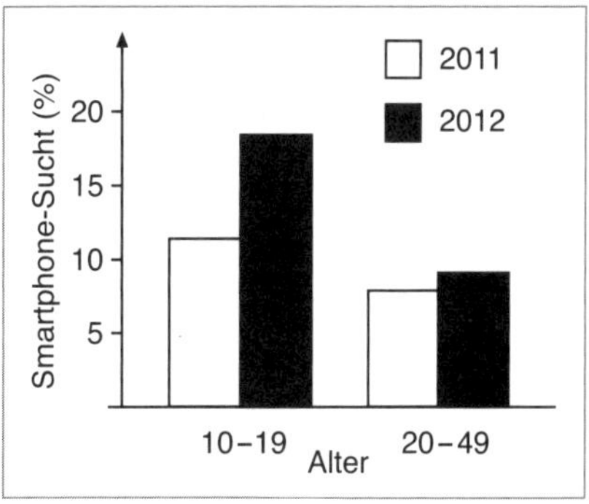

Abb. 8-2 Smartphone-Sucht bei Kindern, Jugendlichen und jungen Erwachsenen (Alter: 10–19 Jahre) sowie bei Erwachsenen (Alter: 20–49 Jahre) in Südkorea.

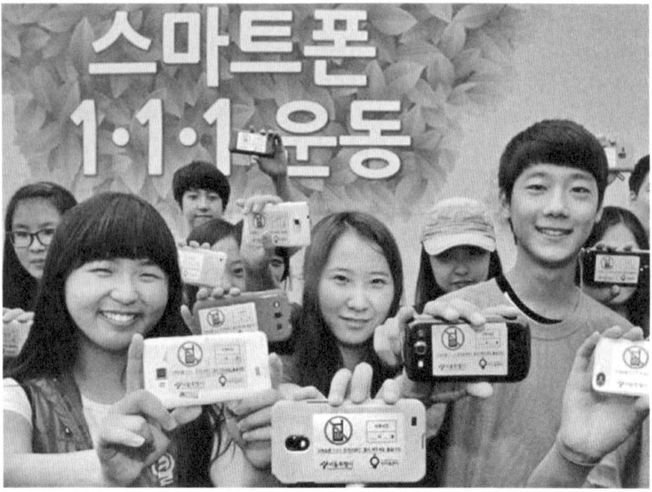

Abb. 8-3 Pressefoto aus der koreanischen Zeitung *Han Kyoreh* zur Kampagne 1–1–1 mit dem folgenden Begleittext: „Am 23. Juni hat die Stadt Seoul im Seoul World Cup Park eine Präventionskampagne gegen Smartphone-Sucht veranstaltet. Das Motto der Kampagne hieß ‚1–1–1', und bedeutet ‚ausschalten einmal für eine Stunde jede Woche'. Die an der Kampagne teilnehmenden Jugendlichen zeigen ihre Smartphones, auf denen sie den Aufkleber für diese Kampagne befestigt haben. Sie wollen damit andere Jugendlichen auffordern, die Kampagne mitzumachen" (3).

Tag der Woche *einmal* das Smartphone für *eine* Stunde auszuschalten.

Wer im Hinblick auf die Nutzung von Smartphones ernsthaft glaubt, dass wir Deutschen im Vergleich zu den Südkoreanern weit abgeschlagen hinterherhinken, der schaue sich nur um. Lehrer und Professoren beklagen, dass Schüler und Studenten nicht von ihrem Smartphone lassen können, und Eltern spalten sich bei Klassenfahrten sehr schnell in zwei unversöhnliche Lager, wenn es darum geht, ob ihre Kinder ihr Mobiltelefon mitnehmen dürfen – die einen wollen dies unbedingt („wie können wir unser Kind sonst täglich erreichen?"), die anderen keinesfalls („wenn sie den ganzen Tag daddeln, kann man sich die Reise sparen"). Und Ärzte machen nicht nur in Süd-Korea auf den Zusammenhang des Gebrauchs digitaler Medien und vielfältiger Schäden im Bereich der körperlichen und seelischen Gesundheit aufmerksam. Ist das Smartphone also dabei, eine ganze Generation im Hinblick auf Bildung und Gesundheit zu gefährden? Was wissen wir tatsächlich über seine Gefahren, Risiken und Nebenwirkungen?

Beginnen wir mit dem Aspekt der Bildung. In meinem Buch „Rotkäppchen und der Stress" berichtete ich vom digitalen Multitasken und dessen negativen Auswirkungen auf das Lernen und die akademische Performanz von Studenten (52). Vor diesem Hintergrund stimmt im Hinblick auf das Smartphone besonders nachdenklich, dass seine schon jetzt *sehr weite und überall noch zunehmende Verbreitung* sowie seine *permanente Verfügbarkeit* sich gerade auf Bildungsprozesse besonders negativ auswirken können. Den Computer oder Fernseher hat man nicht immer in der Tasche, das Smartphone dagegen befindet sich permanent sprichwörtlich in Reichweite. Und dies hat Folgen: Trotz entsprechender Verbote haben die Hälfte der Schüler während der Schulzeit (47) und mehr als zwei Drittel der Studenten während der Vorlesung (23) das Smartphone eingeschaltet. Die damit verbundene Ablenkung hat beim Lernen Nebenwirkungen im Sinne einer verminderten Lernleistung und damit eines geringeren akademischen Erfolgs in Schule und Universität, wie mittlerweile in einer Reihe von Studien nachgewiesen wurde (20, 26, 44, 60, 61).

Die neueste und zugleich recht große Studie zu den negativen Auswirkungen von Smartphones auf die Bildung wurde an insgesamt 536 Studenten (370 davon weiblich) ganz unterschiedlicher Fächer[3] im Alter von 20 Jahren durchgeführt (31). Alle Teilnehmer beantworteten nicht nur Fragebögen zur Smartphone-Nutzung (telefonieren, SMS schreiben, jeweils wie oft/häufig, wie lange), zu ihrer Ängstlichkeit und ihrer Lebenszufriedenheit, sondern waren auch damit einverstanden, dass die Durchschnittsnoten ihrer Leistungen an der Universität aus ihren Akten anonym entnommen und ausgewertet werden konnten. So ließ sich untersuchen, wodurch und auf welche Weise vermittelt sich die Smartphone-Nutzung auf das Leben der jungen Menschen auswirkte. Von der erfassten Lebenszufriedenheit ist bekannt (39), dass sie mit einer ganzen Reihe wesentlicher das Leben bestimmender Größen einhergeht, wie beispielsweise der körperlichen und seelischen Gesundheit, der gesamten Lebenszeit (Zufriedene sind gesünder und leben länger), der Qualität und Quantität der Sozialkontakte, der Zufriedenheit in der Ehe sowie einem reduzierten Risiko für Alkohol- und Drogenkonsum sowie Selbstmord.

Die durchschnittliche tägliche Nutzungszeit des Smartphones betrug in dieser Studie 4 Stunden und 39 Minuten, und es wurden täglich im Mittel 77 SMS-Nachrichten versendet. Hierbei zeigten sich keine signifikanten Geschlechterunterschiede. Eine statistische Modellierung der Daten mittels Pfadanalyse zeigte, dass die Nutzung des Smartphones (in Stunden täglich) signifikant mit schlechteren Leistungen und höherer Angst verbunden war und dass sich diese beiden Faktoren wiederum insgesamt in einer geringeren Lebenszufriedenheit zeigten (Abb. 8-4). Mit den Worten der Autoren: „Für die untersuchte Population zeigte sich, dass diejenigen mit einer starken Smartphone-Nut-

3 Die Studie zeichnet sich mithin dadurch aus, dass sie tatsächlich nicht nur das Verhalten der ansonsten üblichen Psychologie-Anfänger beschreibt.

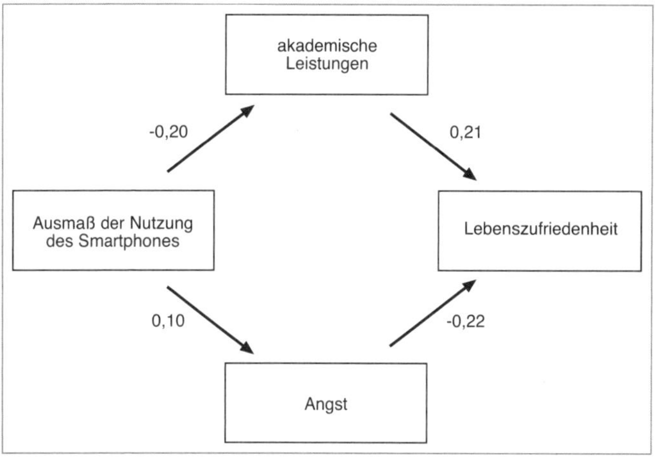

Abb. 8-4 Modell des Zusammenhangs zwischen dem Ausmaß der Nutzung des Smartphones, den akademischen Leistungen, dem Angstniveau und der Lebenszufriedenheit (n = 496; nach 31, Fig. 2).

zung dazu tendierten, einen niedrigeren Notendurchschnitt zu haben und mehr Ängstlichkeit und weniger Befriedigung im Leben zu zeigen, im Vergleich zu denjenigen, die ihre Smartphones weniger oft nutzten." (31, S. 348, Übersetzung durch den Autor). Wenn man nicht die Nutzungszeit sondern die Zahl der täglich geschriebenen Kurznachrichten als Gradmesser der Smartphone-Nutzung ansetzt, ergab sich übrigens fast das gleiche Ergebnis.

Noch besser als die Befragung von Studenten ist es, ihnen direkt beim Arbeiten zuzuschauen. Dies taten kalifornische Psychologen um Larry Rosen bei 263 Schülern der Mittel- und Oberstufe sowie bei Studenten jeweils zuhause 15 Minuten während sie Hausaufgaben erledigten (44). Die Lernumgebung vor Ort, die Art und Anzahl der verwendeten technischen Hilfsmittel sowie die Zahl der am

Bildschirm geöffneten Fenster wurden ebenso registriert wie das konkrete Verhalten, d. h. die *time on task* (also die während der 15-minütigen Beobachtungsphase tatsächlich mit den Aufgaben verbrachte Zeit) und die mit anderen Medien-Aktivitäten verbrachte Zeit (*off-task technology use*). Hierbei zeigte sich, dass die modernen Medien von den zu erledigenden Aufgaben ablenken, insbesondere die zu Beginn der Aufgaben bereits vorhandenen bzw. verwendeten Medien wie beispielsweise Fernsehen. Zudem lenken insbesondere Facebook und das Schreiben von Textnachrichten nachweislich von den Hausaufgaben ab. Weiterhin zeigte sich, dass diejenigen Studenten, die keine Lernstrategien verfolgten und diejenigen, die oft die Aufgaben wechselten, insgesamt weniger Zeit mit den Aufgaben (*time on task*) verbrachten. Auch die Zahl der auf dem Bildschirm geöffneten Fenster zeigte einen Zusammenhang mit dem Ausmaß der Ablenkung. Bei den Schülern und Studenten ergab sich im Hinblick auf die ebenfalls erfassten Noten ein negativer Einfluss von Facebook.

Schließlich wurden die Teilnehmer noch gefragt, wie sie sich ihre ideale Lernumgebung bei der Vorbereitung zu einer wichtigen Prüfung (Abschlussexamen) vorstellten bzw. welche Ablenkungen sie zulassen würden. Das Ergebnis (Tab. 8-1) zeigt deutlich, dass die Studenten nicht nur passiv gestört werden, sondern ganz aktiv einplanen, während der Prüfungsvorbereitungen gestört zu werden. Wieder stellten sich hierbei das Schreiben kurzer Textnachrichten und das Verwenden von Facebook als besonders virulente (weil in besonderem Maße ablenkende) Tätigkeiten während des Lernens heraus.

Insgesamt hatte die Studie das erschreckende Ergebnis, dass die Schüler und Studenten sich während einer viertelstündigen Beobachtungsperiode im Durchschnitt nur für weniger als sechs Minuten am Stück konzentrieren und bei der Sache bleiben konnten. Die Unterbrechungen waren

Tab. 8-1 Von Studenten angegebene geplante Ablenkungen in einer fiktiven Lernumgebung zum Lernen auf eine wichtige Prüfung (aus 44, S. 955).

Geplante Ablenkung	**Eingeplant von % der Studenten**
Kurznachrichten (SMS) schreiben	48 %
Musik hören	48 %
Facebook verwenden	36 %
Telefongespräche annehmen	22 %
Fernsehen	21 %
Im Netz Webseiten ansehen	21 %
Kopfhörer tragen	20 %
Keine: an einem ruhigen Ort lernen	40 %

meist durch die moderne Informationstechnik bedingt, von permanenter Musik über Kopfhörer zum Fernseher bis vor allem zum Schreiben kurzer Textnachrichten (SMS) und dem Verwenden von Facebook. Vor allem diese beiden Aktivitäten erweisen sich als besonders störend, denn sie erfolgen vergleichsweise oft[4] und erfordern eine hohe Aufmerksamkeit – also das aktive Wechseln der Aufgabe und damit

4 Nach einer von Tindell und Bohlander (55) durchgeführten Befragung an 269 College-Studenten (Durchschnittsalter 20 Jahre, 153 weiblich) aus 21 akademischen Fächern senden bzw. empfangen 92 % der Studenten während der Lehrveranstaltungen Kurznachrichten. 91 % haben ihr Telefon daher auf Vibrationsalarm gestellt, wohingegen nur 9 % es während der Vorlesung oder dem Seminar ganz ausgeschaltet haben.

Multitasking. Zum Vergleich: Das Führen eines Telefongesprächs unterbricht ebenfalls das Lernen, ist aber insgesamt seltener als SMS schreiben oder Facebook nutzen. Das Hören von Musik ist dagegen zwar ebenso häufig wie Facebook und SMS, erfordert jedoch – insbesondere bei bekannter und intellektuell wenig „fordernder" Musik – wenig Aufmerksamkeit und wirkt sich aus diesem Grunde nicht so negativ auf das Lernen aus.

Studenten haben offenbar ständig Angst, in sozialer Hinsicht etwas zu verpassen, weswegen drei Viertel von ihnen mindestens stündlich Textnachrichten checkt. 35 % sind ebenso oft in Facebook, um keine Gelegenheit zum Sozialkontakt auszulassen. 41 % der Studenten haben tatsächlich Angst, etwas zu verpassen, wenn sie ihre Nachrichten nicht abrufen konnten und für einen von fünf galt dies auch im Hinblick auf soziale Netzwerke wie Facebook (44–46).

Smartphones beeinträchtigen keineswegs nur das Lernen und damit die Bildung, sondern auch die körperliche und seelische Gesundheit. Junge Menschen, die ihr Smartphone häufig benutzen, zeichnen sich ganz allgemein durch einen eher ungesunden Lebenswandel aus[5]: Sie essen und schlafen schlechter (essen weniger zu den Mahlzeiten, ihre

---

5 Wer diese Auffassung für meine – völlig überzogene – Privatmeinung hält, für den sei zitiert, was andere hierzu zu sagen haben. Der US-amerikanische Psychologe Andrew Lepp und seine Mitarbeiter (2013, S. 2, Übersetzung durch den Autor) fassen die vorliegenden Erkenntnisse wie folgt zusammen: „Problematische Mobiltelefon-Nutzung wurde in Zusammenhang gesehen mit Depression, Ängstlichkeit, geringem Selbstvertrauen und einem ungesunden Lebenswandel, wie beispielsweise Auslassen von Mahlzeiten, viele Sexualpartner, schlechte Schlafangewohnheiten, Alkoholkonsum, Rauchen und Konsum illegaler Drogen."

Schlafhygiene lässt zu wünschen übrig), haben wechselnde sexuelle Partner, trinken mehr Alkohol, rauchen mehr und konsumieren eher illegale Drogen, wie eine Reihe von Studien ergaben (Tab. 8-2).

Es sei hier noch angemerkt, dass die oft gehörte Behauptung, das häufige Benutzen des Smartphones sei ein sicheres Zeichen von Geselligkeit und guter sozialer Vernetzung, empirisch nicht belegt ist. Im Gegenteil! Wenn überhaupt, dann scheint gerade bei Studenten ein negativer Zusammenhang zu bestehen, wie Tabelle 8-2 deutlich zeigt. Im Hinblick auf die Allgemeinbevölkerung ergab zudem eine große oben bereits zitierte Befragung keinen Zusammenhang zwischen dem Ausmaß der Nutzung des Smartphones und dem Ausmaß der berichteten sozialen Unterstützung. Die Autoren stellen daher zusammenfassend fest: „Man hat vermutet, dass die Mobiltelefon-Nutzung den sozialen Zusammenhalt stärke. In unserer Studie zeigte sich, dass eine starke Mobiltelefon-Nutzung keinen oder einen nur sehr geringen Zusammenhang damit aufwies, inwiefern man sich im Privatleben sozial unterstützt fühlte." (54, S. 7, Übersetzung durch den Autor).

Zu den Auswirkungen von Smartphones auf die (nicht nur abgefragte, sondern gemessene!) körperliche Fitness gab es zwar bislang kaum Studien, dass dies jedoch so sein dürfte, kann sich jeder denken, der den jungen Leuten beim Daddeln zuschaut: Sie joggen ja nicht gleichzeitig, spielen auch nicht Fuß- oder Federball, sondern sitzen herum. Glücklicherweise haben sich nun die ersten Wissenschaftler dem Problem angenommen und fanden, was zu erwarten war: Wer sein Smartphone viel nutzt, ist körperlich nicht so fit wie derjenige, der es wenig nutzt. Lepp und Mitarbeiter (32) befragten zunächst 305 Studenten einer großen Universität im Mittelwesten der USA zu ihrer Smartphone-Nutzung (Tab. 8-3) sowie dazu, ob sie bereit wären, an einer Studie teilzunehmen. Die Befragung ergab eine durchschnitt-

Tab. 8-2 Übersicht zu den gesundheitsrelevanten Risiken und Nebenwirkungen des übermäßigen Smartphone-Gebrauchs (Befragungen).

Autor, Jahr	**Land/ Gruppe**	**n**	**Ergebnis: je mehr Smartphone-Gebrauch, desto ...**
Beranuy et al. 2009	Spanien/ Studenten	365	mehr Einsamkeit, Depression, Angst, Schlafstörungen. Medien- und Journalismus-Studenten am stärksten betroffen
Ehrenberg et al. 2008	Neuseeland/ Studenten	200	höher der Persönlichkeitsfaktor Neurotizismus (telefonieren); höher der Persönlichkeitsfaktor Unverträglichkeit (SMS)
Lane u. Manner 2011	USA/ Studenten	312	höher die Persönlichkeitsfaktoren Extraversion und Unverträglichkeit
Lepp et al. 2014	USA/ Studenten	536	mehr Angst
Merlo et al. 2008	USA/ Erwachsene	183	mehr Angst
Murdock 2013	USA/ Studenten	83	mehr Schlafstörungen (SMS); mehr Stress und depressive Symptome (SMS)
Phillips et al. 2006	Australien/ Erwachsene	112	höher der Persönlichkeitsfaktor Unverträglichkeit
Rosen et al. 2013a	Erwachsene/ USA Südkalifornien	1 143	mehr depressive Symptome

Tab. 8-2 *Fortsetzung*

Autor, Jahr	**Land/ Gruppe**	**n**	**Ergebnis: je mehr Smartphone-Gebrauch, desto ...**
Sánchez-Martínez u. Otero 2009	Spanien/ 13–20-Jährige	1328	mehr Alkohol- und Tabak-Konsum, depressive Symptome, Schulversagen
Takao et al. 2009	Japan/ Studenten	487	mehr Einsamkeit
Thomée et al. 2011	Schweden/ Allgemein. bevölkerung	4156	mehr Stress, Schlafstörungen, depressive Symptome
White et al. 2011	USA/ Studenten		geringere Schlafqualität
Yen et al. 2009	Taiwan/ Studenten	10191	mehr depressive Symptome

liche Nutzung des Smartphones von etwas mehr als fünf (!) Zeitstunden täglich. Zudem gaben 88,2 % an, dass sie ihr Smartphone vor allem für Freizeitaktivitäten verwendeten.

Von diesen Personen wurde dann ein Teil kontaktiert und von diesen wiederum waren 49 Fälle auswertbar (27 weiblich). Alle Teilnehmer wurden nicht nur intensiver befragt, sondern auch einem Test auf körperliche Fitness mittels Laufband und Messung des Sauerstoffverbrauchs hin untersucht. Nach der mittleren Dauer ihrer täglichen Smartphone-Nutzung wurden die Teilnehmer in drei Gruppen eingeteilt, die *Wenignutzer* (n = 16; 1 Stunde und 41 Minuten täglich), die *mäßigen Nutzer* (n = 17; 4 Stunden und 53 Minuten täglich), sowie die *Vielnutzer* (n = 16; genau 14 Stunden täglich).

Tab. 8-3 Tägliche Smartphone-Nutzung (Mittelwerte und Standardabweichung) durch männliche und weibliche College-Studenten (Gesamt-n = 302), ermittelt anhand dreier Fragen nach (1) der Dauer in Minuten, (2) der Anzahl der gesendeten Kurznachrichten und (3) Anzahl der getätigten Anrufe (nach 32, Table 1).

	Männer (n = 134)	**Frauen (n = 168)**
Dauer (Minuten)	298,9 ± 301,1	313,0 ± 252,1
Gesendete SMS (Anzahl)	214,5 ± 1297,6	157,6 ± 427,5
Getätigte Anrufe (Anzahl)	6,7 ± 21,9	5,0 ± 4,9

Die Auswertung der Daten zeigte, dass die körperliche Fitness der Teilnehmer mit steigendem Ausmaß der Nutzung des Smartphones geringer war – auch und gerade nachdem man die bekannten Einflussgrößen Geschlecht, Körperfett und Motivation für sportliche Aktivität statistisch kontrolliert (d.h. „herausgerechnet“) hatte. Die Effektstärke betrug 0,3 und war mit $p < 0,05$ signifikant. Mit anderen Worten: Das Smartphone beeinträchtigt die körperliche Fitness und damit langfristig die Gesundheit junger Menschen. Damit ist das (Gegen-)Argument – wer dick ist, der telefoniert eben mehr – fast schon vom Tisch.

Um dieses Argument endgültig auf den Abfallhaufen unzutreffender Theorien[6] zur Verteidigung von Profitinter-

6 Auf diesem Haufen befinden sich bereits eine ganze Reihe von Theorien, die dennoch immer wieder gebetsmühlenhaft vorgebracht werden, obwohl sie nachgewiesenermaßen falsch sind, wie z.B. die Katharsistheorie, der zufolge Gewalt im Fernsehen oder Computerspiel reale Gewalt abbaut oder die Theorie, dass das Fernsehen oder der Computer sozial bedingte Bildungsunterschiede verminderten (50, 51).

essen multinationaler IT-Konzerne zu befördern, bräuchte man eine große kontrollierte prospektive Langzeitstudie: Man müsste den Smartphone-Konsum und Gesundheitszustand der Teilnehmer erfassen, ein Jahr abwarten, und dann nachsehen, wie sich der Gesundheitszustand in Abhängigkeit vom Smartphone-Gebrauch verändert hat. Diese Studie gibt es!

Schwedische Mediziner fanden im Rahmen einer prospektiven Studie an 4156 jungen Erwachsenen im Alter von 20 bis 24 Jahren, dass starker Gebrauch des Handys ein Jahr später zu Schlafstörungen bzw. weiteren Symptomen einer depressiven Störung sowie zu vermehrtem Stress führte (54).

Anhand der in der Studie von Lepp und Mitarbeitern (32) mit den Teilnehmern durchgeführten ausführlichen Interviews wurde ebenfalls gefunden, was man ebenfalls bereits vermuten konnte: Wer sein Smartphone insgesamt nur wenig nutzt, der hat ein größeres Repertoire an Freizeitaktivitäten und sieht das Smartphone eher als Mittel zum Zweck (der nicht selten gerade darin bestehen kann, sich mit anderen zu irgendeiner Freizeitaktivität zu verabreden[7]). Wer hingegen sein Smartphone viel nutzt, der tut sonst kaum noch etwas und verabredet sich auch nicht mit

---

7 Tatsächlich fanden sich bei sechs der 49 befragten Teilnehmer klare Aussagen zu diesem Zusammenhang. Es gibt also auch positive Auswirkungen der Benutzung eines Smartphones, aber nur bei denjenigen, die es insgesamt kaum benutzen. Es ist interessant zu beobachten, wie oft diese Gruppe in öffentlichen Diskussionen gleichsam „herhalten“ muss, um die Ausgaben für Smartphones zu rechtfertigen: Eltern, die ihren Kindern ein Smartphone schenken, Lehrer und Politiker, die als fortschrittlich gelten wollen – sie alle sprechen davon, wie positiv sich die Benutzung eines Smartphones auf das Leben junger Menschen auswirken würde. Die in dieser Arbeit zusammengestellten Risiken und Nebenwirkungen dagegen werden völlig ignoriert.

seinem Telefon mit seinen Freunden, um etwas anderes (also nicht telefonieren) zu tun.

Damit ist die häufige Nutzung des Smartphones letztlich zu bewerten wie stundenlanges Fernsehen oder Computerspielen (9–11, 15, 18, 19, 43, 51, 58): Das Gewicht nimmt zu, die Fitness ab, und das Risiko der Entwicklung von Zuckerkrankheit und Herz-Kreislauf-Erkrankungen steigt deutlich.

Im Hinblick auf das *Suchtpotenzial* von Smartphones wird der problematische Gebrauch (*problematic use*) von Sucht (*dependence*) unterschieden, wobei es sich nicht um einen kategorialen (qualitativen), sondern um einen graduellen (quantitativen) Unterschied handelt. Man spricht von problematischem Gebrauch, wenn insgesamt weniger pathologisches Erleben und (Sozial-)Verhalten vorliegt, und immer dann von Sucht, wenn das Verhalten exzessiver ausgeprägt ist und zudem der Betroffene und/oder dessen Umgebung unter dem Verhalten leidet. Die Smartphone-Sucht ist so zu betrachten wie andere nicht stoffgebundene Suchterkrankungen (z. B. Spielsucht): Ein Verhalten hat stark belohnende Eigenschaften, wird deswegen immer häufiger an den Tag gelegt, was dann irgendwann zur Beeinträchtigung der Lebensqualität des Betroffenen und zur Unfähigkeit, das Verhalten zu kontrollieren (bzw. sein zu lassen) führt. Die dabei im Gehirn beteiligten Strukturen und Prozesse sind weitgehend identisch mit denen bei stoffgebundenen Suchterkrankungen. (Nicht zuletzt auch aus diesem Grund werden sie heute gemeinsam betrachtet, untersucht und auch behandelt.) Entsprechend findet man bei der „Handy-Sucht“ (wie man sie auch schon genannt hat) auch vermehrt depressive Symptome, Angst und ein geringes Selbstvertrauen, wie koreanische Wissenschaftler schon vor sechs Jahren fanden (16).

So wundert auch kaum, dass die oben bereits vorgestellten Studien nicht selten eine Häufung des Konsums von

Suchtstoffen (Alkohol, Nikotin, illegale Drogen) bei exzessiven Nutzern von Mobiltelefonen ergab. Schon vor acht Jahren beispielsweise zeigte eine Studie an 271 Studenten, dass Handy-Sucht bei Männern mit Rauchen (Nikotin-Sucht) und mit ungesunden Lebensgewohnheiten einhergeht (56). Auch bei jungen Frauen ist der Zusammenhang beschrieben (20, 33; Tab. 8-2).

Smartphones werden vor allem in der Freizeit bzw. zur Freizeitgestaltung verwendet, und vor allem hier entfalten sie ihre unerwünschten Effekte: Das Leben vieler junger Leute besteht aus dem Reagieren auf ihr Smartphone statt aus selbsttätigem *Agieren. Reale* soziale Interaktionen und ganze Beziehungen werden durch *digitale* soziale Netzwerke und Kurznachrichten ersetzt. Hinzu kommen permanent und überall verfügbare Videos und (schon seit längerer Zeit) der Ersatz von Singen und Musizieren durch permanente Berieselung via Ohrstöpsel und – Smartphone.

Fassen wir zusammen: Im Hinblick auf Bildungsprozesse sind die negativen Auswirkungen von Smartphones mittlerweile gut nachgewiesen. Es gibt zwar noch keine über Jahrzehnte gehenden Langzeitstudien (wie beispielsweise zum Fernsehkonsum), aber die bereits jetzt vorliegenden Daten zur Beeinträchtigung von Lernprozessen und des akademischen Erfolgs lassen nichts Gutes erwarten.

Dass Smartphones auch Spielkonsolen sind und diese mittlerweile ersetzen, macht die Sache nicht besser. Wer Gewaltspiele spielt, entmenschlicht andere und sich selber, wie man in zwei Studien an insgesamt 144 Studenten zeigen konnte: „Gewalt gegen andere anzuwenden entmenschlicht, und selbst wenn man sich auf harmlose, keinen Schaden anrichtende Gewalt einlässt, scheint dies ausreichend zu sein, damit wir uns fühlen als hätten wir etwas von unserer Menschlichkeit verloren“ (5, S. 490, Übersetzung durch den Autor).

Die negativen Auswirkungen von Smartphones auf den Gesundheitszustand vor allem junger Menschen zeigen sich mittlerweile ebenfalls in dokumentierten Beeinträchtigungen ihrer seelischen und körperlichen Gesundheit. Chronische Leiden wie Übergewicht und/oder Depression sind gerade bei jungen Menschen sehr ernst zu nehmen (und stellen langfristig eine enorme Belastung für das Gesundheitssystem dar), weil junge Menschen noch genügend Zeit haben, alle im Lehrbuch als möglich beschriebenen Komplikationen auch zu entwickeln: Wer mit 50 Altersdiabetes bekommt, wird vielleicht nicht daran erblinden oder an Nierenversagen oder Schlaganfall versterben. Wen hingegen dieses Schicksal mit fünf Jahren ereilt (so junge „Altersdiabetiker"[8] gibt es mittlerweile in Deutschland) hat alle Zeit der Welt, diese Komplikationen zu entwickeln und wird sie entwickeln!

Bevor man also jedem Schüler ein digitales Endgerät – das Smartphone ist ein solches – staatlich verordnet („schenkt"), wie es die große Koalition offenbar vorhat (8), sollte man noch einmal über deren Risiken und Nebenwirkungen nachdenken. Nach den vorliegenden Daten wird die überwiegende Mehrheit der jungen Menschen (knapp 90 %) das Smartphone vor allem für Aktivitäten nutzen, die ihrer Bildung, ihrer Gesundheit und ihren sozialen Beziehungen schaden. Nur etwa 10 % der jungen Menschen scheinen verstanden zu haben, dass man das Smartphone im Leben benutzen muss wie beispielsweise Salz beim Essen: In sehr geringen Dosen (wenige Gramm/Tag) macht es

8 Die Bezeichnung „Altersdiabetes" kam daher mittlerweile auch aus der Mode. Man spricht neutral von Typ-2-Diabetes und meint damit eine vor allem durch ungesunde Ernährung und wenig körperliche Bewegung verursachte Insulinresistenz.

alles schmackhafter; in höheren Dosen oder gar als Hauptbestandteil der Nahrung ist es schädlich bis tödlich.

Literatur

1. Ahonen T. Average person looks at his phone 150 times per day 2013. Zit. nach www.phonearena.com/news/Average-person-looks-at-his-phone- 150-times-per-day_id26636 (accessed 14.8.2013).
2. Anderson J, Rainie L. Millennials will benefit and suffer due to their hyperconnected lives, The Pew Research Center's Internet and American Life Project 2012. www.pewinternet.org/Reports/2012/Hyperconnectedlives/Overview.aspx
3. Anonymus. Aus der koreanischen Zeitung „Han Kyoreh" am 24. Juni 2013. www.hani.co.kr/arti/economy/economy_general/592943.html
4. Baek I-H, Park E-J. „Digital dementia" is on the rise. Teens addicted to net, mobile devices now get cognitive disorders. Korea Joongang Daily (24.6.2013). http://koreajoongangdaily.joins.com/news/article/option/article_print.aspx (accessed am 2.12.2013).
5. Bastian B, Jetten J, Radke HRM. Cyber-dehumanization: Violent video game play diminishes our humanity. Journal of Experimental Social Psychology 2012; 48: 486–491.
6. Beranuy M, Oberst U, Carbonell X, Chamarro A. Problematic internet and mobile phone use and clinical symptoms in college students: The role of emotional intelligence. Comput Hum Behav 2009; 25: 1182–1187.
7. Bianchi A, Phillips JG. Psychological predictors of problem mobile phone use. CyberPsychology & Behavior 2005; 8: 39–51.
8. Claus U. „Digitale Agenda" – Große Koalition will jedem Schüler Handy schenken. Die Welt 2013. http://m.welt.de/article.do?id=politik/deutschland/article122016145
9. Dietz WH, Gortmaker SL. Do we fattenour children at the television set? Obesity and television viewing in children and adolescents. Pediatrics 1985; 75: 807–812.
10. Dunstan DW, Barr ELM, Healy GN et al. Television viewing time and mortality: The Australian diabetes, obesity and lifestyle study. Circulation 2010; 121: 384–391.

11. DuRant RH, Baranowski T, Johnson M, Thompson WO. The relationship among television watching, physical activity, and body composition of young children. Pediatrics 1994; 94: 449–455.
12. Ehrenberg AL, Juckes SC, White KM, Walsh SP. Personality and self-esteem as predictors of young people's technology use. CyberPsychology & Behavior 2008; 11: 739–741.
13. Ezoe S, Toda M, Yoshimura K. Relationships of personality and lifestyle with mobile phone dependence among female nursing students. Soc Behav Pers Int J 2009; 37: 231–238.
14. Ford E, Kohl H III, Mokdad A, Ajani U. Sedentary behavior, physical activity, and the metabolic syndrome among U.S. adults. Obes Res 2005; 13: 608–614.
15. Gortmaker SL, Must A, Sobol AM et al. Television viewing as a cause of increasing obesity among children in the United States, 1986–1990. Arch Pediatr Adolesc Med 1996; 150: 356–362.
16. Ha JH, Chin B, Park DH, Ryu SH, Yu J. Characteristics of excessive cellular phone use in Korean adolescents. CyberPsychology & Behavior 2008; 11: 783–784.
17. Hamilton MT, Hamilton DG, Zderic TW. Role of low energy expenditure and sitting in obesity, metabolic syndrome, type 2 diabetes, and cardiovascular disease. Diabetes 2007; 56: 2655–2667.
18. Hancox RJ, Milne BJ, Poulton R. Association between child and adolescent television viewing and adult health: a longitudinal birth cohort study. Lancet 2004; 364: 257–262.
19. Healy GN, Dunstan DW, Salmon J et al. Television time and continuous metabolic risk in physically active adults. Med Sci Sports Exerc 2008; 40: 639–645.
20. Hong FY, Chiu SI, Hong DH. A model of the relationship between psychological characteristics, mobile phone addiction and use of mobile phone by Taiwanese university female students. Computers in Human Behavior 2012; 28: 2152–2159.
21. Jackson LA, von Eye A, Fitzgerald HE, Witt EA, Zhao Y. Internet use, videogame playing and cell phone use as predictors of children's body mass index (BMI), body weight, academic performance, and social and overall self-esteem. Computers in Human Behavior 2011; 27: 599–604.
22. Jackson LA, von Eye A, Witt EA et al. A longitudinal study of the effects of Internet use and videogame playing on academic performance and the roles of gender, race and income in these relationships. Computers in Human Behavior 2011; 27: 228–239.

23. Jacobsen WC, Forste R. The wired generation: Academic and social outcomes of electronic media use among university students. Cyberpsychology, Behavior, and Social Networking 2011; 14: 275–280.
24. Jenaro C, Flores N, Gómez-Vela M et al. Problematic internet and cell-phone use: Psychological, behavioral, and health correlates. Addiction Research & Theory 2007; 15: 309–320.
25. Junco R. The relationship between frequency of Facebook use, participation in Facebook activities, and student engagement. Computers & Education 2012; 58: 162–171.
26. Junco R, Cotton SR. Perceived academic effects of instant messaging use. Computers & Education 2011; 56: 370–378.
27. Junco R, Cotton SR. No A 4 U: The relationship between multitasking and academic performance. Computers & Education 2012; 59: 505–514.
28. Karpinski AC, Kirschner PA, Ozer I et al. An exploration of social networking site use, multitasking, and academic performance among United States and European university students. Computers in Human Behavior 2013; 29: 1182–1192.
29. King AC, Goldberg JH, Salmon J et al. Indentifying subgroups of U.S. adults at risk for prolonged television viewing to inform program development. Am J Prev Med 2010; 38: 17–26.
30. Kirschner PA, Karpinski AC. Facebook and academic performance. Computers in Human Behavior 2010; 26(6): 1237–1245.
31. Lepp A, Barkley JE, Karpinski AC. The relationship between cell phone use, academic performance, anxiety, and satisfaction with life in college students. Computers in Human Behavior 2014; 31: 343–350.
32. Lepp A, Barkley JE, Sanders GJ et al. The relationship between cell phone use, physical and sedentary activity, and cardiorespiratory fitness in a sample of US college students. International Journal of Behavioral Nutrition and Physical Activity 2013; 10: 79.
33. Lu X, Watanabe J, Liu Q et al. Internet and mobile phone text-messaging dependency: Factor structure and correlation with dysphoric mood among Japanese adults. Computers in Human Behavior 2011; 27: 1702–1709.
34. Marien H, Custers R, Hassin RR, Aarts H. Unconscious goal activation and the hijacking of the executive function. Journal of Personality and Social Psychology 2012; 103: 399–415.
35. Merlo L. Increased cell phone use may heighten symptoms of anxiety. Primary Psychiatry 2008; 15: 27–28.

36. Murdock KK. Texting while stressed: Implications for students' burnout, sleep, and well-being. Psychology of Popular Media Culture 2013; 2: 207–221.
37. Must A, Tybor DJ. Physical activity and sedentary behavior: a review of longitudinal studies of weight and adiposity in youth. Int J Obes Relat Metab Disord 2005; 29: 84–96.
38. Owen N, Healy GN, Matthews CE, Dunstan DW. Too much sitting: the population health science of sedentary behavior. Exerc Sport Sci Rev 2010; 38: 105–113.
39. Pavot W, Diener E. The Satisfaction with Life Scale and the emerging construct of life satisfaction. The Journal of Positive Psychology 2008; 3: 137–152.
40. Penko A, Barkley JE. Physiologic responses and motivation to play a physically interactive video game relative to a sedentary alternative in children. Ann Behav Med 2010; 39: 162–169.
41. Phillips JG, Butt S, Blaszczynski A. Personality and self-reported use of mobile phones for games. CyberPsychology & Behavior 2006; 9: 753–758.
42. Pierce T. Social anxiety and technology: Face-to-face communication versus technological communication among teens. Computers in Human Behavior 2009; 25: 1367–1372.
43. Robinson TN. Reducing children's television viewing to prevent obesity: a randomized controlled trial. JAMA 1999; 282: 1561–1567.
44. Rosen LD, Carrier M, Cheever NA. Facebook and texting made me do it: Media-induced task-switching while studying. Computers in Human Behavior 2013; 29: 948–958.
45. Rosen LD, Cheever NA, Carrier LM. iDisorder: Understanding our obsession with technology and overcoming its hold on us. New York, NY: Palgrave Macmillan 2012.
46. Rosen LD, Whaling K, Rab S et al. Is Facebook creating „iDisorders"? The link between clinical symptoms of psychiatric disorders and technology use, attitudes and anxiety. Computers in Human Behavior 2013; 29: 1243–1254.
47. Sánchez-Martínez M, Otero A. Factors associated with cell phone use in adolescents in the community of Madrid (Spain). CyberPsychology & Behavior 2009; 12: 131–137.
48. Sanders G, Santo AS, Peacock CA et al. Physiologic responses, liking and motivation for playing the same video game on an active versus a traditional, non-active gaming system. Int J Exerc Sci 2012; 5: 160–169.

49. Smith A, Raine L, Zickuhr K. College students and technology, The Pew Research Center's Internet and American Life Project 2011. http://pewinternet.org/Reports/2011/College-students-and-technology.aspx
50. Spiegelman J, Detsky AS. Instant mobile communication, efficiency, and quality of life. JAMA 2008; 299: 1179–1181.
51. Spitzer M. Macht Fernsehen dick? Nervenheilkunde 2005; 24: 66–72.
52. Spitzer M. Laptop und Internet im Hörsaal? Wirkungen und Wirkungsmechanismen für evidenzbasierte Lehre. In: Rotkäppchen und der Stress. Stuttgart: Schattauer 2014; 177–201.
53. Takao M, Takahashi S, Kitamura M. Addictive personality and problematic mobile phone use. CyberPsychology & Behavior 2009; 12: 501–507.
54. Thomée S, Härenstam A, Hagberg M. Mobile phone use and stress, sleep disturbances, and symptoms of depression among young adults – a prospective cohort study. BMC Public Health 2011; 11: 66.
55. Tindell DR, Bohlander RW. The use and abuse of cell phones and text messaging in the classroom: A survey of college students. College Teaching 2012; 60: 1–9.
56. Toda M, Monden K, Kubo K, Morimoto K. Mobile phone dependence and health-related lifestyle of university students. Soc Behav Pers Int J 2006; 34: 1277–1284.
57. Tremblay MS, LeBlanc AG, Kho ME et al. Systematic review of sedentary behaviour and health indicators in school-aged children and youth. Int J Behav Nut Phys Act 2011; 8: 98.
58. Williams DM, Raynor HA, Ciccolo JT. A review of TV viewing and its association with health outcomes in adults. Am J Lifestyle Med 2000; 2: 250–259.
59. Yen C, Tang T, Yen J, Lin H, Huang C, Liu S. Symptoms of problematic cellular phone use, functional impairment and its association with depression among adolescents in Southern Taiwan. Journal of Adolescence 2009; 32: 863–873.
60. Yuan-Sheng Y, Ju-Yu Y, Chih-Hung K et al. The association between problematic cellular phone use and risky behaviors and low self-esteem among Taiwanese adolescents. BMC Pub Health 2010; 10: 217–224.
61. Wood E, Zivcakova L, Gentile P et al. Examining the impact of off-task multi-tasking with technology on real-time classroom learning. Computers & Education 2011; 58: 365–374.

62. White AG Buboltz W, Igou F. Mobile phone use and sleep quality and length in college students. International Journal of Humanities and Social Science 2011; 1 (18): 51–58.
63. Lane W, Manner C. The impact of personality traits on smartphone ownership and use. International Journal of Business and Social Science 2011; 2 (17): 22–28.

9 Handy-Unfälle

Bereits in Kapitel 8 habe ich von den Risiken und Nebenwirkungen der Nutzung von Mobiltelefonen berichtet, wobei es ganz allgemein um körperliche und geistig-seelische Schäden ging. Die in den letzten Wochen und Monaten zu verzeichnende Häufung von Meldungen zu einem ganz banalen Risiko – Unfälle durch Unaufmerksamkeit während der Nutzung von Mobiltelefonen – rechtfertigt aus meiner Sicht das erneute Aufgreifen dieser Thematik, zumal nach den neuesten Zahlen 72 % der 12- bis 19-Jährigen in Deutschland ein Smartphone besitzen (1). Ob man hierin tatsächlich einen Fortschritt sehen kann, darf nicht nur auf unernste Weise – wie auf manchem T-Shirt (Abb. 9-1) – bezweifelt werden.

„Mehr als die Hälfte aller Handy-Besitzer – 53 % – wurden schon einmal von jemandem wegen Unaufmerksamkeit durch Handy-Gebrauch angerempelt oder haben selbst eine andere Person angerempelt“[1], kann man in einer Anfang 2014 vom *Pew Research Center* publizierten Meldung lesen (7; Übersetzung durch den Autor). Eine Studie aus dem Jahr 2012 an 1954 Handybesitzern über 18 Jahren hatte bereits das erschreckende Ergebnis gezeigt, dass insbesondere jüngere Menschen die Erfahrung schon gemacht haben, etwas oder jemanden (aktiv) angerempelt zu haben. Übertroffen werden diese Häufigkeiten nur vom (passiven) Angerempelt-Werden (Abb. 9-2).

Man könnte nun meinen, dass dies ein Problem der Städter sei. Wie die Studie zeigte, ist dem jedoch nicht so: Die Häufigkeiten waren in Stadt und Land nicht signifikant

1 „More than half of all adult cellphone owners have been on the giving or receiving end of a distracted walking encounter.“

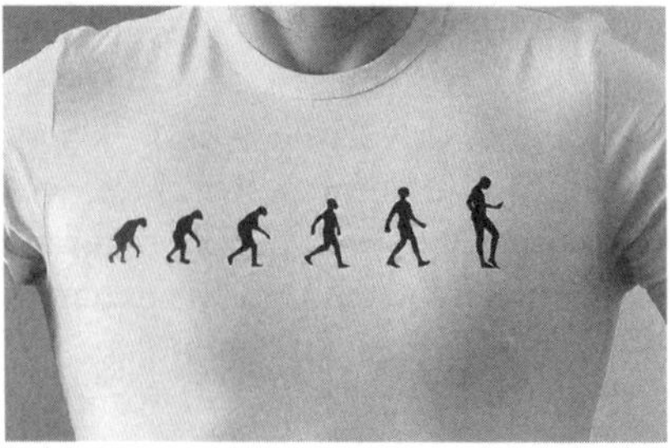

Abb. 9-1 Das T-Shirt als Werbungs- und Meinungsträger spielt mit einer Auffassung, die tatsächlich von vielen Menschen für möglich gehalten wird. Digitale Medien seien in evolutionärem Zusammenhang zu sehen. Wir müssten nur einige Jahrhunderttausende damit umgehen und würden uns dann an ihre Benutzung angepasst haben.

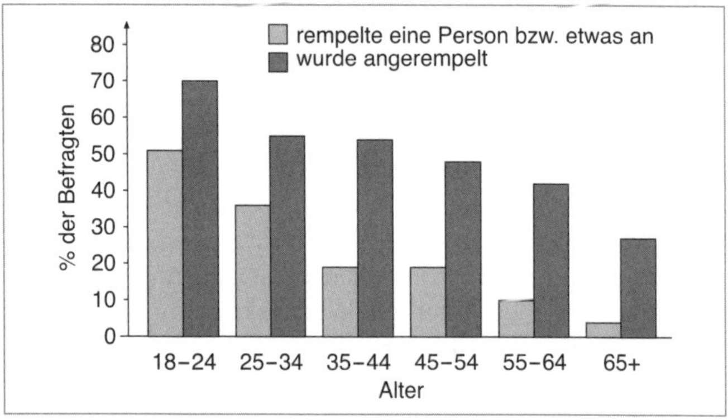

Abb. 9-2 Prozentualer Anteil der Handy-Besitzer nach unterschiedlichen Altersgruppen (Jahre), die etwas oder jemanden angerempelt haben bzw. von jemandem angerempelt wurden, jeweils aufgrund der Ablenkung durch das Handy (2).

verschieden. Es fiel allerdings auf, dass die Nutzung eines Smartphones und insbesondere das Surfen im Netz in besonderem Maße mit Unaufmerksamkeit beim Laufen und den entsprechenden Folgen verbunden war. Die Häufigkeit des (aktiven) Anrempelns über alle Altersgruppen betrug 23 %, mit steigender Tendenz, denn bei einer ähnlichen Befragung im Jahr 2010 hatte die relative Häufigkeit nur 17 % betragen (7).

Besonders das Schreiben von Textnachrichten beim Laufen *(„Texting while walking")* scheint gefährlich zu sein. Videos von „Unfällen" zeigen, wie jemand in einen flachen Brunnen fällt, in einen Fluss oder von einem Pier ins Meer (4). Der Filmemacher Casey Neistat schrieb daher in der *New York Times* am 8.1.2014: „Lasst uns aufhören damit, uns wie ausgehöhlte Zombies zu verhalten, und Blickkontakt, Händeschütteln und Konversationen von Angesicht zu Angesicht durch Blackberrys und iPhones zu ersetzen. Es wird Zeit, dass wir wieder in der Gegenwart leben und einfach dort sind, wo wir sind"[2].

Was alles geschehen kann, wenn man als Fußgänger sein Handy nutzt, zeigen die in einer Publikation aus der Zeitschrift *Accident Analysis and Prevention* angeführten Beispiele nur zu deutlich (5): „Dreiundzwanzigjähriger Mann läuft mit dem Handy telefonierend auf der Mittellinie der Straße und wird von einem Auto erfasst: Hüftkontusion." „Achtundzwanzigjähriger Mann prallte mit dem Handy telefonierend an einen Mast und verletzte sich an der Augenbraue." „Vierzehnjähriger Junge lief mit dem Handy telefonierend die Straße entlang und fiel zwei bis

2 „Let's stop acting like hollowed-out zombies, with BlackBerrys and iPhones replacing eye contact, handshakes and face-to-face conversations. It's time to live once again in the present and simply be where we are."

drei Meter tief von einer Brücke in einen felsigen Wassergraben. Er landete auf seiner Brust und Schulter und zog sich eine Kontusion des Brustkorbs zu."

Statistiken zu Handy-Unfällen bei Fußgängern (Abb. 9-3), die sich in den Notaufnahmen einfinden, zeigen, dass das Problem buchstäblich nicht auf die leichte Schulter zu nehmen ist, zumal die Dunkelziffer erheblich sein dürfte (3). Die Verkehrsunfälle betrafen zu 98,2 % Autos, die unmotorisierten Unfälle betrafen vor allem Fußgänger (79 %) und seltener (19 %) Radfahrer. Daher konzentrierten sie ihre Analysen auf Verkehrsunfälle mit Autos und auf Unfälle mit Fußgängern, jeweils bedingt durch die Benutzung des mobilen Telefons.

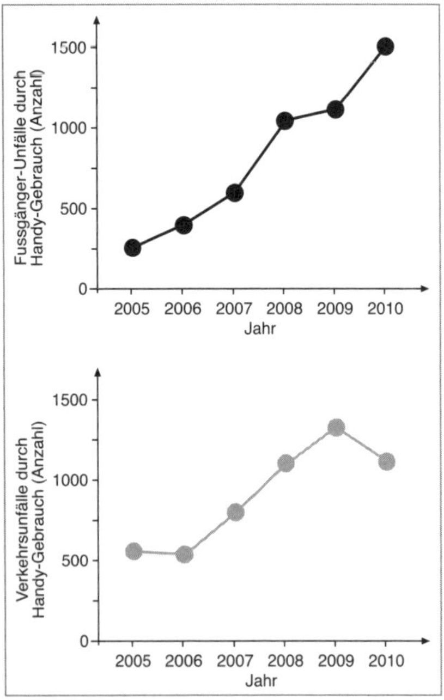

Abb. 9-3 Anzahl der Fußgängerunfälle durch Unaufmerksamkeit aufgrund von Handy-Gebrauch (oben). Zum Vergleich ist (unten) die entsprechende Kurve zur Häufigkeit von Verkehrsunfällen durch Handygebrauch dargestellt (nach Daten aus 5).

„Die Verletzungen reichen von leicht bis schwer und umfassen Gehirnerschütterungen, Knochenbrüche, Prellungen, Platzwunden, Luxationen, Schürfwunden, Verstauchungen, Verspannungen und Schmerzen über den gesamten Körper verteilt (einschließlich Verletzungen von Kopf, Gesicht, Nase, Nacken, Schulter, Rücken, Ober- und Unterarm, Ellenbogen, Handgelenk, Hand, Finger, Hüfte, Leiste, Knie, Knöchel, Fuß und Zehen)“, schreiben Nasar und Troyer (5, Übersetzung durch den Autor) in ihrem Bericht. Diesem kann man auch entnehmen, dass die Leidtragenden vor allem junge Menschen sind, deren Frontalhirn noch nicht in dem Maße entwickelt ist, um den Herausforderungen der Technik (sowohl was das Auto als auch was das Handy anbelangt) gewachsen zu sein (Abb. 9-4).

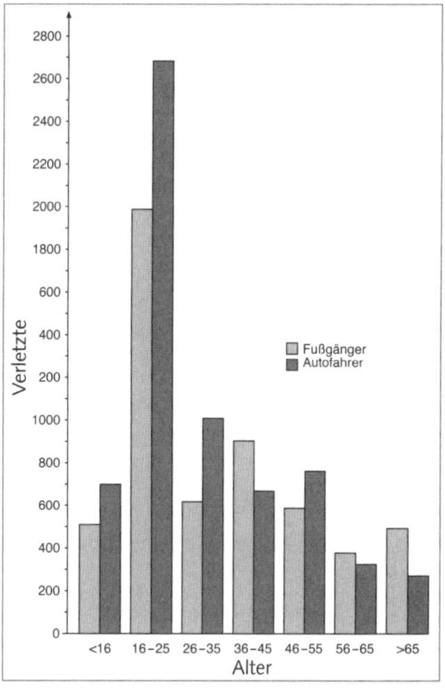

Abb. 9-4 Anhand der Daten (2004 bis 2010) geschätzte Anzahl der Verletzten bei Fußgänger- (n = 5482) und Verkehrsunfällen von Autofahrern (n = 5879) bei Menschen unterschiedlicher Altersgruppen (Jahre). Da in den USA das Autofahren ab 16 Jahre erlaubt ist, sind die Daten entsprechend zusammengefasst (nach Daten aus 5).

Wie sehr uns das Schreiben von Texten beim bloßen Gehen beeinträchtigt, ist Gegenstand einer im Fachblatt *PLoS ONE* kürzlich erschienenen Arbeit australischer Wissenschaftler (6). Mittels Gangbildanalyse wurde bei 26 gesunden jungen Probanden die Auswirkungen des Lesens und Schreibens von Texten auf das ganz normale Gehen untersucht. „Jeder Einzelne lief über eine Distanz von etwa 8,5 Metern geradeaus in einer für sie bzw. ihn angenehmen Geschwindigkeit, entweder

- ohne ein Telefon zu benutzen oder
- beim gleichzeitigen Lesen eines Textes auf seinem Smartphone oder
- bei gleichzeitigem Schreiben von Text auf dem Smartphone“,

beschreiben die Autoren ihre Untersuchungsmethodik. Vermessen wurde das Gangbild mit einem dreidimensionalen Bewegungsanalysesystem, das mittels acht Videokameras die Bewegung von am Körper angebrachten Reflektoren aufzeichnete und eine ganze Reihe von Bewegungsparametern wie Schrittlänge, Gehgeschwindigkeit, Armschwingung (in Phase mit den Beinen oder in Gegenphase), Rotation des Halses und des Beckens berechnete. Auch der geschriebene Text wurde im Hinblick auf Menge und Fehler ausgewertet.

Gleich das erste im Ergebnisteil der Arbeit berichtete Datum bestätigt die Studien: Ein gutes Drittel der Versuchsteilnehmer berichtete spontan von einem durch Schreiben beim Laufen verursachten Unfall: „Neun der 26 Teilnehmer (35 %) berichteten über frühere Unfälle beim (Gehen und gleichzeitigen) Schreiben mit ihrem Mobiltelefon, einschließlich Stolpern, Stürzen und Kollisionen mit Hindernissen oder anderen Menschen“ (6, Übersetzung durch den Autor).

Die Messungen ergaben: Wer beim Gehen auf seinem Smartphone einen Text schreibt, läuft langsamer und

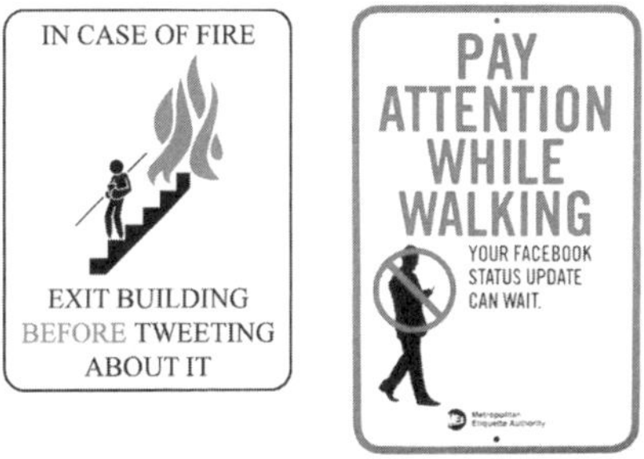
IN CASE OF FIRE
EXIT BUILDING
BEFORE TWEETING
ABOUT IT
PAY
ATTENTION
WHILE
WALKING
YOUR FACEBOOK
STATUS UPDATE
CAN WAIT.

Abb. 9-5 Pfiffige Cartoonisten haben sich bereits gute Gedanken zur Beschilderung gemacht, durch die auf die Risiken und Nebenwirkungen der Nutzung von Mobiltelefonen durch Fußgänger im Straßenverkehr aufmerksam gemacht werden könnte (Quelle: www.ethannonsequitur.com/pay-attention-while-walking-your-facebook-status-update-can-wait.html).

weicht eher von einer geraden Linie ab, auch im Vergleich zum Text am Smartphone lesen beim Laufen. Im Vergleich zum Laufen ohne Smartphone macht man beim Lesen und Schreiben am Smartphone zudem breitere Schritte und läuft verspannter. Zudem wackelt man mehr mit dem Kopf, was nach Auffassung der Autoren den Gleichgewichtssinn beeinträchtigt. Sie schließen ihren Beitrag mit dem klaren Statement: „Einen Text mit einem Mobiltelefon schreiben oder lesen dürfte ein zusätzliches Risiko für die Sicherheit von Fußgängern beim Umgehen von Hindernissen oder Überqueren der Straße sein“[3] (6, Übersetzung durch den Autor). Von großer Qualität waren die Texte übrigens auch nicht: Sie bestanden im Mittel aus knapp 8 Wörtern,

3 „Texting or reading on a mobile phone may pose an additional risk to safety for pedestrians navigating obstacles or crossing the road.“

von denen durchschnittlich 3,5 fehlerhaft geschrieben waren.

Mit dieser Studie verfügen wir mithin über klare Argumente – sowohl die Wirkungen (Abb. 9-2 bis 9-4) als auch der Wirkungsmechanismus sind bekannt – für Beschränkungen der Handynutzung im Straßenverkehr, auch bei Fußgängern! Einige Städte in den USA haben entsprechend damit begonnen, das Schreiben von Texten am Telefon beim Gehen zu verbieten und als Ordnungswidrigkeit zu ahnden. In Fort Lee/New Jersey, kostet das seit Beginn dieses Jahres 85 US-Dollar, in New York gar 100 Dollar!

Vielleicht finden sich auch hierzulande bald Schilder – beispielsweise auf stärker von Fußgängern frequentierten öffentlichen Plätzen – mit entsprechenden Warnhinweisen. Cartoonisten jedenfalls haben schon erste Entwürfe geliefert (Abb. 9-5).

Literatur

1. Anonymus. Tagesschau-Beitrag zum Thema „Safer Internet Day" vom 11.2.2014; dort zitiert wurden Daten vom medienpädagogischen Forschungsverbund Südwest.
2. Anonymus. http://pewinternet.org/Shared-Content/Data-Sets/2012/April-2012-Cell-Phones.aspx
3. Grabmeier J. Distracted walking: Injuries soar for pedestrians on phones. Ohio State University Research and Innovation Communications http://researchnews.osu.edu/archive/distractwalk.htm; accessed am 29.1.2014.
4. Graves L. The scourge of texting while walking. National Journal, January 2nd 2014. www.nationaljournal.com/technology/the-scourge-of-texting-while-walking-20140102; accessed am 29.1.2014.
5. Nasar JL, Troyer D. Pedestrian injuries due to mobile phone use in public places. Accident Analysis and Prevention 2013; 57: 91–95.

6. Schabrun SM, van den Hoorn W, Moorcroft A et al. Texting and walking: strategies for postural control and implications for safety. PLoS ONE 2014; 9(1): e84312.
7. Smith A. More than half of cell owners affected by 'distracted walking'. www.pewresearch.org/fact-tank/2014/01/02/more-than-half-of-cell-owners-affected-by-distracted-walking/; accessed am 31.1.2014.

10 Computer- statt Patientenkontakt

Zu Risiken und Nebenwirkungen von Informationstechnik im klinischen Alltag

Nicht nur die „sprechende Medizin“ lebt davon, dass Menschen miteinander sprechen: Ohne gute Kommunikation läuft nichts oder alles schlecht. Ein ganz normaler Hausarzt führt im Laufe seiner Karriere etwa 120 000 bis 160 000 Gespräche mit Patienten (3). Daher ist es von größter Bedeutung, dass Ärzte das Beobachten und Kommunizieren lernen, sich der entsprechenden Prozesse bewusst sind, und alles dafür tun, die Rahmenbedingungen ihres Handelns so zu gestalten, dass Kommunikation auch gelingt.

Seit der Einführung computergestützter medizinischer Datenbanksysteme bzw. digitaler Krankenakten *(electronic medical records, EMR)* wird über deren Praktikabilität, rechtliche Problematik, Datensicherheit und Kosten intensiv diskutiert, und es gibt kaum einen Arzt, der hierzu nicht eine dezidierte Meinung hätte. Auf all dies und die vielen Vorteile elektronischer Datenverarbeitung in der Medizin – es geht schon lange nicht mehr ohne (!) – wird im Folgenden nicht eingegangen.

Es soll vielmehr darüber geredet werden, welche praktischen Auswirkungen die Anwendung von digitaler Informationstechnik auf den unmittelbaren klinischen Alltag hat, den Umgang zwischen Arzt und Patient, ganz analog zu der im Bereich der Bildung relevanten Frage, was die Nutzung von Computern in der Schule oder im Hörsaal bewirkt (12). Zu dieser Frage gibt es zwar einige Studien, deren Qualität und Aussagekraft jedoch sehr unterschiedlich ist. In einer Querschnittstudie mit dem Titel „Die elektronische Patientenakte in der Primärversorgung – Rückschritt oder Fortschritt?“ (6) kommen die Autoren zu dem Ergebnis, dass man diese besser lesen kann als handgeschriebene (100 % versus 64,3 %; $p < 0{,}0001$ – wer hätte das gedacht?) und dass sie auch sonst verständlicher sind. Die *Risiken und Nebenwirkungen* elektronischer Medien wurden also offensichtlich auch im Hinblick auf ihre Nutzung in der Medizin zunächst nicht gesehen, ganz ähnlich wie in der Bildung auch (11). Dies änderte sich jedoch in den vergangenen zehn Jahren, und wieder scheint die medizinische Forschung der Unterrichtsforschung um einige Nasenlängen voraus zu sein: Man betrachtete nämlich mittlerweile nicht nur die ordentlichen Bildschirmdarstellungen oder Papierausdrucke, die IT-Systeme liefern können, sondern schaute auch genau hin, was ein IT-System mit der Beziehung zwischen Arzt und Patient macht!

Im Rahmen einer israelischen Pilotstudie mittels Videoaufnahmen von 30 Arzt-Patienten-Kontakten (3 Ärzte, 30 Arztbesuche) unter Verwendung elektronischer Krankenakten wurde gefunden, dass der Arzt etwa 25 % seiner Zeit mit dem Betrachten des Computerbildschirms verbrachte, in Einzelfällen sogar bis zu 42 %. In einem Viertel der Arztbesuche wurde vom Arzt viel Zeit für die Eingabe per Tastatur („heavy keyboarding") verwendet. Spezifische Auswirkungen des Blickens auf den Computerbildschirm waren ein signifikant geringeres Eingehen des Arztes auf psychosoziale Fragen ($p < 0{,}02$) sowie auf die emotionalen Reaktionen des Patienten ($p < 0{,}10$). Die Autoren folgern aus ihren Ergebnissen, dass die Computernutzung während des Patientenkontakts negative Auswirkungen auf diesen hat und insbesondere unter emotionalen und psychosozialen Aspekten beeinträchtigend wirken kann (8).

Ein wesentliches Merkmal des klinischen Alltags besteht darin, dass Arzt und Patient miteinander kommunizieren und sich dabei ansehen. Dieser Blickkontakt ist nicht nur entscheidend für gelingende Kommunikation, er bewirkt auch das Entstehen eines Vertrauensverhältnisses zwischen Arzt und Patient und ist entscheidend für die emotionale Qualität der gesamten Interaktion: Es ist ein sehr eigenartiges Gefühl, mit jemandem zu sprechen, der einen dabei nicht anschaut. Entsprechend erweisen sich der Blickkontakt und die daraus resultierenden positiven emotionalen, kognitiven und psychosozialen Konsequenzen als überaus wichtig für einen gelingenden Arztbesuch bis hin zu einer besseren Compliance des Patienten, beispielsweise im Hinblick auf die Einnahme von Medikamenten.

Bereits die erwähnte Pilotstudie hatte daher auch den Blickkontakt erfasst, allerdings nur unzureichend mit einer einzigen Kamera. Zudem war deren Datenbasis mit nur 30 Arztbesuchen zu schmal, um allgemeingültige Aussagen zuzulassen. Daher wurde eine kürzlich erschienene größere Studie durchgeführt, an der 100 Patienten (18 bis 65 Jahre, 44 weiblich) und zehn Ärzte (vier weiblich) an fünf Gesundheitszentren für die medizinische Erst- und Regelversorgung *(primary care clinics)* teilnahmen (9). Mittels dreier synchronisierter hochauflösender Videokameras wurde die Interaktion von Arzt und Patient aufgezeichnet, je eine Kamera war auf Patient und Arzt in Großaufnahme gerichtet, während eine dritte Kamera die Gesamtsituation (Totale) filmte. Um zu vermeiden, dass die Teilnehmer der Studie ihr natürliches Verhalten änderten, weil sie wussten, dass sie an einer Studie teilnahmen und unter Beobachtung standen[1], wurden die Kameras so unauffällig wie möglich aufgestellt. Zudem wurden die Beteiligten instruiert, sich so zu verhalten, als wären sie unbeobachtet. Erstkontakte und Patientenkontakte, die eines Dolmetschers bedurften, wur-

---

1 Man spricht in diesem Zusammenhang vom *Hawthorne-Effekt*, durch den Beobachtungen im Bereich der Sozialpsychologie beeinträchtigt werden können. Er wurde im Rahmen von Experimenten zur Steigerung der Produktivität von Arbeitern an der US-amerikanischen Hawthorne-Fabrik erstmals beschrieben.

den nicht aufgezeichnet, weil sie sich in ihrer Art und Struktur von den üblichen Arzt-Patienten-Kontakten unterscheiden.

Das Problem von Studien mit Videoaufzeichnungen besteht grundsätzlich darin, dass die „Filme“ irgendwie in „Zahlen“ umgewandelt werden müssen, um von Eindrücken wie „ich habe das Gefühl, der Computer stört hier die Beziehung zwischen Arzt und Patient irgendwie“ zu gesicherten Erkenntnissen zu gelangen. Man spricht von *Datenreduktion*. Jeder der schon einmal Videoaufnahmen gemacht hat weiß, dass diese ungemein viel Speicherplatz (im Mega- bis Gigabyte-Bereich) verschlingen. Aus diesen Milliarden von Nullen und Einsen gilt es, einen Satz wie „die Hypothese A trifft mit einer Irrtumswahrscheinlichkeit von $p < 0{,}05$ zu“ zu generieren – und dies ist alles andere als trivial!

Mittels entsprechender Software wurde daher am Computer der gesamte Arzt-Patienten-Kontakt kodiert, das heißt, es wurden am Video Marker von Hand gesetzt, die den Anfang und das Ende unterschiedlicher Zustände bezeichneten, was den Blickkontakt oder bestimmte Tätigkeiten des Arztes anbelangt (Tab. 10-1).

Der Blick von Arzt und Patient wurde mittels dieses Schemas analysiert, das heißt, zuerst wurde das Blickverhalten des Patienten während des gesamten Arztbesuchs kodiert und danach das Blickverhalten des Arztes. Hierdurch wurde es möglich, von der Kodierungssoftware nicht nur die Zeitdauer jeder einzelnen Verhaltensweise berechnen zu lassen, sondern auch die Zeitdauer für bestimmte Kombinationen von Arzt- und Patienten-Blickverhalten (z. B. PA und AP zugleich, das heißt, wechselseitiger Blickkontakt von Arzt und Patient). Abbildung 10-1 zeigt beispielhaft den Verlauf eines Arztbesuchs mit den entsprechenden Kodierungen.

Tab. 10-1 Kodierung des Arztbesuchs (adaptiert nach 9). Das ärztliche Verhalten „körperliche Untersuchung" wurde nicht kodiert (und auch zeitlich bei der Auswertung nicht berücksichtigt).

Kürzel	**Blick/Tätigkeit**
PA	Patient schaut Arzt an
PE	Patient schaut elektrisches Gerät an
PK	Patient schaut in die Krankenakte
Pa	Patient schaut anderswohin (z. B. Tisch, Stuhl, Waschbecken, Medizingerät)
Pu	Patient schaut etwas an, was vom Kodierer nicht auszumachen war (unbekannt)
AP	Arzt schaut Patient an
AE	Arzt schaut elektrisches Gerät an
AK	Arzt schaut in Krankenakte
Aa	Arzt schaut anderswohin (z. B. Tisch, Stuhl, Waschbecken, Medizingerät)
Au	Arzt schaut etwas an, was vom Kodierer nicht auszumachen war (unbekannt)
AS	Arzt schreibt
AT	Arzt tippt auf Tastatur

Die Autoren legten insgesamt sehr großen Wert auf Reliabilität, das heißt, dass unterschiedliche Kodierer auf die Sekunde genau übereinstimmten. Das Kodieren eines 15-Minuten-Videos dauerte deutlich länger als eine Stunde. Analysiert wurden dann Muster des Blickverhaltens von Arzt und Patient, also z. B. „vom Arzt initiierter und vom Patienten erwiderter Blickkontakt" oder umgekehrt „vom Patienten initiierter und vom Arzt erwiderter Blickkontakt".

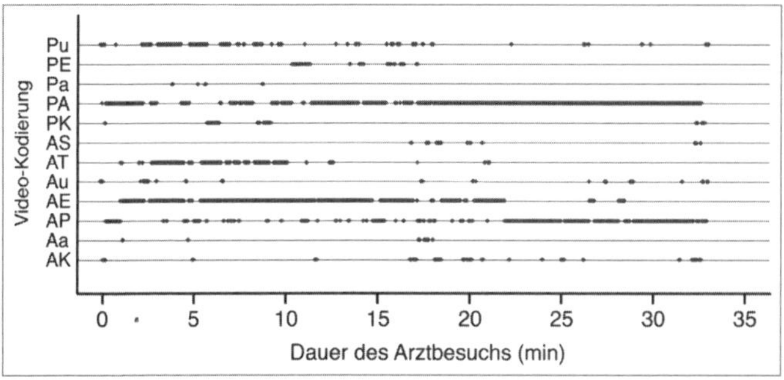

Abb. 10-1 Arztbesuch mit kodiertem Blickverhalten von Arzt und Patient sowie der Kodierung ärztlichen Schreibens und Tippens (modifiziert aus 9, S. 228). Man erkennt, dass der Patient ziemlich oft den Arzt ansieht (PA, Zeile 4), der Arzt hingegen besonders zu Beginn des Besuchs vor allem auf die elektronische Akte schaut (AE, 4. Zeile von unten) und sich erst gegen Ende dem Patienten mit Blickkontakt widmet (AP, 3. Zeile von unten).

Die Ergebnisse der Studie zeigen, dass die Ärzte etwa ein Drittel ihrer Zeit mit dem Blick auf das elektronische Gerät (die elektronische Krankenakte) verbringen, die Patienten hingegen nur 11,5 %. Den (Papier-)Akten schenkten die Ärzte 8,8 % ihrer Zeit, den Patienten immerhin den Löwenanteil mit 46,5 % Blickkontakt. Die Patienten wiederum schauten gut die Hälfte der Zeit (50,3 %) auf den Arzt (Abb. 10-2).

Interessant waren die Muster der Arzt-initiierten Blickfolgen dahingehend, dass die Patienten dem Blick des Arztes folgten, egal wohin dieser auch schaute: Schaute er auf die Akten, dann schauten die Patienten auch auf die Akten, schaute er im Raum umher, taten dies die Patienten auch, und schaute er auf das elektronische Gerät, so folgten ihm die Patienten auch dahin, „unabhängig davon, ob die Patienten die dort dargestellten Informationen sehen

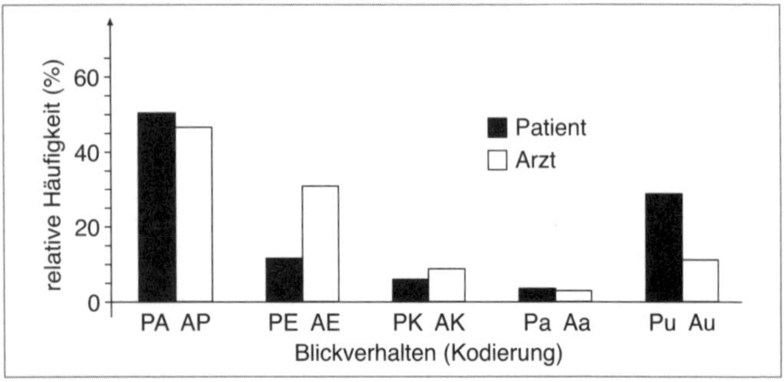

Abb. 10-2 Wohin schauen Patient und Arzt während des Arztbesuchs? Relative Häufigkeit des Blicks von Patient (P) und Arzt (A) auf Arzt bzw. Patient, die elektronische Krankenakte (E), die (Papier-) Krankenakte (K), etwas anderes (z. B. Tisch, Stuhl, medizinisches Gerät) (a) oder auf etwas nicht zu Identifizierendes (u).

oder verstehen konnten", wie die Autoren kommentieren (9, S. 231, Übersetzung durch den Autor). Dies bedeutet natürlich auch, dass Kommunikationstrainingsmaßnahmen für Ärzte sich durchaus in einem veränderten Patientenverhalten niederschlagen können, wenn man es richtig anstellt.

Was die Patienten-initiierten Blickfolgen anbelangt, so erwies sich unter anderem die Folge PA – AE (Patient schaut Arzt an, woraufhin der Arzt das technische Gerät anschaut) als signifikant häufiger. Dies bestätigt eindrucksvoll frühere Vermutungen, dass der Computer zu einer „Abkühlung" des Arzt-Patienten-Verhältnisses führen könnte, wie beispielsweise von Bensing und Mitarbeitern (4, S. 1) wie folgt formuliert wurde: „Die bedeutsamste Veränderung [des Arzt-Patienten-Verhältnisses], die sich in den letzten Jahren beobachten ließ, bestand in der Ausbildung eines eher geschäftsmäßigen Kommunikationsstils [...] Der Einzug von Computern in das Arztzimmer könnte dabei eine Rolle spielen“ (4, S. 1). Nochmals anders wird dieser Gedanke wie folgt geäußert: „Weniger hilfreiche Muster der Interaktion mit dem Computer während des Patientenbesuchs könnten die Art und Menge der vom Patienten geteilten Informationen sowie die Menge an aufgezeichneten Informationen negativ beeinflussen, und damit letztlich auch die Qualität und die Quantität der Daten aus den elektronischen Krankenakten sowohl für die klinische Versorgung als auch für die Forschung “ (13, S. 705; Übersetzungen durch den Autor).

Wie schon im Rahmen einer früheren Längsschnittstudie gezeigt werden konnte, verstärken Computer im Arztzimmer sowohl positive als auch negative ärztliche Verhaltensweisen (5). Was dann im Einzelnen geschieht, hängt dementsprechend maßgeblich von der Persönlichkeit und Vorbildung des Arztes ab. Wer gut und gern kommuniziert, kann das mit Computer vielleicht noch besser, wer sich gern hinter Akten versteckt, hat nun einen noch besseren Vorwand, sich nicht mit dem Patienten zu beschäftigen. Ob Computer den Informationsaustausch zwischen Arzt und Patient verbessern, hängt nicht zuletzt davon ab, wie man sie benutzt (1). Bekannt ist, dass Computer durchaus zusätzlich Stress erzeugen können, insbesondere bei ihrer Nutzung unter Zeitdruck, wie eine große Längsschnittstudie nachweisen konnte (2).

Eine holländische Längsschnittstudie an insgesamt 1170 Patienten und 35 Allgemeinmedizinern, in deren Rahmen die Auswirkungen eines Computers im Arztzimmer auf den Patientenkontakt zu zwei Zeitpunkten (in den Jahren 2001 und 2008) untersucht wurden, stimmt optimistisch: In diesem Zeitraum nahm das Ausmaß der Nutzung des Computers während der Konsultation mit dem Patienten signifikant *ab* (Tab. 10-2), wohingegen die zeitliche Länge des Arztkontaktes signifikant zunahm (von 9,8 auf 10,5 Minuten).

Tab. 10-2 Prozentuale Häufigkeit der Computernutzung während des Arztbesuchs bei unterschiedlichen ärztlichen Tätigkeiten (nach 10, Tab. 4). Sämtliche Unterschiede sind mit p <0,01 signifikant.

Computernutzung bei Tätigkeit ...	**2001 (n = 465) (%)**	**2008 (n = 705) (%)**
Informationssuche, Lesen	78,4	63
Überweisung, Rezept	54,8	43,1
Beim Aus-/Ankleiden des Patienten	28	16,1
Beim Sprechen (des Arztes)	31,7	21,9
Wenn der Patient spricht	42,9	26,4
Während der Patient still wartet	37	19,8

Ein systematischer Review von 27 kontrollierten und 16 deskriptiven Studien zu den Auswirkungen elektronischer Krankenakten auf den klinisch-praktischen Alltag hatte zum Ergebnis, dass 22 der 43 Studien (51,2 %) bzw. 50 von 109 gemessenen Variablen einen positiven Effekt zeigten, negative Effekte jedoch ebenfalls keineswegs selten waren und in 8 von 43 Studien (18,6 %) bzw. 20 der 109 Variablen zu verzeichnen waren. Entsprechend kommen die Autoren im Hinblick auf die nicht unerheblichen Risiken und Nebenwirkungen elektronischer Krankenakten zu dem folgenden Schluss: „Gegenwärtig sind die positiven Auswirkungen der elektronischen Krankenakte in der Arztpraxis begrenzt“ (7, S. 1, Übers. durch d. Autor).

Halten wir fest: Es genügt nicht, die bessere Lesbarkeit, die schnellere Verfügbarkeit oder die optimierte ökonomische Verwertbarkeit von Informationen zu betrachten, um elektronische Systeme zur Verwaltung medizinischer Daten im Klinikbetrieb zu beurteilen. Ihr direkter Einfluss auf die

Art, wie sich Patienten und Ärzte verhalten und vor allem darauf, wie sie kommunizieren (wie geredet wird und worüber!) ist zu berücksichtigen, zumal die vorliegenden Studien zeigen, dass es hier zu erheblichen Risiken und Nebenwirkungen kommen kann. Mediziner sind geübt im Erkennen solcher unerwünschten Effekte und sind zudem gewohnt, derartige Überlegungen bei der Betrachtung vom Nutzen neuer Verfahren einzubeziehen. Was für neue Verfahren in Diagnostik und Therapie in der Medizin seit Jahrzehnten zum Standard gehört, sollte auch für die Informationstechnik in der Medizin gelten. Nicht alles, was machbar ist, ist auch sinnvoll. Im Mittelpunkt der Medizin stehen nicht Maschinen, sondern Menschen. Und nicht alles, was neu ist, ist damit zugleich auch schon besser als das bewährte Alte in Hinblick auf Risiken und Nebenwirkungen!

Literatur

1. Asan O, Montague E. Technology-mediated information sharing between patients and clinicians in primary care encounters. Behaviour and Information Technology 2014; 33: 258–269.
2. Babbott S, Baier Manwell L, Brown R et al. Electronic medical records and physician stress in primary care: Results from the MEMO Study. Journal of the American Medical Informatics Association 2014; 21(E2): e100–e106.
3. Beck RS, Daughtridge R, Sloane PD. Physician-patient communication in the primary care office: a systematic review, Journal of the American Board of Family Medicine 2002; 15: 25–38.
4. Bensing JM, Tromp F, van Dulmen S et al. Shifts in doctor-patient communication between 1986 and 2002: a study of videotaped general practice consultations with hypertension patients. BMC Fam Pract 2006; 7: 1–7.
5. Frankel R, Altschuler A, George S et al. Effects of exam-room computing on clinician-patient communication. A longitudinal qualitative study. J Gen Intern Med 2005; 20: 677–682.

6. Hippisley-Cox J, Pringle M, Cater R et al. The electronic patient record in primary care – regression or progression? A cross sectional study. BMJ 2003; 326: 1439–1443.
7. Lau F, Price M, Boyd J et al. Impact of electronic medical record on physician practice in office settings: a systematic review. BMC Med Inform Decis Mak 2012; 12: 10.
8. Margalit RS, Roter D, Dunevant MA et al. Electronic medical record use and physician-patient communication: An observational study of Israeli primary care encounters. Patient Education and Counseling 2006; 61: 134–141.
9. Montague E, Asan O. Dynamic modeling of patient and physician eye gaze to understand the effects of electronic health records on doctor-patient communication and attention. Int J Med Informatics 2014; 83: 225–234.
10. Noordman J, Verhaak P, van Beljouw I, van Dulmen S. Consulting room computers and their effect on general practitioner-patient communication. Family Practice 2010; 27: 644–651.
11. Spitzer M. Digitale Demenz. München: Droemer 2012.
12. Spitzer M. Laptop und Internet im Hörsaal? Wirkungen und Wirkungsmechanismen für evidenzbasierte Lehre. In: Rotkäppchen und der Stress. Stuttgart: Schattauer 2014; 177–201.
13. Terry AL, Cejic S, Ryan BL et al. You and your EMR: the research perspective: part 4. Optimizing EMRs in primary health care practice and research. Can Fam Physician 2012; 58: 705–706.

11 Idealisieren der Realität statt Realisieren von Idealen

Das Unbewusste zur Hochzeit und die Qualität der Ehe

Um die Zeit der Hochzeit herum fühlen sich die meisten Paare glücklich und zufrieden. Dummerweise bleibt das bekanntermaßen nicht immer so! Überall in der westlichen Welt steigen die Scheidungsraten von Ehen, so z. B. kamen in Deutschland in den 1950er-Jahren 8,24 geschlossene Ehen auf eine Scheidung, im ersten Jahrzehnt dieses Jahrhunderts waren es hingegen nur noch 1,94 Ehen pro Scheidung (Abb. 11-1).

Da wäre es doch praktisch, man könnte auf irgendeine Art vorhersagen, ob die Ehe nun tatsächlich hält oder nicht. An Versuchen, genau dies zu tun, hat es noch nie gefehlt, wovon Wahrsager und Horoskope (da geht es zu 50 % um Beziehungen und zu 50 % um alles andere, wie vor allem Geld oder Gesundheit) lebhaft Zeugnis abgeben. „Sofern Sie sich und den Partner respektieren und immer achtsam sind, auch bei Kleinigkeiten, steht Ihre Beziehung unter einem guten Stern" heißt es dann, sodass man dem Voraussager der Zukunft nie vorwerfen kann, er habe einen belogen.[1]

Amerikanische Psychologen haben herausgefunden, dass es auf jeden Fall nicht schadet, wenn man den Partner mit einer „rosa Brille" betrachtet, also idealisiert (3). In einer Längsschnittstudie an 193 frisch verheirateten Paaren mit dem schönen Titel *Das Schicksal herausfordern oder*

1 Er hätte auch sagen können „die Multiplikation zweier ungerader Zahlen ergibt wieder eine ungerade Zahl" oder „im Herbst reifen die Kartoffeln", aber dann würde sein System eher auffallen.

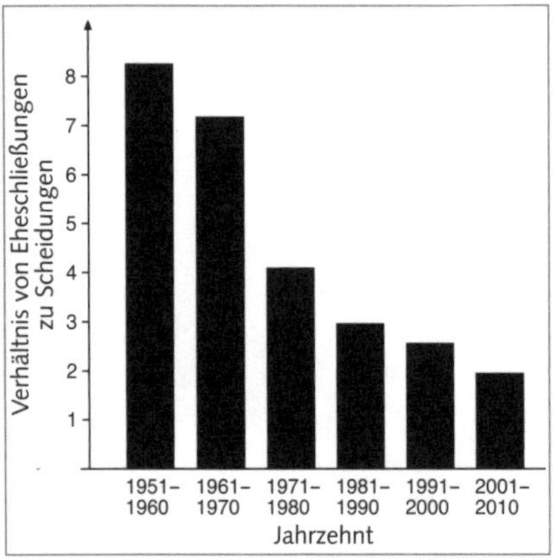

Abb. 11-1 Durchschnittliche Anzahl von Eheschließungen, auf die eine Scheidung kommt, in den sechs Jahrzehnten von 1950 bis 2010 (6).

das Glück einladen? sind sie der Frage nachgegangen, ob die idealisierende Überhöhung des Partners zu Beginn der Ehe langfristig eher die Enttäuschung vergrößert oder die Beziehung festigt. Die Autoren haben eher Hinweise für die zweite Aussage gefunden – zumindest im Zeitraum von zweieinhalb Jahren. Der neuenglische Gelehrte Frederick Henry Hedge (Abb. 11-2) scheint also mit seinem Bonmot „Was wir am meisten brauchen ist nicht so sehr das Realisieren von Idealen als das Idealisieren der Realität" etwas Wahres getroffen zu haben.

Vor diesem Hintergrund ist eine kürzlich im Wissenschaftsfachblatt *Science* publizierte Studie von Bedeutung, in der es um bewusste und unbewusste Einstellungen zum Ehepartner und den weiteren Verlauf der Ehe ging. Die Paare wurden von Sommer 2006 bis Herbst 2007 lokal per Zeitungsanzeige oder per Post (Adressen über Standesämter) gebeten, sich für die bezahlte Teilnahme an einer Langzeitstudie an frisch verheirateten Paaren zu bewerben. Per Telefoninterview wurden dann vor allem ungeeignete Paare

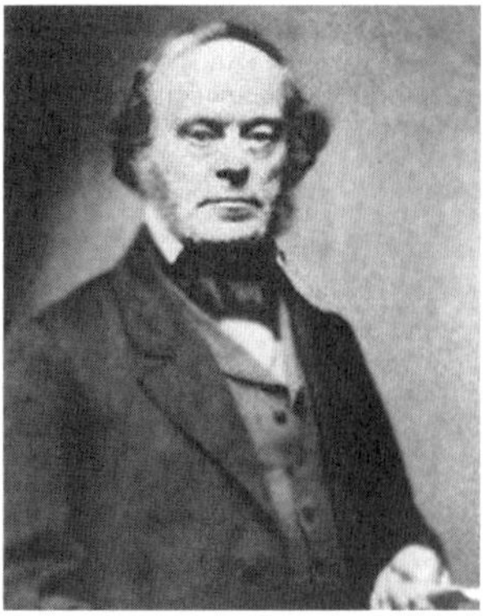

Abb. 11-2 Frederick Henry Hedge (1805–1890), Pfarrer und Gelehrter in Neu-England, Freund von Waldo Emmerson und damals einer der profundesten Kenner deutscher Literatur. Von 1872 bis 1881 war er Professor für deutsche Literatur an der Harvard University.

ausgeschlossen, beispielsweise wenn einer der Partner unter 18 Jahren alt war oder ein zu geringes Bildungsniveau aufwies, um Fragebögen zu verstehen und auszufüllen. Und nur wenn es für beide Partner die erste Ehe war und wenn keine Kinder vorhanden waren, wurde das Paar in die Studie aufgenommen. Zum Zeitpunkt der Eheschließung waren die Frauen im Mittel 24,2 und die Männer 25,9 Jahre alt.

Die Paare wurden dann einzeln ins psychologische Labor eingeladen, und neben dem Ausfüllen von Fragebögen (zur Persönlichkeit, zum Selbstvertrauen und zur Sicherheit der Bindung) wurden auch von jeder Person vier Fotos gemacht, die kurze Zeit später im Test zu unbewussten assoziativen Bahnungsprozessen verwendet wurden. Die Zufriedenheit mit der Ehe wurde über Zustimmung oder Ablehnung von fünf Aussagen wie beispielsweise „wir führen eine gute Ehe" auf einer Skala von 1 (= stimme gar nicht zu) bis 7 (= stimme voll zu) angeben. Hinzu kam die Beurteilung der Ehe insgesamt auf einer Skala von 1 bis 10. Damit konnte ein Punktwert von mindestens 6 und höchstens 45 für diese Variable erreicht werden.

Dann wurden mittels einer schon vielfach erprobten Prozedur, dem semantischen Differenzial[2], die *bewussten Einstellungen zu ihrer Ehe* bei jedem Partner getrennt erhoben. Anstatt die Personen direkt nach ihren Gedanken, Gefühlen oder Bewertungen ihrer Ehe zu befragen, wurden sie beim semantischen Differenzial indirekt befragt: Sie wurden gebeten anzugeben, wie stark sie ihre Ehe mit insgesamt 15 bestimmten Eigenschaftspaaren wie z.B. *„gut"* versus *„schlecht"* oder *„zufrieden"* versus *„unzufrieden"* verbinden. Wieder wurde eine 7-stufige Skala von 1 (= ganz schlecht) bis 7 (= ganz gut) verwendet, sodass die Variable Einstellung zur geführten Ehe einen Wert zwischen 15 und 105 haben konnte.

Die *unbewussten Einstellungen der Eheleute gegenüber dem Partner* wurden mit einem Testverfahren gemessen, das auf früheren entsprechenden Tests aufbaute und wie folgt ablief (Abb. 11-3): In drei Blöcken zu jeweils acht positiven und acht negativen Wörtern, die einzeln nacheinander und in zufälliger Reihenfolge am Computer dargeboten wurden (z.B. „freudig" bzw. „ekelerregend"), sollten die Teilnehmer die Valenz (positiv oder negativ) der Wörter angeben. Dies taten sie, indem sie eine von zwei Tasten drückten, die eine für „positiv", die andere für „negativ". Die Zeit, die sie hierzu jeweils brauchten (in Millisekunden) wurde dabei gemessen. Die Teilnehmer führten also keine bewusste Einschätzung oder Entscheidung aus, sondern gaben einfach nur mittels Tastendruck an, ob ein bestimmtes Wort einen positiven oder negativen Bedeutungskern hat.

Im ersten Block erschien für jeweils 315 Millisekunden vor den Wörtern eine Reihe von Sternchen als neutrale Kontrollbedingung. Im zweiten und dritten Block wurden

---

2 Vgl. hierzu Spitzer (5), insbesondere Tabelle 1 und Abb. 2. Dort auch weitere Literatur.

die gleichen Wörter wie im ersten Block gezeigt, dieses Mal jedoch erschein jeweils für 300 Millisekunden zuvor ein Bild, das entweder

1. den Partner oder
2. die Person selbst oder
3. irgendeine attraktive fremde Person des anderen Geschlechts zeigte (Bilder unterschiedlicher Personen).

Es kamen jeweils vier unterschiedliche Fotos zum Einsatz, eine Frontalansicht des Gesichts, ein Gesichtsprofil, sowie jeweils ein Ganzkörperbild im Stehen und im Sitzen. Die Fotos der jeweiligen Personen und von deren Partnern waren kurz zuvor angefertigt worden. Im Test erschienen die unterschiedlichen Fotos dann in zufälliger Reihenfolge, jeweils vor den Wörtern (Abb. 11-3).

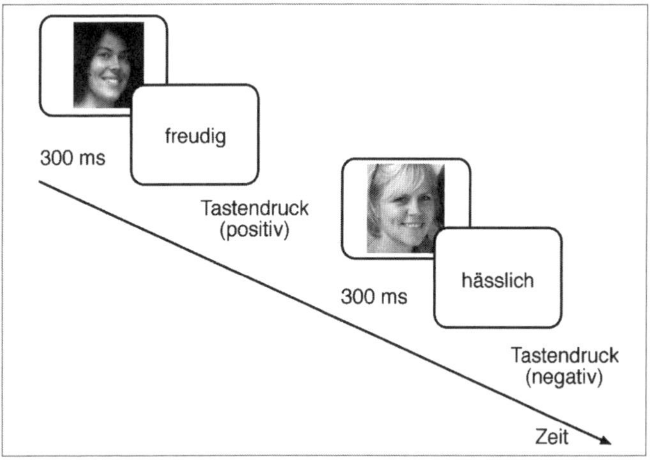

Abb. 11-3 Ablauf zweier Durchgänge am Computerbildschirm beim Test zu den unbewussten Einstellungen der Eheleute gegenüber dem jeweiligen Partner.

Der Grundgedanke des Tests ist der folgende (Abb. 11-4): Sieht man ganz kurz ein Bild des Partners, so werden hierdurch automatisch bestimmte emotionale Assoziationen aktiviert. Sofern diese dann zu dem folgenden Wort passen, kann man dessen Valenz durch Tastendruck schneller angeben. Sehe ich also das Bild meines heiß geliebten Partners und muss dann die Valenz (positiv oder negativ) des Wortes „freudig“ als positiv identifizieren, so bin ich schneller als wenn beim Betrachten des Bildes die positiven Assoziationen ausbleiben und erst beim Erscheinen des Wortes aktiviert werden. Mit Tests dieser Art lassen sich beispielsweise Vorurteile nachweisen, die den betreffenden

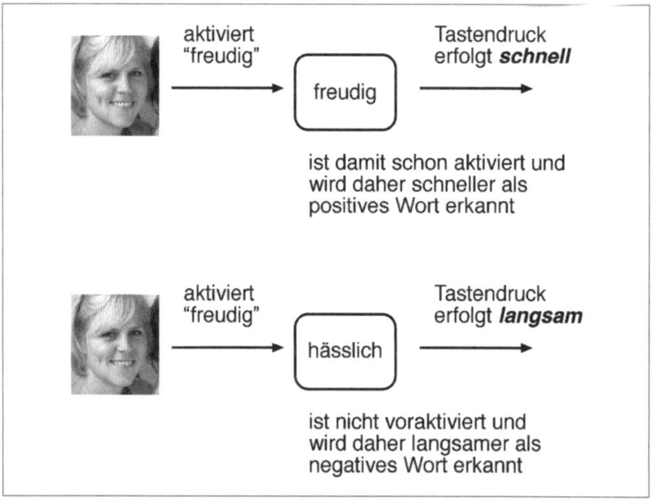

Abb. 11-4 Prinzip des Tests zur Messung unbewusster (positiver bzw. negativer) Einstellungen gegenüber dem Partner.

Personen nicht bewusst sind.[3] Die Unterschiede in der Reaktionszeit beruhen auf *automatisch* ablaufenden Prozessen, sind also *nicht* bedingt durch bewusstes Nachdenken und Entscheiden.

Der Test wurde wie folgt ausgewertet (1, Supplement): Um das Ausmaß unbewusster, d.h. automatisch ablaufender Einstellungen gegenüber dem Partner zu quantifizieren, wurde ein Index wie folgt berechnet: Mittelwert der Reaktionszeiten auf negative Wörter, vor denen der Partner kurz zu sehen war *minus* Mittelwert der Reaktionszeiten auf positive Wörter, vor denen der Partner kurz zu sehen war. Oder anders ausgedrückt: Um wie viele Millisekunden beschleunigt – man spricht von Bahnung – ein Bild meines Partners meine Reaktion auf Reize positiver Valenz (bzw. verlangsamt das Bild meines Partners meine Reaktion auf Reize negativer Valenz).

Entsprechend ließen sich aus den Daten zwei weitere Indizes berechnen. Das Ausmaß automatisierter (unbewusster) Einstellungen gegenüber sich selbst wurde für jeden Versuchsteilnehmer wie folgt berechnet: Mittelwert der Reaktionszeiten auf negative Wörter, vor denen ein Bild der Person selbst kurz zu sehen war minus Mittelwert der Reaktionszeiten auf positive Wörter, vor denen ein Bild der Person selbst kurz zu sehen war.

Schließlich wurde noch das Ausmaß unbewusster Einstellungen gegenüber Personen des anderen Geschlechts mit dem folgenden Index berechnet: Mittelwert der Reaktionszeiten auf negative Wörter, vor denen das Bild einer attraktiven Person kurz zu sehen war, minus Mittelwert der

3 Vgl. hierzu Spitzer (4), insbesondere die Ausführungen zum IAT (Impliziter Assoziations-Test) und Abb. 1. Dort auch weitere Literatur.

Reaktionszeiten auf positive Wörter, vor denen das Bild einer attraktiven Person kurz zu sehen war.

Für die Auswertung interessant war natürlich der erste der drei berechneten Indizes. Die anderen beiden dienten als Kontrolle (unbewusste Einstellung gegenüber mir selber und gegenüber gegengeschlechtlichen Fremden). Wurden diese Kontrollen in die Analyse der Daten einbezogen, änderte sich das Resultat nicht.

Dann folgten in halbjährlichem Abstand Befragungen mittels eines standardisierten Fragebogens zu Problemen in der Ehe, die sich auf Problemfelder wie z. B. Geld, Haushalten, Vertrauen, Entscheidungsfindung, Schwiegereltern, Vertrautheit, Sex, Alkohol oder Drogen bezogen. Der Durchschnittswert auf der resultierenden Skala zu Eheproblemen konnte zwischen 1 (keinerlei Probleme) und 11 (schwere Probleme) variieren.

Die Auswertung der Daten zeigte zunächst einmal den interessanten Befund, dass die bewussten und die nicht bewussten Einstellungen zu Beginn der Ehe *nicht* miteinander korreliert waren, was anzeigt, dass die frisch Verheirateten ihre unbewussten Einstellungen dem Partner gegenüber nicht kannten. Was den Verlauf anbelangt, so zeigte sich das erwartete (außer von den frisch verheirateten Paaren um den Zeitpunkt der Hochzeit) Phänomen der Abnahme der Zufriedenheit mit der Ehe im Verlauf der vier Jahre.

Das wichtigste Ergebnis der Studie war: Obgleich es zu Beginn der Ehe keinen Zusammenhang zwischen den unbewussten Einstellungen der Partner zueinander und der Zufriedenheit mit der Ehe gab, zeigte sich ein Zusammenhang zwischen den unbewussten Einstellungen zum Partner und dem Verlauf der Zufriedenheit mit der Ehe über die vier Jahre (Abb. 11-5): Je positiver die unbewusste Einstellung der Partner zueinander war, desto größer war die Zufriedenheit mit dem Verlauf der Ehe. Man kann es auch so ausdrücken: Die Partner haben durchaus eine (ihnen nicht

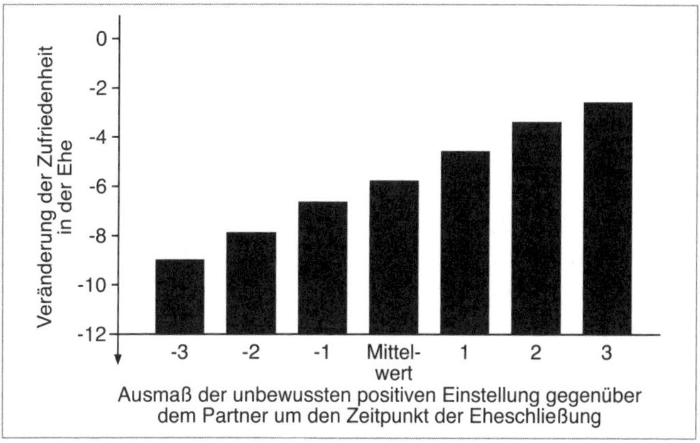

Abb. 11-5 Veränderung der Zufriedenheit mit der Ehe in Abhängigkeit von den unbewussten Einstellungen der Partner zueinander (nach 1, S. 1119, Fig. 1): Wie man sieht, ist auch die Zufriedenheit mit der besten Ehe zwischen zwei unbewusst stark zugeneigten Partnern nach vier Jahren etwas geringer als am Anfang (auf der y-Achse aufgetragen ist ja die Veränderung der Zufriedenheit mit einem Maximalwert bei 0).[4] Auf der x-Achse sind die Paare nach dem Ausmaß ihrer unbewussten Einstellungen zueinander (als Abweichung vom Mittelwert) gruppiert. Zu den Prozeduren der Standardisierung dieser Werte sei der interessierte Leser auf das Supplement zur Originalarbeit verwiesen.

bewusste) Kenntnis voneinander, gestehen sich negative Aspekte aber zum Zeitpunkt der Eheschließung nicht ein oder wollen sie nicht wahrnehmen. *Vorhanden* sind sie jedoch, sonst hätten sie im Experiment nicht nachgewiesen werden können.

4 Es hatte ganz offensichtlich niemand damit gerechnet (und es war auch nicht so), dass die Zufriedenheit mit der Ehe in den Jahren nach der Hochzeit *zunehmen* könnte.

Die bewussten Einstellungen der Partner zueinander standen demgegenüber in einem positiven Zusammenhang mit deren Zufriedenheit mit ihrer Ehe zu Beginn, nicht jedoch mit dem Verlauf der Zufriedenheit über die Zeit. Weitere Analysen zeigten, dass der Effekt über die Beeinflussung der Wahrnehmung von Problemen vermittelt ist: Wer den Partner unbewusst mit einer „rosigeren Brille“ sieht, sieht offensichtlich weniger Probleme in der Ehe und *hat* dann auch entsprechend weniger Probleme! Das Idealisieren des Partners stellt damit – solange es unbewusst erfolgt, oder sagen wir: aus Liebe!? – einen protektiven Faktor für die Beziehung dar.

Lassen wir abschließend die Autoren zu Wort kommen: „Unsere Ergebnisse zeigen nicht nur die Validität automatischer Prozesse als theoretisches Konstrukt, sondern auch ihre praktische Bedeutung. Obwohl die expliziten Angaben der Partner über ihre Beziehung zum Zeitpunkt der Eheschließung in keinem Zusammenhang mit Veränderungen in der Zufriedenheit mit der Ehe über die Zeit hinweg standen, sagten ihre automatischen Reaktionen auf Bilder ihrer Partner, die für 300 Millisekunden dargeboten wurden, die Veränderungen ihrer Zufriedenheit in der Ehe über vier Jahre voraus. Zusammenfassend lässt sich damit sagen, dass die automatischen Bewertungen des Partners eine der wichtigsten Tatsachen im Leben von Menschen vorhersagt: den Verlauf ihrer Zufriedenheit in der Ehe, obwohl die Menschen diese Bewertungen nicht realisieren wollen oder können“ (1, S. 1120, Übersetzung durch den Autor).

Frederick Henry Hedge gehörte zur Gruppe der neuenglischen *Transzendentalisten*, die vor knapp 200 Jahren über Augustinus, Leibniz, Kant, Schopenhauer oder Coleridge diskutierten. Hätte man ihnen damals erzählt, dass ihre Gedanken zwei Jahrhunderte später in einem Fachblatt für empirische Naturforschung diskutiert werden, hätten sie wahrscheinlich eher ungläubig reagiert. Wissenschaft kann sehr integrativ sein!

Literatur

1. McNulty JK, Olson MA, Melzer Al, Shaffer MJ. Though they may be unaware, newlyweds implicitly know whether their marriage will be satisfying. Science 2013; 342: 1119–1120.
2. Lavner JA, Karney BR, Bradbury TN. Newlyweds' optimistic forecasts of their marriage: For better or for worse? J Fam Psychol 2013; 27: 531–540.
3. Murray SL, Griffin DW, Derrick JL, Harris B, Aloni M, Leder S. Tempting fate or inviting happiness?: Unrealistic idealization prevents the decline of marital satisfaction. Psychol Sci 2011; 22: 619–626.
4. Spitzer M. Soziale Neurowissenschaft: Zur kognitiven Neurowissenschaft sozialer Prozesse oder warum Vorurteile dumm machen. Nervenheilkunde 2004; 23: 1–4.
5. Spitzer M. Bedeutungen vermessen. Nervenheilkunde 2005; 24: 322–325.
6. Statista: http://de.statista.com/statistik/daten/studie/1322/umfrage/ehe-schliessungen-und-scheidungen/ (accessed 8.1.2014)

12 Geschlecht – Ideologie oder Wissenschaft?

Gehirnforschung zur Frauenquote und berufstätigen Müttern, Anwältinnen und Männerbeauftragten

Am 8. Mai 2014 war ich zu Gast beim Jahrestreffen und zugleich 10-jährigen Jubiläum der *Arbeitsgemeinschaft Anwältinnen* des *Deutschen Anwaltvereins*. Das Thema meines Vortrages – Unterschiede zwischen männlichem und weiblichem Gehirn – war schon im Vorfeld höchst umstritten, insbesondere deshalb, weil hier ein *Mann* eingeladen war, um über das *weibliche* Gehirn zu sprechen. Das ginge doch gar nicht, meinten einige und hatten Ausladung gefordert, sich aber dann doch nicht ganz durchsetzen können. Man könnte ergänzen: Zu Kongressen über Ornithologie werden ja auch nicht prinzipiell nur Vögel eingeladen ... Interessant an dieser Sache ist, dass es bei der Frage nach Unterschieden zwischen den Geschlechtern, ihren Ursachen und ihrer Bedeutung, zwei gegenläufige Strömungen gibt.

1.) Wir haben uns daran gewöhnt, dass jeden Tag ein neuer „Unterschied“ zwischen den Geschlechtern von der Wissenschaft vermeintlich „gefunden“ wird. Männer können besser einparken, dafür reden sie weniger und verkriechen sich am liebsten in Höhlen. Frauen reden, miteinander und mit jedem, mehr als Männer und verstehen diese nicht. So kommen beide – jeweils gefühlt vom anderen – sprichwörtlich vom Mars oder von der Venus, wie uns die vielen populären Bücher hierzu seit Jahrzehnten erklären wollen (Abb. 12-1).

Die Gehirnforschung in Ulm hat hieran einen gewissen Anteil, über den ich in der *Nervenheilkunde* vor gefühlten 100 Jahren auch schon berichtete: Männer navigieren bes-

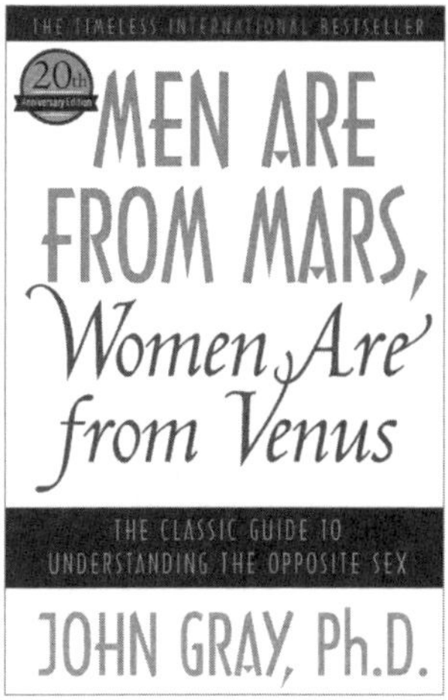

Abb. 12-1 Buchcover „Männer sind vom Mars, Frauen von der Venus" (deutscher Titel).

ser aus einem Labyrinth heraus und tun dies zudem mit Hilfe anderer Bereiche ihres Gehirns (7). Pfiffige kalifornische Psychologen gaben sieben Jahre später zu bedenken, dass das Navigieren eine Tätigkeit von Jägern ist, das Auffinden kalorienreicher Nahrung hingegen eine von Sammlern. Da wir Menschen früher als Jäger und Sammler gelebt haben – die Männer jagten, die Frauen sammelten (was oft vergessen wird), sollten sich Frauen als gute Nahrungsfinder erweisen. Genau dies ergab eine experimentelle Studie auf einem Wochenmarkt in Santa Barbara (13, 18). Fazit: Wenn Männer Wissenschaft machen, dann kann es geschehen, dass sie Aufgaben ersinnen, die ihren Fähigkeiten entsprechen und in denen dann Frauen nur schlechter abschneiden können. Die Raumsoziolog*in* Martina Löw weist z. B. darauf hin, dass Männer zwar einen weiteren Aktionsradius haben mögen, dass jedoch der von dem Radius beschriebene Kreis bei Frauen vergleichsweise ausgefüllter ist, wie in Abbildung 12-2 verdeutlicht (nach 10).

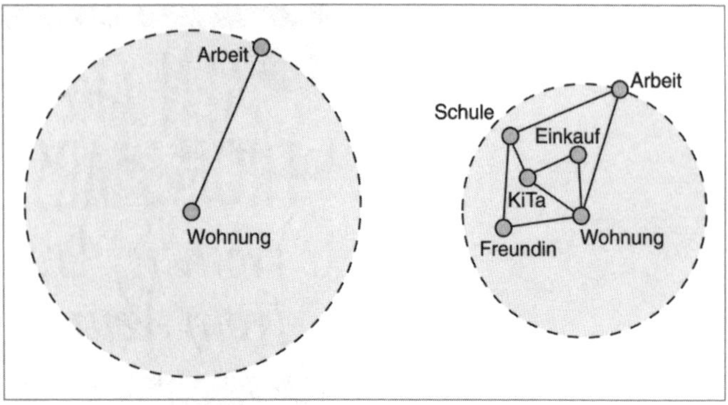

Abb. 12-2 Der Raum von Männern ist größer, der von Frauen ist ausgefüllter (nach 10; aus 18).

2.) Die entgegengesetzte Strömung spielt sich an geisteswissenschaftlichen Instituten deutscher Universitäten ab und läuft unter dem englischsprachigen Namen „Gender“, was auf Deutsch soviel wie „kulturell konstruiertes Geschlecht“ heißt. Der Gegenbegriff ist das englische Wort „Sex“, das in diesem Kontext nicht für eine Aktivität steht, sondern schlicht und einfach die Bedeutung „biologisches Geschlecht“ hat. Fast an jeder deutschen Uni kann man mittlerweile „Geschlechterforschung“ studieren, das aus dem Feminismus der USA der 1960er-Jahre hervorgegangen ist und für das es mittlerweile mehr Professuren gibt (bundesweit über 170) als für Slawistik (12). Unklar ist vielfach, was man dort forscht, denn ideologische Agitation, verbunden mit widersprüchlichen Zielen (zum einen das Bestehen auf der Gleichheit von Frau und Mann und zum anderen das Bestehen auf einer besonderen Frauenkultur) und datenfreie sowie von blinden Flecken geprägte Diskussionen mögen zwar an wissenschaftlichen Institutionen stattfinden, sind aber deswegen noch lange nicht Wissenschaft. Wenn also Wissenschaft eine Aktivität ist, die Wissen schafft, dann ist „Geschlechterforschung“ keine Wissenschaft. Zudem widerspricht es dem im Grundgesetz verankerten Grundsatz der Freiheit von Forschung und Lehre, dass man praktisch nur als Frau eine Professur für Genderforschung erhalten kann; ebenso wie es der im Grundgesetz verankerten Gleichheit von Frau und Mann widerspricht, dass ein Frauen- bzw. Gleichstellungsbeauftragter weiblich sein *muss*.

Auch die Diskussion über männliche und weibliche *Gehirne* läuft selbstverständlich vor dem Hintergrund dieser beiden Strömungen ab, und wird daher leider meist stark emotional angeheizt geführt. Dies liegt natürlich auch daran, dass sie ganz handfeste Konsequenzen zu haben scheint. Der *Gender Pay Gap*, das heißt, der prozentuale Unterschied im durchschnittlichen Bruttostundenverdienst von Frauen und Männern, liegt in Deutschland seit einigen Jahren konstant bei 22 %, wie das Statistische Bundesamt anlässlich des *Equal Pay Day* am 21. März 2014 mitteilte[1]. Als menschliche Arbeit noch im Wesentlichen mit Muskelkraft verrichtet wurde, waren Männer stärker und haben entsprechend mehr verdient. Wenn jedoch heute „Arbeit“ nicht mehr mit „Muskelkraft“ identisch ist, sind solche Einkommensunterschiede nicht mehr zu rechtfertigen. Warum verdienen Anwältinnen bei gleicher Arbeit nur 89 % vom Gehalt eines Anwalts? Auch die vor kurzem erst eingeführte *Frauenquote* für die Aufsichtsräte bestimmter Fir-

1 Es handelt sich hier um den *unbereinigten* Gender Pay Gap, der vom bereinigten Gender Pay Gap zu unterscheiden ist, bei dem Verzerrungen z. B. durch unterschiedlichen Ausbildungsgrade, unterschiedliche Berufswahl, Qualifikation von Männern und Frauen herausgerechnet werden und der in Deutschland bei etwa 8 % liegt.

men zeigt, dass man bestehende, *historisch* gewachsene Unterschiede zwischen der Macht von Mann und Frau ganz offensichtlich nur mit der politischen „Brechstange" beseitigen kann, weil Strukturen der Macht bekanntermaßen eines immer mit oberster Priorität tun: ihre Macht erhalten.

Was aber wäre, wenn nun die Gehirne von Frauen biologisch anders wären als die von Männern, und wenn sich das Ganze dann auch noch analog zu den Muskeln verhielte, also die weiblichen Gehirne nicht so leistungsfähig wären? – Bei oberflächlicher Betrachtung ist das so, sind doch weibliche Gehirne knapp 10 % kleiner als männliche und haben etwa vier Milliarden Neuronen weniger. Nun sind jedoch auch Gehirne mit nur noch *halb* so vielen Neuronen *voll* funktionsfähig (3), und man weiß heute längst, dass es nicht auf Quantität, sondern auf Qualität – das heißt, auf die Gehirnbildung in Kindheit und Jugend – ankommt (19). Aus dieser Sicht ist es nicht möglich, für eine prinzipiell höhere Leistungsfähigkeit männlicher Gehirne gegenüber weiblichen und damit von Männern gegenüber Frauen zu argumentieren.

Die Sache sieht vielmehr zunehmend umgekehrt aus: Mehr Frauen als Männer machen nicht nur das Abitur, sondern beispielsweise auch das große juristische Staatsexamen (6); 95 % aller Mörder sind Männer; Männer haben ein höheres Erkrankungsrisiko für nahezu alle Erkrankungen (außer denen im gynäkologischen Bereich); Männer sterben 6 bis 7 Jahre früher als Frauen (bei zugleich späterer Verrentung); Männer sind die eindeutigen Verlierer der digitalen Revolution, ist doch bei ihnen die Schädigung durch digitale Medien weitaus größer als bei Frauen (14). Es wird also höchste Zeit für *Männerbeauftragte*, sollen diese für immerhin 50 % aller Menschen bestehenden dramatischen Nachteile und Ungerechtigkeiten in Zukunft einmal ausgeglichen werden!

Um Diskussionen zu versachlichen sind mitunter Daten hilfreich. Was also wissen wir über geschlechterbedingte Gehirnunterschiede? – In Abbildung 12-3 ist dargestellt, wie man sich die Verteilung geschlechtsspezifischer Merkmale – seien sie nun kulturell oder biologisch bedingt – vorstellen kann: Es geht um kleine Mittelwertunterschiede. Betrachten wir ein Beispiel aus dem Bereich des menschlichen Körpers, um zu ermessen, was ein solcher Mittelwertunterschied im Einzelfall bedeutet: Sie können die Körpergröße eines Menschen nicht schon dadurch wissen, dass Sie wissen, ob es sich um einen Mann oder eine Frau handelt.

Nicht anders als die Verteilung der Körpergröße kann man die Verteilung einer ganzen Reihe physiologischer und psychologischer Variablen, die das Gehirn betreffen, vorstellen. Damit wird deutlich, was ein kleiner Mittelwertunterschied für den Einzelfall bedeutet: *nichts!*

Es gibt noch andere Möglichkeiten des Unterschieds von Verteilungen. So kann bei gleichem Mittelwert die Streuung eine andere sein (Abb. 12-4). In dieser Weise unterscheiden sich beispielsweise Männer und Frauen im Hinblick auf ihre Intelligenz. Daraus folgt, dass es sowohl bei den Hochbegabten als auch bei den geistig Behinderten mehr Männer gibt. Männer sind von der Evolution auf Höchstleistung getrimmte Wesen, allerdings mit dem Risiko, dass erstens mehr Ausschuss dabei entsteht und zweitens auf Haltbarkeit nicht so viel Wert gelegt werden konnte: Sie sterben deutlich früher. Betrachtet man nun *nur* die Hochbegabten, bekommt man den Eindruck, die Männer seien im Vorteil. Sind jedoch alle Aufsichtsratsvorsitzenden hochbegabt (was eine ungleiche Verteilung nach Geschlecht rechtfertigen könnte)? Und weiter: Braucht man überhaupt Hochbegabung für diesen Job? Und noch etwas: Was wäre Ihnen für sich selbst lieber: die winzige Chance, Aufsichtsrat zu werden verbunden mit der Sicherheit, im Mittel sieben Jahre früher zu sterben, oder der Verzicht auf beides?

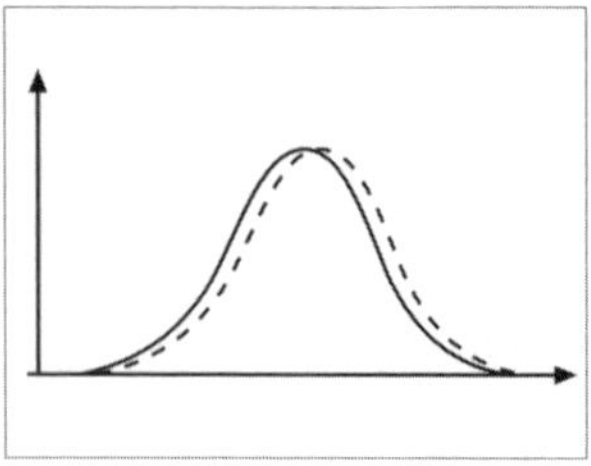

Abb. 12-3 Zwei Normalverteilungen mit kleinem Unterschied im Mittelwert (aus 18). Für den Einzelfall sagt dieser Unterschied nichts aus.

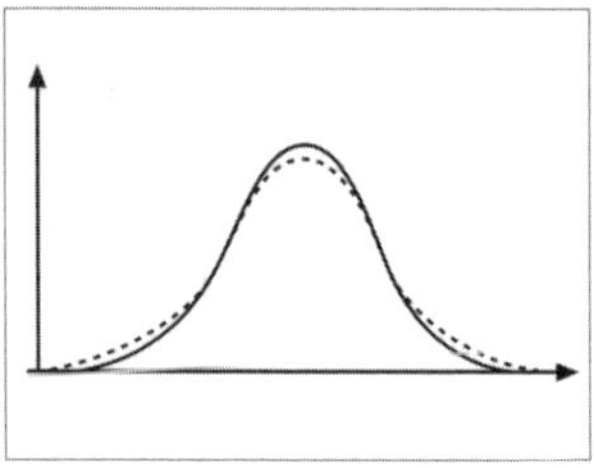

Abb. 12-4 Zwei Normalverteilungen mit gleichem Mittelwert und unterschiedlicher Streuung. Das Merkmal der Intelligenz streut bei Männern stärker als bei Frauen, allerdings ist der Effekt wesentlich kleiner als in der Abbildung, die nur das Prinzip verdeutlichen soll.

Betrachten wir noch ein paar Fakten: Studien an Schimpansen haben gezeigt, dass die männlichen Jungen fast zweieinhalb Jahre später und zudem deutlich langsamer lernen als die weiblichen, Werkzeuge zum Stochern nach Termiten zu benutzen (11). Das männliche Geschlecht lernt also keineswegs grundsätzlich besser als das weibliche, auch und gerade, wenn es um Werkzeuggebrauch geht. Weiterhin sind Frauen nur dann schlecht in Mathematik oder beim Schachspiel, wenn man ihnen dies zuvor einredet (4, 5). Andererseits spielen selbst Affen-Mädchen lieber mit Puppen und Töpfen, Affen-Jungen hingegen lieber mit Autos und Bällen (2), und aus evolutionärer Sicht ist gut verständlich, dass Männer eher auf Blau und Frauen eher auf Rot spezialisiert sind (1). Hinzu kommt, dass man die Existenz von Testosteron ebenso wenig bestreiten kann wie dessen Einfluss auf das sich entwickelnde menschliche Gehirn ab der 7. Lebenswoche im Sinne einer vermehrten Lateralisierung und eines vermehrten Wachstums eines Teils des Hypothalamus. Selbst in Zeiten, in denen die Männer durchaus kochen, wickeln und Märchen erzählen, muss man also zugeben, dass die Gehirne von Mann und Frau tatsächlich verschieden sind!

Hierzu legten erst kürzlich Madhura Ingalhalikar (eine Frau!) und Mitarbeiter von der *University of Pennsylvania*, USA, eine an 949 jungen Menschen (521 weiblich) im Alter von 8 bis 22 Jahren durchgeführte Studie zum *strukturellen Connectom* des Gehirns vor, also zu dessen internen Verbindungen. Zunächst wurden hierzu durch strukturelle MR-Bilder (T1-gewichtete Scans) 95 kortikale und subkortikale Regionen identifiziert. Mittels des Verfahrens des Diffusions-Tensor-Imaging (DTI) wurden dann die Verbindungen zwischen diesen Regionen gemessen, was in einer Matrix der Stärke aller Verbindungen zwischen allen zuvor identifizierten Bereichen resultierte. Durch weitere statistische Verfahren des Gewichtens, Zusammenfassens und Vergleichens wurde dann ermittelt, ob es Geschlechterunterschiede in Art und Stärke der Verbindungen im menschlichen Gehirn gibt (Abb. 12-5) und wie sich diese im Laufe der Entwicklung von Kindheit bis ins Erwachsenenalter entwickeln.

Um nicht in den Verdacht zu geraten, hier neurowissenschaftliche Erkenntnisse für private Meinungsmache zu missbrauchen, lasse ich die Autoren ihre Ergebnisse selbst vorstellen. Im Ergebnisteil (Abb. 12-6) sprechen sie von „ins Auge fallenden und signifikanten geschlechtsspezifischen Unterschieden, die fundamental unterschiedliche Muster der gehirninternen Verbindungen in Männern und Frauen nahelegen“ (9, S. 824). „Männliche Gehirne sind für die Kommunikation innerhalb der Gehirnhälften, weibliche Gehirne für die Kommunikation zwischen den Ge-

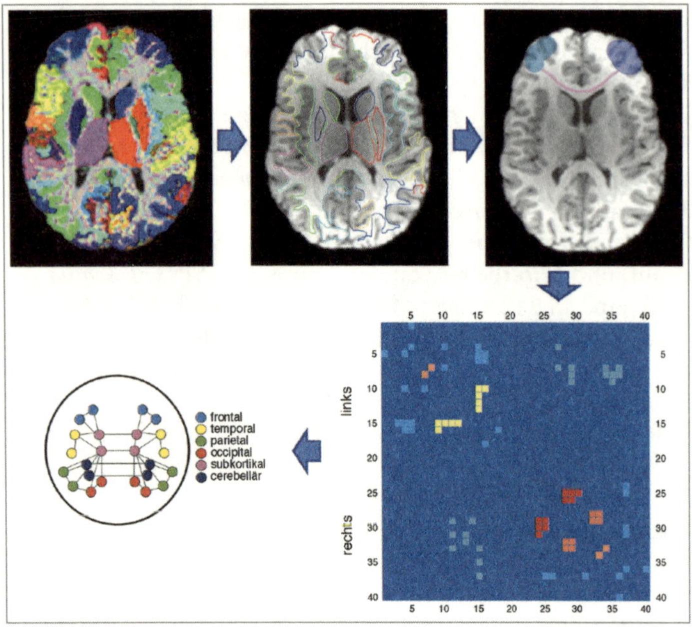

Abb. 12-5 Schematische Darstellung der Vorgehensweise von Ingalhalikar und Mitarbeitern zur Erstellung des strukturellen Connectoms. Oben links: Segmentierung von T1-gewichteten strukturellen Scans in 95 kortikale und subkortikale Regionen; Mitte: Transfer der segmentierten Regionen in den DTI-Raum und Berechnung der Grenzen zwischen weißer und grauer Substanz; rechts: Probabilistisches Tracking der Verbindungsfasern von jeder Ausgangsregion zu jeder Zielregion (nur zwei Regionen und eine von 92×92/2 Verbindungen dargestellt); unten rechts: Paarweise Quantifizierung der Konnektivität (d. h. Verbindungsstärke, farbkodiert) zwischen allen möglichen Paaren kortikaler und subkortikaler Gehirnstrukturen in einer Matrix (nur 40 schematisch dargestellt); unten links: Konstruktion eines gewichteten strukturellen Netzwerks von Verbindungen (strukturelles Connectom). Dies ermöglicht dann statistische Vergleiche zu den strukturellen Connectomen von Männern und Frauen (vereinfacht nach 9, Figure 1).

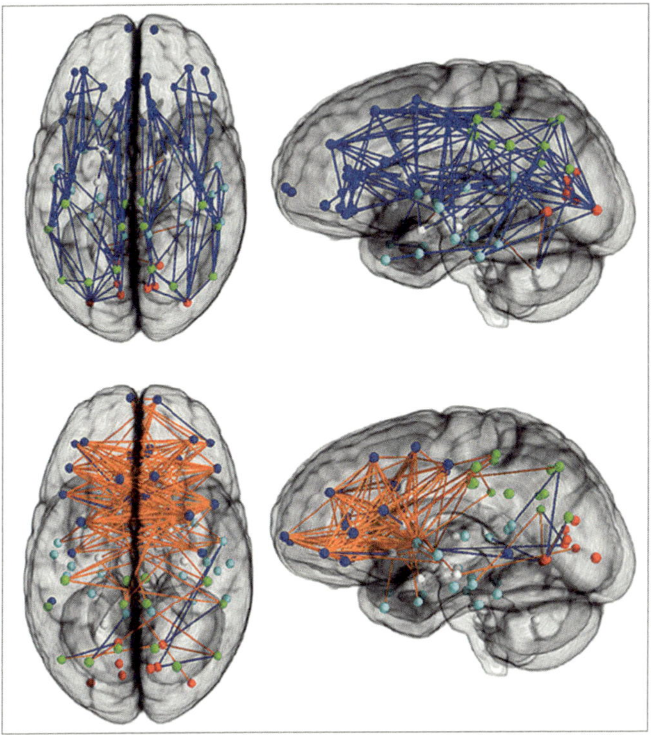

Abb. 12-6 Unterschiede in der Konnektivität des Gehirns zwischen Männern (oben) und Frauen (unten): die männlichen Gehirnhälften sind jeweils in sich (blau: hinten – vorne, d. h. Wahrnehmen und Handeln) stärker verbunden, wohingegen die weiblichen Gehirnhälften untereinander (rot: links – rechts, d. h. analytisch und assoziativ) stärker verbunden sind.

hirnhälften optimiert. [...] Diese Beobachtungen legen nahe, dass die Gehirne von Männern so strukturiert sind, dass sie die Verbindungen zwischen Wahrnehmung und koordiniertem Handeln optimal gewährleisten, wohingegen die Gehirne von Frauen dafür geschaffen sind, die Kommunikation zwischen analytischen und intuitiven Verarbeitungsweisen zu steigern“ (9, S. 823). Hinzu kommt, dass sich diese Spezialisierung schon recht früh in der Gehirnentwicklung abzeichnet: „Die Entwicklungslinien von Männern und Frauen trennen sich in jungen Jahren und zeigen breite Unterschiede in der Adoleszenz und im Erwachsenenalter“ (9, S. 823; Übersetzungen durch den Autor).

Man braucht dies gar nicht weiter zu kommentieren! – Oder doch: Feministen und Gender-Spezialistinnen aller Länder, nehmt zur Kenntnis: Die biologischen Unterschiede zwischen männlichen und weiblichen Gehirnen zeigen klar, dass Männer zwar besser Speere werfen können, dass jedoch die Fähigkeit zum Verbinden analytischen und kreativen Denkens die Domäne der Frauen ist. Nimmt man hinzu, dass Männer aggressiver sind, Frauen hingegen sprachlich und im Hinblick auf soziales Einfühlungsvermögen eindeutig im Vorteil (15, 21), so wird deutlich, dass Männer für die Herausforderungen des 21. Jahrhunderts deutlich schlechter präpariert sind als Frauen. Gewiss, ein paar ganz hoch begabte Männer wird man dulden müssen. Was aber geschieht, wenn sich der Preis des vielen Ausschusses und frühen Sterbens als zu hoch herausstellt? Oder wenn die Männer einfach von sich aus nicht mehr mitmachen? Oder wenn die Frauen, nachdem sie erst einmal die Macht ergriffen haben, sich dafür entscheiden, die Männer einfach abzuschaffen: Zur Reproduktion genügen einige wenige und eine Samenbank. Das Ergebnis wäre eine Welt voller Friedfertigkeit und Weitblick, Kommunikation und Intuition, mit zugleich deutlich weniger Bierkonsum, Gegröle und Schweißgeruch – also das Paradies auf Erden!

Oder vielleicht doch nicht? Mein ehemaliger Mentor an der *Harvard University*, Brendan Maher, wurde in seiner Zeit als Herausgeber eines bedeutsamen psychologischen

Fachblatts einmal von einer Frau, deren Publikation abgelehnt worden war, heftig beschimpft, unter anderem mit dem Argument, dass in einer Männerwelt die Publikationen von Frauen eben eher abgelehnt würden. Er wollte dies nicht so stehen lassen und ging daher der Frage empirisch nach, bestimmte das Geschlecht der Erstautoren aller in den letzten fünf Jahren eingereichten Arbeiten, ermittelte die Reviewer und deren Geschlecht und berechnete dann, ob es einen Unterschied der Ablehnungen bedingt durch das Geschlecht der Autoren und Reviewer gab. Die Antwort: Ja, den gab es, aber nicht in dem Sinne wie von der Beschwerdeführerin behauptet. Als einziges signifikantes Ergebnis zeigte sich vielmehr, dass die Arbeiten von Frauen eher abgelehnt wurden, wenn sie von *Frauen* beurteilt wurden.

Auch in einer Publikation der *Arbeitsgemeinschaft Anwältinnen* des *Deutschen Anwaltvereins* findet man Hinweise darauf, dass Frauen mitunter vor allem auch unter anderen Frauen zu leiden haben: „Ich habe meinen Sohn sieben Tage nach seiner Geburt zu einem Auswärtsgerichtstermin mitgenommen – mit Unterstützung meines Mannes und zweier weiterer Kinder von sechs Jahren! Denn die Richterin hatte meinen Verlegungsantrag abgelehnt", berichtet die Anwältin Elke Gunter in einem Abschlussbericht zu einer Umfrage an 376 Anwältinnen, die zugleich Mütter sind (8). Insbesondere viele Mütter können ein Lied davon singen, wie schwer ihnen so manche weibliche Nichtmutter das Leben gemacht hat oder noch macht. Auch ehemalige Mütter, die es selbst schwer hatten, zeigen zuweilen wenig Empathie für die junge Mutter, „die sich doch mit ihrem Gör zusammennehmen soll – ich hab das schließlich auch allein geschafft ... (und damals war sowieso alles noch viel schlimmer ...)".

Die Anwältinnen jedenfalls scheinen sich gern auch auf ihre Männer zu verlassen, sind doch 86 % der Anwältinnen und Mütter aus der zitierten Umfrage verheiratet oder leben in fester Partnerschaft. Weiterhin findet man dort Folgendes: „Viele [Anwältinnen und Mütter] weisen *dezidiert* darauf hin, dass die Väter oder auch die aktuellen Lebenspartner eine aktive Rolle in der Betreuung ihrer Kinder spielen. [...] Auch Väter/Partner können toll auf Kinder aufpassen, wenn man sie lässt, und die *Arbeitgeberin*/der Arbeitgeber dies zulässt" (8, S. 49, Hervorhebungen durch den Autor).

In den letzten Jahrzehnten hat sich unsere Gesellschaft in Richtung auf mehr Gleich*berechtigung* zwischen Mann und Frau entwickelt, das musste sogar die Vorsitzende des *Ausschusses für Recht und Verbraucherschutz im deutschen Bundestag*, Renate Künast, beim Treffen der Anwältinnen in ihrer Diskussion meines Vortrages zu Geschlechterunterschieden im Gehirn zugeben. Bestehende Ungleichheiten zwischen den Geschlechtern einfach zu ignorieren oder zu leugnen wird diesen Prozess nicht beschleunigen, sondern behindern. *Die Wahrheit wird euch frei machen*, lautet das Motto meiner Alma Mater, der Universität Freiburg, das mich als Student dort schon beeindruckt hat. Die für die Findung von Wahrheit zuständige kulturelle Institution nennen wir Wissenschaft. Die durch sie ermöglichte Aufklärung hat uns schon weit gebracht. Sorgen wir dafür, dass sie uns Frauen und Männern auch hilft, das jeweils andere Geschlecht besser zu verstehen. Ideologie hingegen hilft niemandem und macht unfrei.

Literatur

1. Alexander GM. An evolutionary perspective of sex-typed toy preferences: Pink, blue, and the brain. Archives of Sexual Behavior 2003, 32: 7–14.
2. Alexander GM, Hines M. Sex differences in response to children's toys in nonhuman primates (*Ceropithecus aethiops sabeus*). Evolution and Human Behavior 2002; 23: 467–479.
3. Borgstein J, Grootendorst C. Clinical Picture: Half a brain. The Lancet 2002; 359: 473.
4. Chabris CF, Glickman ME. Sex differences in intellectual performance. Psychological Science 2006; 17: 1040–1046.
5. Dar-Nimrod I, Heine SJ. Exposure to scientific theories affects women's math performance. Science 2006; 314: 435.
6. Ewer W. Grußwort des Präsidenten des DAV. In: Groppler SC „Anwältin und Mutter – klar geht das!“ ARGE Anwältinnen im DAV. Berlin 2012.
7. Grön G, Wunderlich AP, Spitzer M, Tomczak R, Riepe MW. Brain activation during human navigation: Gender-different neural networks as substrate of performance. Nat Neurosci 2000; 3: 404–408.
8. Groppler SC. „Anwältin und Mutter – klar geht das!“ ARGE Anwältinnen im DAV. Berlin 2012.
9. Ingalhalikar M, Smith A, Parker D et al. Sex differences in the structural connectome of the human brain. PNAS 2014; 111: 823–828.
10. Löw M. Raumsoziologie. Frankfurt am Main: Suhrkamp 2001.
11. Lonsdorf EV, Eberly LE, Pusey AE. Sex difference in learning in chimpanzees. Nature 2004; 428: 715–716.
12. Martenstein H. Schlecht, schlechter, Geschlecht. ZEIT Magazin 2013; 24: 8.6.2013.
13. New J, Krasnow MM, Truxaw D, Gaulin SJC. Spatial adaptations for plant foraging: women excel and calories count. Proceedings of the Royal Society B 2007; doi: 10.1098/rspb.2007.0826.
14. Pfeiffer C, Mößle T, Kleinmann M, Rehbein F. Die PISA-Verlierer – Opfer ihres Medienkonsums. Kriminologisches Forschungsinstitut Niedersachsen e. V., Hannover 2007.
15. Singer T, Seymour B, O'Doherty JP et al. Empathic neural responses are modulated by the perceived fairness of others. Nature 2006; 439: 466–469.

16. Spitzer M. Frauen reden, Männer wissen wo es lang geht. Nervenheilkunde 2000; 19: 286–287.
17. Spitzer M. Das starke Gehirn des schwachen Geschlechts. In: Liebesbriefe und Einkaufszentren. Stuttgart: Schattauer 2008; 113–122.
18. Spitzer M. Geschlecht und Gehirn. Frauen wissen durchaus, wo es langgeht. In: Liebesbriefe und Einkaufszentren. Stuttgart: Schattauer 2008; 123–132.
19. Spitzer M. Digitale Demenz 2.0. Argumente zu Risiken und Nebenwirkungen digitaler Informationstechnik. In: Das (un)soziale Gehirn. Stuttgart: Schattauer 2013; 195–204.
20. Statistisches Bundesamt. Gender Pay Gap 2013 bei Vollzeitbeschäftigten besonders hoch. Pressemitteilung 2014; 104/14: 18.3.2014.
21. Wietasch A-K, Kiefer M, Spitzer M. Neuropsychologie. In: Rhode A, Marneros A (Hrsg.) Geschlechtsspezifische Psychiatrie und Psychotherapie. Stuttgart: Kohlhammer 2007.

13 Medizin

Zu Risiken und Nebenwirkungen

Spricht man von Risiken und Nebenwirkungen in der Medizin, so dreht sich die zuweilen recht hitzig geführte Diskussion meist um „Kunstfehler“, also Fehler bei Diagnose und vor allem Therapie. Nach einem jüngst von der AOK vorgelegten Bericht (8) werden in Deutschlands Krankenhäusern jährlich 19 000 Todesfälle durch ärztliche Behandlungsfehler verursacht – eine Zahl, die aufhorchen lässt. Was jeden Mediziner ärgern muss: Die Zahl ist nicht etwa das Resultat einer Zählung. Nein, sie ist *geschätzt*. Man nahm (aufgrund von Studien, die 10 Jahre alt und älter sind) einfach an, dass bei 0,1 % aller ärztlicher Behandlungen ein Patient durch diese verstirbt. Multipliziert man nun diese *angenommenen* 0,1 % mit der Anzahl der im Jahr 2013 erfolgten Behandlungen in deutschen Krankenhäusern (das waren 19 Millionen), dann ergibt sich rechnerisch ein Wert von 19 000 Toten.

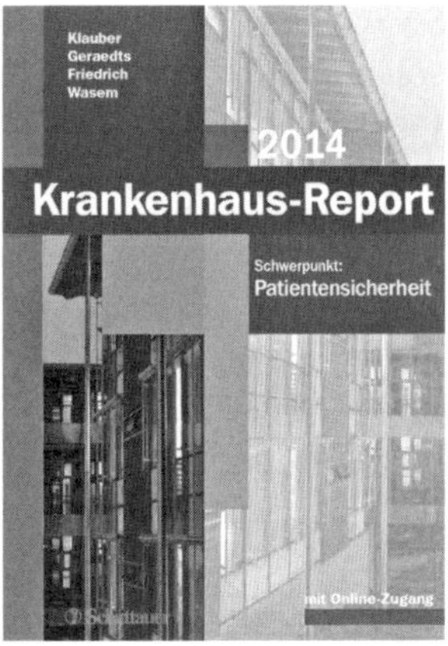

Abb. 13-1 Der Krankenhaus-Report 2014 vom Schattauer-Verlag.

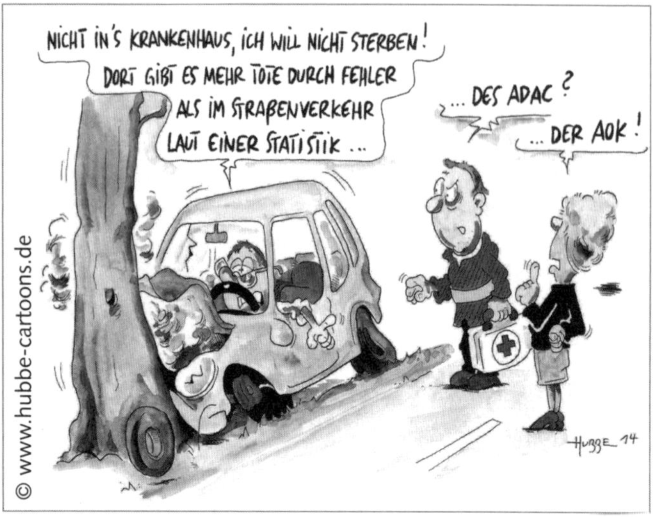
NICHT IN'S KRANKENHAUS, ICH WILL NICHT STERBEN! DORT GIBT ES MEHR TOTE DURCH FEHLER ALS IM STRAßENVERKEHR LAUT EINER STATISTIK ...
... DES ADAC?
... DER AOK!
HUBBE 14
© www.hubbe-cartoons.de

Das Problem dabei ist, dass diese Zahl nach ihrer Publikation von den Medien so behandelt und vor allem *kommuniziert* wurde, *als hätte jemand tatsächlich nachgezählt*. So wundert es nicht, dass sich die Krankenhäuser gegen solch unbegründete Anschuldigung zur Wehr setzten und durch ihre Vertretung, die deutsche Krankenhausgesellschaft, eine ganz andere Rechnung aufmachten: Die tatsächlich (vom Medizinischen Dienst der Krankenversicherung, MDK, gutachterlich festgestellte) gezählte Zahl der Behandlungsfehler in deutschen Krankenhäusern lag im Jahr 2012 bei 4 862. Etwa 70 % dieser Fehler sind im Krankenhaus entstanden, und die Rate der Todesfälle nach Behandlungsfehlern liegt bei 3,6 %. Aus diesen Zahlen errechnen sich (4862 × 0,7 × 0,036 =) 122,5 Todesfälle pro Jahr an deutschen Krankenhäusern. Das sieht ganz anders aus als 19 000!

Machen wir eine dritte Rechnung auf: Das Gesundheitsministerium schätzt die Zahl von Behandlungsfehlern jährlich auf 40 000 bis 170 000 (4). Damit läge nach der gleichen Formel die Zahl der Todesfälle in deutschen Krankenhäusern durch Behandlungsfehler zwischen (40 000 × 0,7 × 0,036 =) 1008 und (17 000 × 0,7 × 0,036 =) 4 284 pro Jahr. Ein Jeder suche sich die Zahl heraus, die ihm gefällt!

Zwei Gedanken hierzu:

1. Unser bewusstes Denken hat mit Wahrscheinlichkeiten bekanntermaßen seine Schwierigkeiten. Im Jahr 2012 gab es in Deutschland 3 606 Verkehrstote (2). Im gleichen Zeitraum verstarben weltweit 7 Menschen durch Haifische (3) und 100 Millionen Haie durch Menschen (10). Trotz dieser Zahlen halten viele Menschen Haie für gefährlicher als Menschen oder Autos, gehen aus Angst vor Haien nicht ins Meer zum Schwimmen, laufen aber bedenkenlos auf den Straßen herum. Oder betrachten wir die 26 % Raucher (13) in Deutschland: Aus der neurowissenschaftlichen Forschung zur Nikotinsucht wissen wir, dass sich Raucher von Nichtrauchern bei der Berechnung realer und fiktiver Fehlersignale unterscheiden (5): Hypothetische Fehlersignale (dazu zählt auch: „Was würde geschehen, wenn ich mein Leben lang rauchte?“) werden im Gehirn von Rauchern zwar berechnet, dann aber ignoriert; bei Nichtrauchern werden sie auch berechnet und haben danach Verhaltenskonsequenzen. So fällt den Rauchern unter uns zum Thema Gesundheitsgefährdung durch Rauchen der 93-jährige Altkanzler Helmut Schmidt viel eher ein als die durch Tabakkonsum allein in Deutschland verursachten 140 000 jährlichen Toten.
2. Die Diskussion um Kunstfehler verstellt den Blick für eine viel wichtigere Diskussion, die nicht stattfindet: Menschen machen Fehler – das ist nun mal so, denn kei-

ner ist völlig ohne Fehl und Tadel (wie uns schon Jesus in der Bibel lehrt; Johannes 8). Daher wird es Kunstfehler in der Medizin immer geben. Viel schwerer wiegen aus meiner Sicht Fehler, die gleichsam im System stecken und vermeidbar wären: Die vielen überflüssigen diagnostischen Prozeduren in den USA beispielsweise, die nur gemacht werden, um rechtlich aus dem Schneider zu sein, falls jemand klagt. Wie viele Tausend Menschen jährlich *daran* sterben, wurde meines Wissens noch nicht berechnet.

Noch schwerer wiegen aus meiner Sicht Systemfehler, die in der kurzsichtigen Anwendung des medizinischen Wissens selbst (und nicht in der Medizin äußeren Ursachen wie Ökonomie oder Jurisdiktion) begründet sind. Betrachten wir ein paar Beispiele.

Bei Grippe und Erkältung nehmen Millionen von Menschen in der zivilisierten Welt rezeptfreie nicht-steroidale Analgetika bzw. Antiphlogistika wie Acetylsalicylsäure oder Paracetamol ein. Das vertreibt zwar nicht die Ursache (das Virus), macht aber die Symptome (Fieber, Kopf- und Gliederschmerzen) erträglicher. Das Problem damit ist jedoch, dass durch die Senkung des Fiebers unser Körper in seiner Fähigkeit, das Virus zu bekämpfen, geschwächt wird und der Patient daher länger andere Menschen infizieren kann. Und weil er sich durch die Tabletten ja besser fühlt, bleibt er zudem nicht im Bett, sondern geht wieder zur Arbeit – und steckt andere an! Wie kanadische Epidemiologen von der McMaster University nun herausfanden, erhöht der Gebrauch der genannten frei verkäuflichen Medikamente in den USA, wo jeden Winter etwa 41 000 Menschen an Grippe sterben, das Sterberisiko. Dies resultiert nach vorsichtigen Schätzungen in zusätzlichen 700 bis 2 000 Todesfällen jährlich (7).

Es gibt Erkenntnisse aus der Krebsforschung, denen zufolge Chemotherapie nicht nur die (gewünschten) Auswirkungen im Hinblick auf das Absterben maligner Zellen hat, sondern auch deren Mutationsrate erhöht. Dadurch wiederum können auch Mutationen entstehen, die die Fähigkeit zur Metastasierung erhöhen (11). So kann man erklären, dass im Lauf einer Chemotherapie der Tumor sich erst zurückbildet, dann jedoch in umso aggressiverer Form wieder auftritt.

Die Menschheit war zwar auf dem Mond und dem höchsten und tiefsten Punkt der Erde; was in unseren Därmen vor sich geht, entzieht sich jedoch bis heute weitgehend unserem Verständnis. Die Bakterien in unserem Darm können Mangelernährung begünstigen oder verhindern, wie eine im Fachblatt *Science* publizierte Studie an 317 Zwillingspaaren in Malawi zeigte (12). Während der ersten drei Lebensjahre kam es bei der Hälfte der Zwillingspaare zu akuter Unterernährung, wobei meist nur ein Zwilling betroffen war (43 %), manchmal jedoch auch beide (7 %). Bei den diskordanten Zwillingen zeigte sich ein Einfluss der Darmflora auf die klinischen Auswirkungen der Mangelernährung. Im Tierversuch konnte weiterhin gezeigt werden, dass die Bakterien in unserem Darm auch die Wirksamkeit des Zytostatikums Cyclophosphamid beeinflussen können, wie ebenfalls im Fachblatt *Science* berichtet wurde (14). Bei Mäusen konnte man mittlerweile sogar zeigen, dass die Auswirkungen eines chirurgischen Magenbypasses durch die Veränderungen der Darmflora zumindest teilweise bedingt sind. Verpflanzt man diese von Mäusen mit Magenbypass in Mäuse ohne Bypass, reduziert sich auch deren Gewicht (9)! Vielleicht braucht man also gar keine Chirurgie – ein paar Bakterien könnten genügen (1). Wir ahnen heute nicht einmal, wie viel Schaden wir umgekehrt durch falsche Ernährung, Antibiotika, eine weitgehend keimfreie Umgebung (6) und vor allem durch die unnötige Verabreichung großer Mengen von Antibiotika bei der Mast von Tieren in unseren Därmen anrichten.

Wir Menschen neigen dazu, Prozesse einzeln zu optimieren, ohne dabei den Blick für das Ganze zu behalten. Wir mähen den Rasen mit einem traktorartigen Rasenmäher, weil es bequem ist, und setzen uns danach auf den Heimtrainer, weil wir Bewegung brauchen. Auch in der täglich praktizierten Medizin geschieht vieles dergleichen – nicht zuletzt, weil viele Beteiligte das Ziel – diesem Menschen soll es insgesamt besser gehen – aus den Augen verlieren. Je spezialisierter die Medizin ist, desto größer ist diese strukturelle Gefahr. Nach Krebs und kardiovaskulären Erkrankungen stehen iatrogene Erkrankungen in zivilisierten Ländern auf Rang drei der Liste der häufigsten Todesursachen. Es wird Zeit, dass wir zur Kenntnis nehmen, dass es hier nicht um menschliches Versagen (Kunstfehler) geht, sondern vor allem um Systemschwächen, zuweilen mitverursacht durch Betriebsblindheit mancher Beteiligter. Wer ständig nur die Kosten optimiert, an Abrechnungsmodi herumkuriert bzw. die aktiven Beteiligten ständig flächendeckend demotiviert, braucht sich nicht zu wundern, wenn am Ende keiner mehr hingeht, zum Patienten ins Krankenhaus – weder Ärzte noch Pflegepersonal! Wir haben in Deutschland eines der besten medizinischen Versorgungssysteme der Welt – wer dies leugnet, war noch nie im Ausland krank! Geben wir uns Mühe, dass es so bleibt. Vermeiden wir die gut vermeidbaren Fehler im Großen, die im Kleinen sind unserer menschlichen, fehlbaren Natur geschuldet.

Literatur

1. Ananthaswamy A. Taboo transplant: How new poo defeats superbugs. New Scientist 2010; 2791.
2. Anonymus. Anzahl der Verkehrstoten in Deutschland von 1991–2012; http://de.statista.com/statistik/daten/studie/185/umfrage/todesfaelle-im-strassenverkehr/ accessed am 3.2.2014.

3. Anonymus. Anzahl der Haiangriffe weltweit von 2000–2012, http://de.statista.com/statistik/daten/studie/158200/umfrage/anzahl-der-haiangriffe-weltweit/ accessed am 3.2.2014.
4. BMG, Bundesgesundheitsministerium. Behandlungsfehler 2014. http://www.bmg.bund.de/praevention/patientenrechte/behandlungsfehler.html; accessed am 3.2.2014.
5. Chiu PH, Lohrenz TM, Montague PR. Smokers' brains compute, but ignore a fictive error signal in a sequential investment task. Nature Neuroscience 2008; 11: 514–520.
6. De Vriese J. Gut instinct. Science 2014, 343: 241–243.
7. Earn DJD, Andrews PW, Bolker BM. Population-level effects of suppressing fever. Proceedings of the Royal Society B 281 2014; doi: 10.1098/rspb.2013.2570.
8. Klauber J, Geraedts M, Friedrich J, Wasem J (Hrsg.). Krankenhaus-Report 2014, Schwerpunktthema: Patientensicherheit. Stuttgart: Schattauer-Verlag 2014.
9. Liou AP, Paziuk M, Luevano J-M et al. Conserved shifts in the gut microbiota due to gastric bypass reduce host weight and adiposity. Sci Transl Med 2013; 5: 178ra41.
10. Lohmar A, Groß O. Hai-End ...? Save the Oceans. SAVE Wildlife Conservation Fund (Hrsg.), Wülfrath 2013. www.save-wildlife.com/downloads/save_the_oceans/Hai_End_Druckversion.pdf; accessed am 3.2.2014.
11. Slezak M. The making of a monster. New Scientist 2014; 8.
12. Smith MI, Yatsunenko T, Manary MJ et al. Gut microbiomes of malawian twin pairs discordant for kwashiorkor. Science 2013; 339: 548–554.
13. Statistisches Landesamt Rheinland-Pfalz. Mikrozensus 2009. Daten zur Gesundheit 2010. www.statistik.rlp.de/fileadmin/dokumente/berichte/A4013_200901_4j_L,B.pdf; accessed 3.2.2014.
14. Viaud S, Saccheri F, Mignot G et al. The intestinal microbiota modulates the anticancer immune effects of cyclophosphamide. Science 2013; 342: 971–976.

14 Familienabendessen

Es soll sie in einigen ländlichen Winkeln der Welt noch geben: Die gute alte Familie, in der abends gemeinsam gegessen wird. Man sitzt beisammen, die Nahrungsaufnahme sorgt für lustvolle Stimmung und gedämpfte Aggressivität, und weil man ja ohnehin beieinander ist, kann man auch das tun, was Menschen ohnehin täglich mehrere Stunden tun und was bei dieser Spezies das gegenseitige Streicheln und Kämmen und Lausen ersetzt hat, nämlich miteinander reden. Die Kinder erzählen, was am Tag los war; die Eltern fragen nach und kommentieren. Dabei geht es mitunter emotional hoch her. Gute Eltern werden hier nicht nur gut zuhören, sondern die Zeit nutzen, um ihre Kinder zu unterstützen, wenn es Probleme gibt (die gibt es immer), sowohl mit Rat und Tat als auch (und vor allem) emotional. Dabei hilft ihnen, dass sich die Kinder mit etwas (am besten Warmem) im Bauch zunehmend besser fühlen. Wenn es das gemeinsame Abendessen in der Familie nicht schon gäbe – man würde es rasch erfinden, so gut funktioniert es!

Zwar aßen schon die Griechen, redeten und nannten das „Symposion". Auch die Römer taten das und änderten lediglich das „on" zu „um": Symposium. Wenn sich heutzutage jedoch Wissenschaftler zum Symposium treffen, gibt es selten was zu essen! Man trennt heute also gern das *zweite Signalsystem* (so hat der russische Physiologe Iwan P. Pawlow vor etwa 80 Jahren die menschliche Sprache bezeichnet) von der Erhaltung des ersten (das erste sind Neuronen und deren Verbindungen) durch Energiezufuhr. Dies zeigt an, dass das Ganze bislang kaum Gegenstand empirischer Forschung war. – Leider! Aber das hat sich mit dem Erscheinen einer Arbeit im Kinderheilkunde-Journal der Amerikanischen Medizinischen Vereinigung (Journal of the American Medial Association, *JAMA Pediatrics*) geändert. Ihr Thema: Das gemeinsame Abendessen in der Familie.

Der Studie liegen Daten von 18 834 Schülern im Alter von 12 bis 18 Jahren aus insgesamt 49 Schulen eines US-amerikanischen Staates im Mittelwesten zugrunde. Sie entstammen einer im Jahr 2012 durchgeführten Befragung, die in der Schule am Computer freiwillig und anonym durchgeführt worden war. Die Anzahl der Schüler pro Schule variierte zwischen 31 und 1 554, das Durchschnittsalter betrug 15,0 Jahre, 50,7 % waren Mädchen, 70 % bezeichneten sich selbst als „white", 7,65 % als „black", 6,6 % als „hispanic". Im Hinblick auf den sozioökonomischen Status ist von Bedeutung, dass knapp ein Viertel der Befragten (23,5 %) freies oder verbilligtes Schulessen erhielt.

Man fragte unter anderem nach Erfahrungen des Erleidens aggressiver Handlungen sowohl in der Realität („face-to-face bullying") als auch über das Internet („cyberbullying") während der letzten 12 Monate. Daneben wurden Depressivität, Selbstverletzungen, Suizidversuche und Suizidgedanken sowie aggressive Handlungen und Vandalismus während der letzten 30 Tage erfragt. Im Hinblick auf Substanzmissbrauch wurden Alkoholexzesse in den letzten 30 Tagen sowie der Missbrauch verschreibungspflichtiger und nicht verschreibungspflichtiger Medikamente in den letzten 12 Monaten erfasst. Schließlich wurde noch gefragt: „Wie oft isst Du in einer ganz normalen Woche gemeinsam mit Deiner Familie zu Abend?" (1, S. E3; Übersetzung durch den Autor). Dies war im Schnitt an 4,4 Tagen der Woche der Fall, wobei die Antworten von 0 bis 7 reichten.

Das häufigste Problem der Schüler bestand im Vorliegen einer depressiven Episode (18,9 %), dicht gefolgt von Erfahrungen des Cyberbullying (Tab. 14-1): Nicht weniger als 18,6 % waren im vergangenen Jahr mindestens einmal

Opfer einer aggressiven Handlung über das Internet, bei 2,2 % waren solche Erfahrungen häufig. Mädchen waren etwa dreimal häufiger betroffen als Jungen. Die Wahrscheinlichkeit, betroffen zu sein, stieg mit Erfahrungen realer aggressiver Akte als Opfer (um 37 % erhöht) oder als Täter (12 % erhöht) jeweils signifikant.

Die Daten wurden mittels inferenzstatistischer Verfahren (Regressionsanalysen) weiter daraufhin analysiert, wie sich Cyberbullying auf das Auftreten psychischer Störungen und Substanzmissbrauch auswirkt, wobei die Häufigkeit realer aggressiver Akte (face-to-face bullying) statistisch aus den Daten „herausgerechnet" wurde. Die Autoren fassen ihre Ergebnisse wie folgt zusammen: „Diese Studie fand, dass Cyberbullying mit allen gemessenen psychischen Störungen und Problemen des Substanzmissbrauchs zusammenhing, selbst dann, wenn man reale aggressive Akte herausrechnete. Diese Ergebnisse legen nahe, dass die gesundheitlichen Konsequenzen des Cyberbullying nicht vollständig durch das gemeinsame Auftreten mit realen aggressiven Akten erklärt werden können und daher einen berechtigten Schwerpunkt für Präventionsstrategien darstellen" (1, S. E5, Übersetzung durch den Autor). Kurz: der Internetgebrauch birgt gerade für Jugendliche eindeutige Risiken im Hinblick auf deren psychische Gesundheit.

Wie sich weiterhin zeigte, wird dieser Effekt durch das gemeinsame Abendessen in der Familie moderiert: Je *öfter* dies stattfindet, desto *geringer* sind die Auswirkungen des Cyberbullying. Nahm man alle psychischen Probleme (psychische Störungen und Substanzmissbrauch) zusammen, konnte man eine Art Dosiseffekt des gemeinsamen Familienabendessens zeigen. Die positiven Einflüsse waren umso größer, je häufiger der Betreffende von Cyberbullying betroffen war. Anders gewendet: Je mehr ein Jugendlicher das

Tab. 14-1 Einige Ergebnisse der Studie von Elgar und Mitarbeitern (1, S. E3); *Prozentuale Angaben im Original nicht nachvollziehbar; **OTC = Over The Counter (nicht verschreibungspflichtig).

Variable		**Anzahl**	**Anteil (%)**
Opfer von Cyberbullying	nie	15207	81,4
	selten	2247	11,5
	manchmal	960	4,9
	oft	420	2,2
Angst		3093	16,4
Depression		3443	18,9
Selbstverletzungen		2172	11,5
Suizidgedanken		2364	12,6
Suizidversuch		911	4,8
Rauferei (physical fighting)		2141	12,0
Vandalismus		1973	10,7
Substanzmissbrauch	Alkoholexzesse (binge drinking)	901	*
	mehr als dreimal betrunken	775	*
	Medikamente (verschreibungs-pflichtig)	1164	6,4
	Medikamente (OTC)**	918	5,1

Internet nutzt, umso wichtiger werden gemeinsame Mahlzeiten für dessen seelische Gesundheit.[1]

Die Autoren heben hervor, dass es hierbei nicht einfach um das Essen geht, sondern darum, dass der junge Mensch über sich und seine Probleme sprechen kann, dass ihm jemand zuhört. Es geht um das elterliche Nachfragen und Kümmern, also ganz allgemein um die soziale Unterstützung (2, 3). Von dieser wiederum ist bekannt, dass sie einen bedeutsamen Einfluss auf die Reduktion von Stress hat (4). Wenn es um die Erziehung geht, dann geht nichts über gemeinsam verbrachte Zeit. Und das Abendessen stellt hierzu eine wunderbare Gelegenheit dar.

Eigentlich ist das Ganze vollkommen selbstverständlich: Menschen sind soziale Wesen, nehmen mehrfach täglich Nahrung auf, die – früher zumindest – gemeinsam gejagt oder produziert, zubereitet und vor allem (seit über einer Million Jahre) gekocht und dann verteilt wird. Da wäre es schon sehr eigenartig, wenn sich dann jeder zur Nahrungsaufnahme in eine Ecke verzöge! Das fällt heute weniger auf, weil die ganze gemeinsame Vorarbeit wegfällt und man bei auftretendem Hunger schlicht zum Kühlschrank und vielleicht noch zur Mikrowelle greift. Einen sozialen Fortschritt, einen Fortschritt in der Erziehung oder gar in der Lebensqualität stellt diese – durch die Technik erst ermöglichte – Form der Nahrungsaufnahme gewiss nicht dar. Man muss also heute bewusst inszenieren, was uns früher die „Sachzwänge“ abverlangten.

---

1 Zu ergänzen wäre an dieser Stelle, dass hieraus nicht abzuleiten ist, dass das nachweisbare Vorhandensein eines Moderators (gemeinsames Familienessen) das Auftreten einer Ursache (Cyberbullying) für psychische Störungen in irgendeiner Weise legitimieren würde.

Angesichts der dramatischen Auswirkungen von überall vorhandener Informationstechnik muss man seit einigen Jahren noch hinzufügen: Natürlich klappt diese Inszenierung nur ohne Handy, iPad oder Laptop neben dem Teller. Wenn Papa, Mama und der pubertierende Jugendliche beim Essen daddeln, dann is(s)t niemand gemeinsam – und zumindest der Jugendliche leidet unter den negativen Folgen, vom Alkohol- und Drogenkonsum über Aggressionen gegenüber anderen oder sich selbst bis hin zu Angst, Depression und Selbstmordgedanken. Eigentlich wissen das alle aufmerksamen und verantwortungsvollen Eltern. Wichtig ist, dass sie auch so handeln!

Literatur

1. Elgar FJ, Napoletano A, Saul G et al. Cyberbullying victimization and mental health in adolescents and the moderating role of family dinners. JAMA Pediatr 2014 (doi: 10.1001/jamapediatrics.2014.1223).
2. Elgar FJ, CraigW, Trites SJ. Family dinners, communication, and mental health in Canadian adolescents. J Adolesc Health 2013; 52: 433–438.
3. Fulkerson JA, Story M, Mellin A et al. Family dinner meal frequency and adolescent development: relationships with developmental assets and high-risk behaviors. J Adolesc Health 2006; 39: 337–345.
4. Spitzer M. Rotkäppchen und der Stress. Stuttgart: Schattauer 2014.

15 Neurodiplomatie?

Sie fragen sich, ob die historischen nuklearen Abrüstungsgespräche mit dem Iran ein Erfolg oder Misserfolg werden? Erforschen Sie das Gehirn.[1] – So lautet die Zusammenfassung einer kürzlich erschienenen Arbeit, die den Titel trägt: „Was uns die Neurowissenschaft über die Verhandlungen mit dem Iran zu sagen hat“ (23, Übersetzung durch den Autor). Was ist dran an dieser Arbeit? Man könnte sie gleich nach Lektüre des Titels zur Seite legen und als weiteren Beleg für einen aufs Schärfste zu verurteilenden überzogenen Anspruch der Neurowissenschaften auf die „Deutungshoheit“ betrachten, in Bereichen, wo sie eigentlich doch nichts zu suchen habe. Was motiviert zwei renommierte Wissenschaftler, die an der vor mehr als einhundert Jahren gegründeten Carnegie-Stiftung für internationalen Frieden (Abb. 15-1) arbeiten, zu einer solchen Studie: Der eine Autor ist Nicholas D. Wright, Neurowissenschaftler an der genannten Stiftung, sowie der Politikberater der US-Regierung und Publizist Karim Sadjadpour, einer der besten Iran-Kenner in der westlichen Welt (18). Ein genaueres Hinsehen könnte also lohnen, zumal die Arbeit mit anderem Titel nahezu zeitgleich in einer verbreiteten US-amerikanischen Monatszeitschrift erschienen ist.[2]

---

1 „Summary: Wondering whether the historic nuclear talks with Iran will succeed or fail? Study the brain“ (23).

2 Die Arbeit erschien auch im *The Atlantic*, einer vor mehr als 150 Jahren von neuenglischen Idealisten gegründeten US-amerikanischen politischen Monatszeitschrift mit derzeit weltweit über 400 000 Abonenten (www.theatlantic.com/international/archive/2014/01/the-neuroscience-guide-to-negotiationswith-iran/282963/). Dort hatte sie den Titel „The neuroscience guide to negotiations with Iran“.

Abb. 15-1 Die *Carnegie-Stiftung für internationalen Frieden* hat ihren Sitz in Washington, DC. Sie wurde im Jahr 1910 vom philanthropen Industriellen Andrew Carnegie gegründet, hat mittlerweile Zweigstellen in Moskau (1993), Beirut (2006), Brüssel (2007) und Peking (2010) und versteht sich als Think-Tank für internationale Beziehungen.

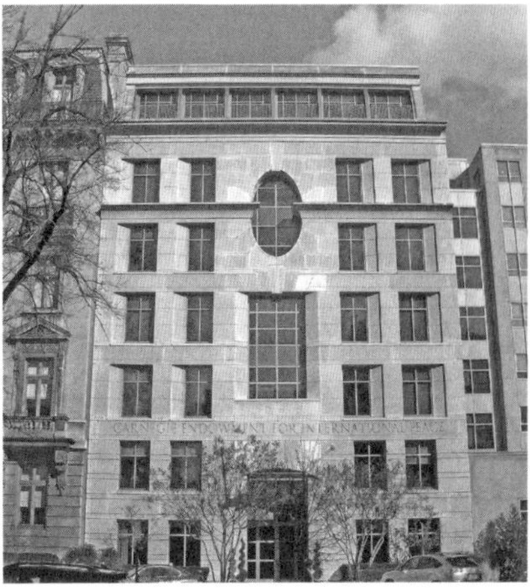

Bekanntlich verhandelt derzeit eine Gruppe aus „Fünf-plus-Eins"-Nationen – die „plus-Eine" ist Deutschland[3], die anderen sind die fünf Vetomächte im Sicherheitsrat der Vereinten Nationen (China, Frankreich, Großbritannien, Russland und die USA) – über die Zukunft des iranischen Atomprogramms, dessen Geschichte mehr als ein halbes Jahrhundert zurückreicht und kurz zusammengefasst wird[4]. Die Sache ist sehr verfahren, insbesondere, weil jede Seite guten Grund hat, der anderen zu misstrauen (Tab. 15-1). Dabei hatte alles recht freundschaftlich begonnen ...

3 Ich danke einem Mitglied der deutschen Verhandlungsgruppe für den freundlichen Hinweis auf die Publikation von Wright und Sadjadpour (23).

4 Das Folgende entnehme ich dem sehr ausführlichen und spannend zu lesenden 42-seitigen Wikipedia-Eintrag *Iranisches Atomprogramm*. Die Quellenangaben zu wesentlichen Daten habe ich überprüft.

Tab. 15-1 Wechselseitiges Fehlen von Vertrauen: Was der Iran den USA und was die USA dem Iran vorwerfen können.

Gründe für Vertrauensverlust des Iran gegenüber den USA	**Gründe für Vertrauensverlust der USA gegenüber dem Iran**
1953: Irans Premierminister Mohammad Mossadegh wird von Großbritannien und den USA (CIA) gestürzt.	1979: Ausrufung der Islamischen Republik Iran durch Ruhollah Chomeini.
1941–1979: Die USA und andere westliche Mächte stützen das Regime von Schah Mohammad Reza Pahlavi, das viele Iraner als von außen aufgezwungen erlebten.	1979–1981: vom 4.11.79 bis zum 20.1.81 wurden 52 US-amerikanische Diplomaten für 444 Tage als Geiseln gehalten.
1985–1986: Iran-Contra-Affäre. Die USA verkauften geheim Waffen an den Iran und unterstützen zugleich Saddam Hussein im Krieg Irak gegen Iran (22.9.1980–20.8.1988), einem der blutigsten Kriege der zweiten Hälfte des 20. Jahrhunderts. Wechselseitig wird Vertrauen zerstört.	
Am 3. Juli 1988 schoss das US-Kriegsschiff USS Vincennes einen Airbus A300 der Iran Air ab. Alle 290 Insassen starben.	1980er-Jahre: Zunehmende Radikalisierung der iranischen Führung.
2008–2010: Attentate auf iranische Atomwissenschaftler unter (vermuteter) Beteiligung der USA und deren Verbündeten (Israel).	1989: Chomeinis Fatwa gegen den Schriftsteller Salman Rushdie wegen Gotteslästerung.
2010: Computerwurmangriff („Stuxnet") gegen iranische Atomanlagen (Zentrifugen zur Urananreicherung) durch die USA und Israel.	2005–2013: Stark konfrontative Außenpolitik, Leugnung des Holocaust und Bedrohung Israels durch Präsident Ahmadinedschad.

Im Jahr 1959 schenkte der damalige amerikanische Präsident Eisenhower der Universität Teheran einen Forschungsreaktor. Acht Jahre später wurde ein weiterer Reaktor aus den USA in Betrieb genommen. Es ging damals um das langfristige Ziel, die großen Ölreserven des Iran (die zweitgrößten der Welt) nicht einfach zu verbrennen, sondern durch zusätzliche Nutzung der Kernenergie zu schonen, um sie später als Grundstoff für die Petrochemie zu verwenden, wie der Schah beispielsweise im Jahr 1974 öffentlich erklärte. Zudem verfügt der Iran auch über eigene Uranvorkommen, was die Sache nicht nur theoretisch interessant, sondern auch praktikabel machte. Im gleichen Jahr schloss die westdeutsche Kraftwerk-Union AG, ein Gemeinschaftsunternehmen von Siemens und AEG-Telefunken, einen Vertrag über den Bau eines ersten eigenen iranischen Kernkraftwerks ab, mit dessen Bau Thyssen-Krupp im darauffolgenden Jahr begann. Das iranische Atomprogramm hatte also zunächst rein zivile Ziele – die Energieversorgung des Landes – und wurde auch durch den damaligen US-amerikanischen Außenminister Henry Kissinger mit Verträgen zur Herstellung von Plutoniumbrennstäben unterstützt. Die islamische Revolution und Vertreibung des Schahs im Jahr 1979 bereiteten diesen Projekten jedoch ein jähes Ende, zumal die damaligen Revolutionäre die Atomenergie als „unislamisch“ erklärten.

Ab Mitte der 1980er-Jahre und verstärkt ab den 1990er-Jahren wurden dann aber doch mit russischer, pakistanischer und chinesischer Hilfe eine ganze Reihe von Reaktoren, Anreicherungsanlagen und weiteren kerntechnischen Einrichtungen aufgebaut. Noch ein paar Jahre später, zu Beginn des neuen Jahrhunderts, wurden iranische Aktivitäten bekannt, die auf ein militärisches Atomprogramm hindeuteten. Zwar war der Iran dem Atomwaffensperrvertrag bereits 1968 beigetreten; sogar ein von der internationalen Atomenergiebehörde im Jahr 1997 beschlossenes

Zusatzprotokoll, das auch unangemeldete Kontrollen erlaubt, wurde 2003 unterschrieben. Ratifiziert wurden diese Abmachungen jedoch nie.

Nach der Wahl des radikalen Fundamentalisten Mahmud Ahmadinedschad zum Präsidenten im August 2005 kam es, wie es kommen musste, und der Konflikt um das iranische Atomprogramm verschärfte sich. Es gab Attentate auf iranische Atomwissenschaftler (seitens Israel und westlicher Geheimdienste) und mehrere Computervirusattacken auf die iranischen Anreicherungsanlagen einerseits und viel diplomatisches Versteckspiel seitens des Iran andererseits. Zudem wurden gegen den Iran weitreichende Wirtschaftssanktionen verhängt, unter denen das Volk zunehmend zu leiden hatte.

Erst nach Ahmadinedschads Ablösung durch Hassan Rohani im August 2013 wurde ein neuer diplomatischer Anlauf zur Lösung des Atomkonflikts überhaupt erst möglich. Dabei ist nicht unerheblich, dass Rohani von 2003 bis August 2005 bereits Chefunterhändler des Iran bei den damaligen Gesprächen mit der EU-3 (Großbritannien, Frankreich, Deutschland) über das Atomprogramm war, die dann unter Ahmadinedschad Anfang 2006 scheiterten. Auch der neue Leiter der Verhandlungen, Irans neuer Außenminister Mohammad Javad Zarif (Abb. 15-2) gehörte bereits von 2003 bis 2005 zusammen mit Rohani zum Verhandlungsteam (24).

Fassen wir zusammen: Die Situation der Verhandlungspartner ist – um es vorsichtig zu formulieren – ziemlich verfahren! Jede Seite hat guten Grund der anderen zu misstrauen. Und genau damit ist die Grundvoraussetzung jeglicher Diplomatie – wechselseitiges Vertrauen – nicht gegeben. Was tun? Angesichts dieser Situation stellen die Autoren des genannten Papiers zunächst einmal lapidar fest: „Although neuroscience can't be divorced from culture, history, and geography, *there is no Orientalism of the*

Abb. 15-2 Irans neuer Außenminister, Mohammad Javad Zarif, während der Münchner Sicherheitskonferenz 2014. In seiner Videoansprache zum Bemühen des Iran, über sein Atomprogramm neu zu verhandeln, sagt er, dass es unfair sei, anderen zu verbieten, was man sich selbst erlaubt.

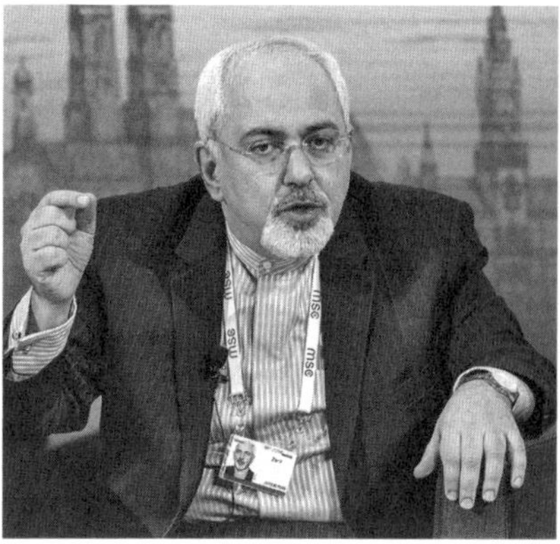

brain: The fundamental biology of social motivations is the same in Tokyo, Tehran, and Tennessee" (23, S. 2; Hervorhebung vom Autor). (Dazu wie eng heute „Neuroplastizität" und „kulturelle Prägung" beieinander liegen, siehe auch Kapitel 3.)

Bei diplomatischen Verhandlungen geht es letztlich immer um den Ausgleich von Interessen, und man kann diesen nur herbeiführen, wenn die Verhandlungspartner neben den jeweiligen eigenen Interessen einerseits auch die Fähigkeit zu kooperativem Verhalten andererseits im Kopf haben. In diesem Spannungsfeld identifizieren Wright und Sadjadpour neurowissenschaftliche Erkenntnisse zu Fairness und Belohnungssystem, die für Diplomatie relevant sein könnten. Betrachten wir ihre Argumente im Detail und ergänzen sie mit relevanten Studien jüngeren Datums.

Menschen mögen es, fair behandelt zu werden. Wie wir aus Experimenten wissen, die von Verhaltensökonomen seit mehr als drei Jahrzehnten durchgeführt werden, sind Menschen sehr daran interessiert, dass es fair zugeht. Dies zeigt sich beispielsweise im mittlerweile als Klassiker bekannten Ultimatumspiel (21): Man schenkt zwei wechselseitig nicht bekannten Mitspielern (z.B. zwei Passanten auf der Straße) einen Geldbetrag (z.B. 10 Euro) mit folgender Maßgabe: Spieler 1 soll angeben, wie der Betrag zwischen beiden Spielern aufgeteilt wird, und Spieler 2 soll mit dieser Aufteilung einverstanden sein. Wären alle Menschen rationale Egoisten, wie die Ökonomie unter Berufung auf Adam Smith seit mehr als 200 Jahren behauptet, dann würden sie in dieser Situation so reagieren, dass Spieler 1 die Aufteilung „9,99 Euro für mich, einen Cent für dich" vorschlägt und Spieler 2 dies akzeptiert, da ein geschenkter Cent ja schließlich besser ist als keiner. Dies hatte John Nash, der später an Schizophrenie erkrankte Ökonomie-Nobelpreisträger, bereits in den 1950er-Jahren an der Universität von Princeton ganz prinzipiell mathematisch gezeigt. Tatsächlich jedoch verhalten sich die Menschen weltweit nicht wie theoretisch vorausgesagt, sondern machen faire Angebote (als Spieler 1), d.h. sie verzichten freiwillig auf Geld, um ein gewisses Maß an Fairness herzustellen, bzw. lehnen unfaire Angebote ab (als Spieler 2). Wie Neurowissenschaftler aus Princeton im Jahr 2003 herausfanden, bereitet es Bauchschmerzen, wenn man unfair behandelt wird, und je stärker diese sind, desto eher wird ein unfaires Angebot abgelehnt (19).

Nur im Lichte dieser Erkenntnisse wird verständlich, warum der Iran trotz für die Bevölkerung sehr belastender Wirtschaftssanktionen an seinem Atomprogramm festhält. Denn er tut dies nicht etwa deswegen, weil er es zu seiner Energieversorgung braucht. Nicht einmal zu seiner Verteidigung benötigt er es, werden doch kriegerische Auseinandersetzungen seit Jahrzehnten mit konventionellen Waffen geführt und entschieden. Es geht vielmehr um die wahrgenommene Unfairness, die darin besteht, dass fünf der sechs Verhandlungspartner (d.h. alle außer Deutschland) selber Atomwaffen besitzen und sich die „Frechheit" erlauben, dies den anderen Staaten zu verbieten. Den Iranern geht es um eines: Sie möchten nicht unfair behandelt werden. Dafür zahlen sie einen sehr hohen Preis, denn sie haben keinen Zugriff auf ihre Einnahmen von mittlerweile über 100 Milliarden Dollar aus Öl-Verkäufen, weil die internationalen Konten des Iran eingefroren sind. Zudem unterbleiben für das Land wichtige ausländische Investitionen (16). Die iranische Wirtschaft und vor allem das iranische Volk leiden unter all dem, was zeigt, wie stark Fairness (bzw. wahrgenommene Unfairness) das Denken und vor allem die Entscheidungen von Menschen beeinflusst: Wären die Iraner rationale Egoisten, hätten sie längst kein Atomprogramm mehr!

Nun weiß man mittlerweile, dass nicht nur die Iraner keine rationalen Egoisten sind. Diesen von der Wirtschaftstheorie angenommenen Typ Mensch hat man vielmehr *weltweit* mehrheitlich nicht gefunden, und nicht einmal Affen scheinen es zu mögen, wenn sie unfair behandelt werden (17)[5]. Eine Ausnahme stellen lediglich Menschen mit einer bestimmten Persönlichkeitsvariante (Egoisten) bzw. Persönlichkeitsstörung (früher sprach man von Psychopathen) dar, die sich anderen Menschen gegenüber ausbeutend verhalten (vgl. Kap. 16).

Man weiß aber auch, dass die subjektive Wahrnehmung dessen, was fair ist, nicht zuletzt von wirtschaftlichen Rahmenbedingungen abhängt. Das bedeutet, dass es vorkommen kann, dass der eine (Verhandlungspartner A) denkt, er handelt fair, der andere (Verhandlungspartner B) jedoch

---

5 Hier gibt es international zwei rivalisierende wissenschaftliche Gruppierungen, die eine um den Primatologen Frans de Waal, die andere um den Psychologen Michael Tomasello, die sich seit Jahren darüber streiten, ob Affen einen Sinn für Fairness (und damit ein „moralisches Empfinden“) haben oder nicht (1, 7–9).

eben dieses Handeln für unfair hält. Das wiederum führt bei B dazu, dass er den Vorschlag von A ablehnt, was aus der Sicht von A wiederum unfair erscheint. Wenn sich nun erst einmal A und B wechselseitig für unfair halten, kommt jede Verhandlung zum Stillstand. „Mit anderen Worten: Wechselseitig nicht übereinstimmende Beurteilungen der Fairness führen zu einer Verschlechterung der Situation beider Partner" – so beschreiben die Autoren die Konsequenz dieser Tatsache für die Diplomatie (23, S. 3).

Äußerungen der US-amerikanischen Verhandlungsführerin Wendy Sherman im Jahr 2012 wie „Täuschung ist Teil der iranischen DNA" und entsprechende Reaktionen der iranischen Seite machten die Situation nicht besser. Da ist es gut, dass man mittlerweile schon länger verhandelt: Zeit kann Vertrauen aufbauen (10) und je länger die Beziehung ist, desto eher verträgt sie auch einmal einen Vertrauensrückschlag, wie mittlerweile sogar mit funktioneller Magnetresonanztomografie gezeigt werden konnte (20). Mit gleicher Methodik wurde übrigens bereits vor fünf Jahren gezeigt, dass sich einzelne Faktoren, die zu wechselseitigem Vertrauen führen (das eingegangene Risiko einerseits und mögliche positive Konsequenzen andererseits), auch im Gehirn abbilden lassen (22) und dass Sanktionen keineswegs immer eine Verbesserung der Compliance gegenüber sozialen Normen zur Folge haben. Im Gegenteil können Sanktionen eine Art „Trotzreaktion" bewirken und damit zur Folge haben, dass Vertrauen zerstört wird, wenn man mit „Druck" nachhelfen will (13).

Im Lichte von Erkenntnissen wie diesen war es Wright und Sadjadpour zufolge für das Wieder-in-Gang-Kommen der Verhandlungen sehr förderlich, dass US-Präsident Obama bereits kurz nach seinem Amtsantritt eine *unverhoffte* versöhnliche Videobotschaft an den Iran und seine Führung anlässlich des dortigen Neujahrfestes gesendet hatte (Abb. 15-3). Er sprach von gegenseitigem Respekt und von

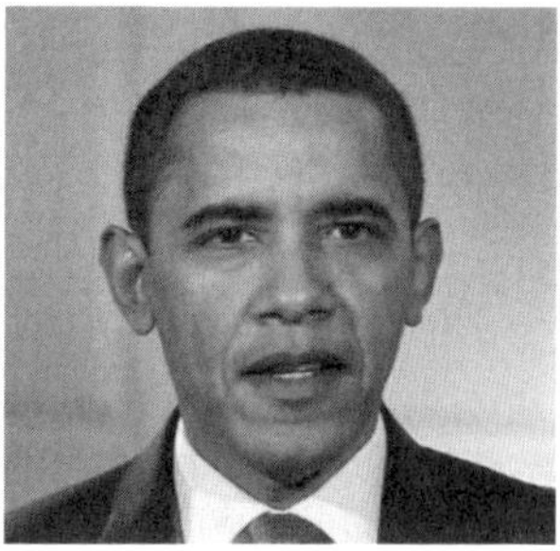

Abb. 15-3 US-Präsident Obama bei seiner Videobotschaft an den Iran.

der Notwendigkeit, von den gegenseitigen Bedrohungen (und der entsprechenden Rhetorik) abzulassen[6]. Diese Botschaft wurde zwar nicht gerade begeistert von der Führung aufgenommen, verfehlte aber beim Volk nicht ihre Wirkung, was in Anbetracht der politischen Veränderungen im Iran bedeutsam wurde.

So kamen die Verhandlungen wieder in Gang, insbesondere nachdem auf den Hardliner Ahmadinedschad der gemäßigtere neue Präsident Rohani folgte. Kleine Zugeständnisse der 5+1-Gruppe gegenüber dem Iran und Offenheit des Iran gegenüber manchen Forderungen der Gruppe brachten Fortschritte, wie das am 20.1.2014 in Kraft getretene „Übergangsabkommen" (Lockerung mancher Wirtschaftssanktionen gegen Zugang zu Atomanlagen und sechsmonatige Verpflichtung, die Anreicherung von Uran auf 5 % zu begrenzen). Dem sollte im Sommer 2014 der Abschluss der Verhandlungen mit einem entsprechenden Abkommen folgen, wozu es jedoch nicht kam – letztlich

6 Wer sich selbst einen Eindruck verschaffen möchte, der findet das Video unter: www.theguardian.com/world/2009/mar/21/barack-obama-iran-video-message

weil auf beiden Seiten noch Vertrauen fehlte. Denn ein Abkommen *zwischen* den 5+1-Staaten und dem Iran muss vor allem *innerhalb* der insgesamt sieben Staaten zwischen den jeweils auf Kooperation setzenden Gemäßigten und den Hardlinern ausdiskutiert werden, wie die Autoren (23, S. 4; Übersetzung und Hervorhebungen durch den Autor) abschließend bemerken: „Die Einsicht, dass [wechselseitiges] Entgegenkommen einen natürlichen menschlichen Instinkt darstellt, wird durch die Tatsache erschwert, dass eine von der iranischen Bevölkerung so verzweifelt gesuchte Annäherung für die Führung in Teheran gefährlicher ist als die Weiterführung des verwalteten Konflikts. So wird die Zukunft der Beziehungen zwischen dem Iran und den USA in mindestens dem gleichen Maße durch Verhandlungen *innerhalb* von Teheran und Washington bestimmt – zwischen Pragmatikern, die auf Kooperation setzen, und misstrauischen Hardlinern – wie [durch Verhandlungen] *zwischen* Teheran und Washington. Der Erfolg von sozialen Tieren wie den Menschen liegt letztlich in der Handhabung dieser heiklen Abwägung zwischen Konflikt und Zusammenarbeit, einer Aufgabe, für die wir eine solche ausgezeichnete neuronale Maschinerie verfügen."

Also wird weiter verhandelt. Der iranische Präsident weiß, dass der Spielraum der Regierung Obama nach den Kongresswahlen im November geringer werden wird, da den regierenden Demokraten der Verlust ihrer Mehrheit in beiden Kammern des Parlaments – dem Senat und dem Repräsentantenhaus – droht. Das wiederum würde die republikanischen Hardliner stärken, die eine auf Vertrauen basierende Einigung ablehnen. Es besteht also derzeit ein „Fenster" für die Lösung einer verfahrenen Situation, unter der die Bevölkerung des Iran seit Jahrzehnten leidet. Es geht nicht um einige tausend schrottreife Zentrifugen, mit denen man atomwaffenfähiges Uran produzieren kann, sondern um die durch die Iraner wahrgenommene Fairness.

Und der Weg zu einem Abkommen, das dann auch überprüft und eingehalten wird und zugleich Fairnessnormen nicht verletzt, bleibt steinig, zumal im August 2014 seitens des Westens wieder Sanktionen[7] ausgesprochen wurden, um den Iran zum Einlenken zu bewegen. Es scheint, als habe man die Lektionen aus der Neurobiologie noch nicht wirklich verinnerlicht. Aber vielleicht bewegt sich bis November auch noch etwas. Die Lage ist ernst, aber nicht hoffnungslos!

Gibt es nun also Neurodiplomatie, oder ist die Wortschöpfung nur Ausdruck eines frommen Wunsches mancher politischer Intellektueller? Aus meiner Sicht haben die Autoren mit ihren Überlegungen gerade einmal an der Oberfläche des Problems gekratzt. Vielleicht waren sie wegen ihrer Fokussierung auf die nuklearen Abrüstungsverhandlungen betriebsblind, denn es gibt weitaus mehr diplomatisch relevante Erkenntnisse aus der Neurobiologie als die zu Fairness und Belohnungssystem. Da wären die vertrauenssteigernden Wirkungen von Oxytocin (12) – leider verbunden mit einer steigernden Wirkung auf Vorurteile gegenüber Andersdenkenden (4) – und die Einsichten zu genetischen Varianten in der Oxytocinrezeptorausstattung mit entsprechenden Konsequenzen für das Sozialverhalten (Gentest für Diplomaten?). Und weiter: Die Geschlechtsspezifität der Schadenfreude (25) – sie wird von Männern erlebt, von Frauen eher nicht – spräche für mehr weibliche Diplomaten, nicht zuletzt, weil ja auch das Sprechen den Frauen leichter fällt als den Männern (vgl. Kap. 12). Die Tatsache, dass sich Aspekte der (mittlerweile auch neurobiologisch untersuchbaren) Psychopathie bei US-amerika-

---

7 Wie am 29.8.2014 von Spiegel-Online gemeldet (www.spiegel.de/politik/ausland/atomstreit-in-iran-usa-verhaengen-weitere-sanktionen-a- 988922.html)

nischen Präsidenten klar finden lassen und mit deren – sowohl wahrgenommenen als auch objektiv messbaren – Erfolg zusammenhängen (14, vgl. Kap. 16) eröffnet darüber hinaus ein weites Feld für noch ausstehende empirische Untersuchungen. Werden wir hierdurch irgendwann erfolgreichere Diplomaten haben? – Hoffen wir es, denn eine Welt der heutigen Komplexität, geführt durch Entscheidungen einiger weniger, die auf Zufällen und emotionalen Befindlichkeiten basieren, ist auf die Dauer nur schwer vorstellbar.

Literatur

1. Brosnan SF, de Waal FBM. Monkeys reject unequal pay. Nature 2003; 425: 297–299.
2. Burton-Chellew MN, West SA. Correlates of cooperation in a one-shot high-stakes televised prisoners' dilemma. PLoS ONE 2012; 7(4): e33344.
3. Corradi-Dell'Acqua C, Claudia Civai C, Rumiati R, Fink GR. Disentangling self- and fairness-related neural mechanisms involved in the ultimatum game: an fMRI study. SCAN 2013; 8: 424–431.
4. De Dreu CK, Greer LL, Handgraaf MJ et al. The neuropeptide oxytocin regulates parochial altruism in intergroup conflict among humans. Science 2010; 328: 1408–1411.
5. Grimm V, Mengel F. Let me sleep on it: Delay reduces rejection rates in Ultimatum Games. Economics Letters (Elsevier) 2011; 111: 113–115.
6. Henrich J, Silk JB. Interpretative problems with chimpanzee ultimatum game. PNAS 2013; 110: E3049.
7. Jensen K, Call J, Tomasello M. Chimpanzees are rational maximizers in an ultimatum game. Science 2007; 318: 107–109.
8. Jensen K, Call J, Tomasello M. Chimpanzee responders still behave like are rational maximizers. PNAS 2013; 110: E1837.
9. Kaiser I, Jensen K, Call J, Tomasello M. Theft in an ultimatum game: Chimpanzees and bonobos are insensitive to unfairness. Biol Lett 2012; 8: 942–945.

10. King-Casas B, Tomlin D, Anen C et al. Getting to know you: Reputation and trust in a two-person economic exchange. Science 2005; 308: 78–83.
11. Kitayama S. Mapping mindsets. The world of cultural neuroscience. Association for Psychological Science Observer 2013; 26 (10): 21–23.
12. Kosfeld M, Heinrichs M, Zak PJ et al. Oxytocin increases trust in humans. Nature 2005; 435: 673–676.
13. Li J, Xiao E, Houser D, Montague PR. Neural responses to sanction threats in two-party economic exchange. PNAS 2009; 106: 16835–16840.
14. Lilienfeld SO, Waldman ID, Landfield K et al. Fearless dominance and the U. S. presidency: Implications of psychopathic personality traits for successful and unsuccessful political leadership. Journal of Personality and Social Psychology 2012; 103: 489–505.
15. List JA, Cherry TL. Learning to accept in ultimatum games: Evidence from an experimental design that generates low offers. Experimental Economics 2000; 3(1): 11–29.
16. Peterson S. How much is a nuclear program worth? For Iran, well over $100 billion. Christian Science Monitor 3.4.2013 (http://www.csmonitor.com/World/Middle-East/2013/0403/How-much-is-a-nuclear-program-worth-For-Iran-well-over-100-billion; abgerufen am 28.10.2014).
17. Proctor D, Williamson RA, de Waal FBM, Brosnan SF. Chimpanzees play the ultimatum game. PNAS 2013; 110: 2070–2075.
18. Sadjadpour K. Reading Khamenei: The world view of Iran's most powerful leader. Carnegie Endowment for International Peace, Washington DC 2009 (www.CarnegieEndowment.org/pubs).
19. Sanfey AG, Rilling JK, Aronson JA et al. The neural basis of economic decision-making in the ultimatum game. Science 2003; 300: 1755–1758.
20. Schilke O, Reimann M, Cook KS. Effect of relationship experience on trust recovery following a breach. PNAS 2013; 110: 15236–15241.
21. Spitzer M. Neuroökonomie. Nervenheilkunde 2003; 22: 325–327.
22. van den Bos W, van Dijk E, Westenberg M, Rombouts SARB, Crone EA. What motivates repayment? Neural correlates of reciprocity in the Trust Game. SCAN 2009; 4: 294–304.

23. Wright ND, Sadjadpour K. What neuroscience can teach us about making a deal with Iran. Carnegie Endowment for International Peace, Washington DC 2012 (http://carnegieendowment.org/2014/01/14/what-neuroscience-can-teach-us-about-making-deal-with-iran/gye5).
24. Zarif MJ. Iran's Message: There is a way forward. The Iranian perspective on how to end an unnecessary crisis and open new horizons (19.11.2013). (https://www.youtube.com/watch?v=Ao2WH6GDWz4, abgerufen am 19.1.2014).
25. Singer T, Seymour B, O'Doherty JP, Stephan KE, Dolan RJ, Frith CD. Empathic neural responses are modulated by the perceived fairness of others. Nature 2006; 439: 466–9.

16 Egoist, Psychopath, Präsident?

Zur Phänomenologie, Persönlichkeit, Entwicklung, Neurobiologie und Genetik des Homo oeconomicus

Der Ausdruck *Homo oeconomicus* bezeichnet in der Wirtschaftswissenschaft und mathematischen Spieltheorie einen Menschen mit bestimmten Handlungsprinzipien. Man spricht auch vom Modell eines *rationalen Agenten*, der seinen *Nutzen maximiert*. Unter der Annahme, dass sich Menschen gemäß diesem Modell rational und egoistisch verhalten, kann man eine ganze Reihe elementarer wirtschaftlicher Zusammenhänge erklären, wie beispielsweise Tarifverhandlungen oder die Entstehung des Preises einer Ware aus Angebot und Nachfrage. Im Lichte der gesellschaftlichen Entwicklungen der vergangenen 25 Jahre muss man nicht mehr dafür argumentieren, dass die Ökonomie einen immer größeren Stellenwert in unserem Leben und damit auch unserem Selbstverständnis einnimmt, oder wie Armin Falk schon 2001 formulierte: „Politik und öffentliches Bewusstsein werden zunehmend durch ökonomische Theorien und Handlungsvorschläge mitbestimmt. Kaum ein anderes erkenntnis- und handlungsleitendes Modell hat daher einen vergleichbaren Einfluss wie das Konzept des Homo oeconomicus“ (19).

Jedes Modell bildet immer nur einen kleinen Teil der Realität ab – genau deswegen funktionieren Modelle ja: Man lässt den Kleinkram und das Unwichtige weg und kann dann die Prinzipien besser studieren oder – z. B. beim Wetter – mit immer besseren Modellen immer bessere Vorhersagen machen. Modelle sind also nicht wahr oder falsch, sondern praktisch oder unpraktisch, und sie treffen den Kern der Sache gut oder schlecht.

Man kann es sich nun ganz einfach machen, und die Eigenschaft von Modellen, zutreffend oder unzutreffend zu sein, einfach ignorieren: Beim Homo oeconomicus handele es sich nämlich „nicht um einen Menschen aus Fleisch und Blut [...], sondern um ein Erklärungskonzept, eine heuristische Fiktion. [... Er sollte] ‚keinen aus einem Mutterleib geborenen Menschen darstellen [...], sondern eine aus einer Gedankenretorte erzeugte abstrakte Marionette, mit bloß ein paar menschlichen Zügen ausgestattet, die für bestimmte Erklärungszwecke ausgewählt wurde' (zit. nach 20)" (6). Nur „Schwachverständige" (Machlup, zit. in Frank) würden dies nicht einsehen.

Die Wirtschaft wird nun einmal von „Menschen aus Fleisch und Blut" für „Menschen aus Fleisch und Blut" gemacht: Es geht z. B. um Nahrung, Bekleidung, Schutz, Verbrauchsgüter, Arbeit und Arbeitsplätze, also um was sonst als um – reale – Menschen, deren Bedürfnisse und deren Leben. „Nehmen wir einfach mal an, die Menschen seien egoistisch und lassen Sie uns rechnen und ansonsten bitte mit wirklichen Menschen in Ruhe", scheint hier ein Ökonom unseren gesunden Menschenverstand zu verhöhnen!

Denn in den vergangenen drei Jahrzehnten haben unzählige Experimente, in denen empirisch überprüft wurde, ob sich Menschen *tatsächlich* rational und egoistisch verhalten, gezeigt, dass dies für die Mehrheit *nicht* zutrifft (18, 21): Etwa 70 % der Menschen möchten, dass es fair zugeht und verhalten sich auch zunächst gegenüber anderen wildfremden Menschen so. Werden sie vom anderen dann gebzw. enttäuscht, dann handeln sie nach der Maxime „wie Du mir, so ich Dir". Dieser Befund hat schon vor mehr als einem Jahrzehnt zur Forderung der Ablösung des *Homo oeconomicus* durch den *Homo reciprocans* als Modell für menschliches Handeln geführt (19).

Betrachten wir ein Beispiel: Der Versuchsleiter gibt zwei Probanden einen gewissen Geldbetrag, und einer der beiden darf dann entscheiden, wie dieser aufgeteilt wird. Wird dann der Betrag nach genau diesem Vorschlag unter den beiden aufgeteilt (der andere hat also nichts zu sagen), nennt man dieses Spiel *Diktatorspiel*. Sofern der andere aber ein Mitspracherecht hat und als zweite Regel gilt, dass er den Vorschlag des ersten Probanden annehmen kann (in diesem Falle wird das Geld geteilt wie von Nr. 1 vorgeschlagen) oder nicht (in diesem Fall bekommt keiner etwas), spricht man vom *Ultimatumspiel* (14). Spielt man nun beide Spiele, erhält man einen Eindruck von der Präferenz für Gleichheit (Egalitarismus) und Fairness (zeigt sich im Diktatorspiel) sowie der Fähigkeit bzw. Neigung zu strategischem Denken und Handeln (im Ultimatumspiel). Weitere Spiele wie das Gefangenendilemma (der Vorläufer der ökonomischen Spielsituationen; 16) oder das Vertrauensspiel wurden ebenfalls verwendet, um Fairness, Egalitarismus und Strategie zu untersuchen. In großen Studien zeigte sich hierbei immer wieder, dass die Menschen insgesamt wesentlich besser sind als ihr Ruf: Die meisten Erwachsenen möchten fair behandelt werden und behandeln andere Menschen zunächst ebenfalls fair. Ein kleiner Anteil der Menschen jedoch – nach einer neuen Studie sind es 7 % – verhält sich anders, nämlich egoistisch.

Menschen, die ein egoistisches Verhalten an den Tag legen und denen andere egal sind, werden traditionell auch als *Psychopathen* bezeichnet, obgleich dieser Ausdruck gerade im deutschen Sprachraum kaum mehr verwendet wird.[1] Im Deutschen spricht man eher von dissozialer oder antisozialer Persönlichkeitsstörung, wenn man sich auch im Bereich der wissenschaftlichen Untersuchung kriminellen Verhaltens (Forensik) das Wort „Psychopath“ für besonders schwere Fälle vorbehält. Im angloamerikanischen Sprachraum dagegen wird Psychopathie als Dimension antisozialen Verhaltens aufgefasst, kann also mehr oder weniger (in schwerer oder leichter Ausprägung) bestehen und mit entsprechenden Skalen erfasst werden. Die bekannteste und verbreitetste ist die von Robert D. Hare entwickelte Interview-basierte *Psychopathie-Checkliste* (PCL-R)[2] mit ihren 20 Kriterien und zwei Dimensionen *Ausnutzung Anderer* sowie *Impulsivität* (Tab. 16-1). Da jedes Kriterium mit 0, 1 oder 2 bewertet werden kann, ergibt sich ein Maximalwert von 40. Ab einem Wert von 25 spricht man von einem *hohen Psychopa-*

---

1 Ganz allgemein gilt, dass Wörter ihre Bedeutung verlieren, je verallgemeinernder und damit häufiger sie verwendet werden. Sie verschwinden dann mit einer ähnlichen Funktion (einschließlich Halbwertszeit) wie radioaktive Elemente zerfallen (14). „Idiot“ war ursprünglich die fachliche Bezeichnung für einen Menschen mit schwerer Intelligenzminderung, und nicht anders bezeichnete „Psychopath“ einen Menschen mit schwerer Persönlichkeitsstörung. Beide Wörter fanden Eingang in den normalen Sprachgebrauch, behielten ihre negative Konnotation, wurden zugleich vielfach und unspezifisch verwendet und verloren genau dadurch ihre Brauchbarkeit.

2 In einer jüngeren zusammenfassenden Übersicht hierzu versuchen die Autoren zu verdeutlichen, dass und wie sich das historisch entwickelte Verständnis der Psychopathie geändert hat und enden mit dem Desiderat einer Reihe von Forschungsvorhaben zur weiteren Klärung (5, 8).

Tab. 16-1 Die beiden Dimensionen der Psychopathie (nach 8).

Faktor 1: Egoismus, Ausnutzung Anderer	**Faktor 2: Impulsivität**
trickreiche, manipulative Betrügerei	ständige Langeweile und Erlebnishunger
Lügen	Fehlen von langfristigen Zielen
gesteigertes Selbstwertgefühl	Abwertung Anderer
Fehlen von Schuldbewusstsein	mangelnde Selbstkontrolle
Fehlen von Empathie	Verhaltensauffälligkeiten, Jugendkriminalität
Gefühlskälte	Verantwortungslosigkeit

thie-Score, ab 30 definitiv von *Psychopathie*. (Das Ganze ist leider etwas irreführend: Jemand mit „hohem Psychopathie-Score" ist nicht so stark betroffen wie jemand mit – einfach nur – „Psychopathie" – als sei jemand mit „hoch-febriler Temperatur" nicht so krank wie jemand mit „Fieber".)

Auch hierzulande setzt sich seit ca. 15 bis 20 Jahren diese Auffassung von Psychopathie durch, wenn auch nach wie vor bei Laien und in der Wissenschaft große Unklarheit und Unsicherheit besteht. Eine ausführliche zusammenfassende Darstellung beginnt daher nicht umsonst wie folgt: „Die meisten Leute *meinen*, sie wüssten was ein Psychopath ist – aber kaum ein psychologisches Konzept ruft zugleich so viel Faszination und Missverständnisse hervor. Für die breite Öffentlichkeit bleibt Psychopathie ein kaum verstandener Gedanke, der irgendeine Kombination aus unseren kindlichen Ängsten vorm schwarzen Mann, unserer erwachsenen Faszination mit dem menschlichen Bösen und vielleicht sogar unserem Neid gegenüber Leuten, die unbelastet von Schuld, Qual und Unsicherheit durchs Leben zu gehen scheinen“ (12, Hervorhebung im Original, Übersetzung durch den Autor).

Man mag sich vielleicht rücksichtslose grandiose Geschäftsmänner wie Manfred Schmider (*Flowtex*-Skandal mit knapp 5 Milliarden DM Gesamtschaden) oder Bernard Madoff vorstellen (weltweit größter Betrug mit ca. 50 Milliarden Euro Gesamtschaden, drei Millionen Geschädigten und 45 000 mit dem Fall befassten Anwälten).[3] Oder den charmanten, im Täuschen begabten Blender, der seine Mitmenschen in vielfältiger Weise ausnimmt (man spricht auch von „polytoper Kriminalität“). Im Film *Catch me if you can* (Regisseur war der Madoff-Geschädigte Steven Spielberg) spielt Leonardo di Caprio die wahre Geschichte des Frank Abagnale, der schon vor seinem 19. Geburtstag nacheinander ein Verkehrspilot, Kinderarzt und Polizeiagent war und später vom FBI als Spezialist gegen Checkbetrüger eingesetzt wurde. Sprichwörtlich sind ferner Frauenhelden, die viele kurze Beziehungen durchleben (Psychopathen sind überwiegend Männer[4], deren Partner-

---

3 Schmieder ist bereits seit 2007 wieder auf freiem Fuß, die Entlassung aus dem Gefängnis für Madoff hingegen ist erst „für das Jahr 2159 vorgesehen [...] Madoff verdient im Gefängnis 40 Dollar im Monat. Inzwischen soll er ein beliebter Häftling sein, da er Mitgefangenen ‚clevere‘ Anlagetipps gibt“, kann man hierzu auf Wikipedia nachlesen.

4 Da Männer im Mittel nun einmal größer und stärker sind als Frauen, „lohnt sich“ aggressives Verhalten bei ihnen mehr, weswegen sich möglicherweise der Zusammenhang männlicher Geschlechtshormone und Aggressivität evolutionär entwickelte (95 % aller Mörder sind männlich). Lässt man die Aggressivität aus dem Bild der Psychopathie weg, bleibt ein Bild übrig, das mit der (vor allem bei Frauen vorkommenden) Borderline-Persönlichkeitsstörung überlappt (15). Gegen eine oberflächliche Natur dieser Ähnlichkeit sprechen genetische Bezüge zwischen beiden Persönlichkeitsstörungen.

innen jeweils ein Weilchen brauchen, um die Sache zu durchschauen), sich also durch sexuelle Promiskuität auszeichnen. Oder Serienmörder wie Ted Bundy (28 nachgewiesene Morde), die man glücklicherweise vor allem aus dem Kino (Hannibal Lecter im Film *Das Schweigen der Lämmer*) kennt.

Wie man an Geschäftsleuten oder an Politikern sehen kann, die über Jahre oder Jahrzehnte erfolgreich agieren, sind nicht alle Aspekte der Psychopathie immer negativ zu bewerten. Insbesondere die Eigenschaft der *angstfreien Dominanz* – nach neueren Studien neben *impulsiver Antisozialität* und mangelnder Empathie bzw. *Kaltherzigkeit* eine von drei Säulen der Psychopathie (Tab. 16-2) – kann positive Auswirkungen für den Einzelnen aber auch für die Gesellschaft haben. *„Helden"* und *„Psychopathen"* sind demnach zwei Ausprägungsformen der gleichen Persönlichkeitseigenschaft, die nicht prinzipiell als krankhaft, sondern auch als Anpassungsleistung verstanden wird (3).

Tab. 16-2 Drei-Faktoren-Modell der Psychopathie (nach 12).

Faktor I	**Faktor II**	**Faktor III**
Angstfreie Dominanz	**Impulsive Antisozialität**	**Kaltherzigkeit**
sozialer Einfluss	Egozentrismus	mangelnde Empathie
Angstfreiheit	Nonkonformismus	
Unempfindlichkeit gegenüber Stress	Externalisierung von Schuld	
	sorgenfreie Planlosigkeit	

In einer ganzen Reihe von Studien zur Psychopathie wurde mittlerweile eine zweite Skala verwendet, die PPI-R (*Psychopathic Personality Inventory Revised*), ein Selbstbeschreibungsinstrument mit 154 Items, das als Einzel- und Gruppentest durchgeführt werden kann und etwa 45 Minuten braucht (7). Ihr liegt ein etwas anderer Gedanke der Psychopathie zugrunde, denn sie erfasst sowohl „pathologischen" als auch „gesunden" Egoismus, der auch *angstfreie Dominanz* genannt wird. Dieser Persönlichkeitszug war nach einer Studie an 3388 Personen mit dem Innehaben von Management- bzw. Führungspositionen sowie insgesamt risikoreichen Berufen assoziiert. Zudem fanden Babiak und Mitarbeiter bei 203 Managern, dass höhere Werte für Psychopathie auf der PCL-R auch mit positiven Eigenschaften wie strategischem Denken und Kreativität zusammenhingen (4).

Die vielleicht interessanteste Studie hierzu legten Lilienfeld und Mitarbeiter vor zwei Jahren vor, bezog sie sich doch auf alle US-amerikanischen Präsidenten bis auf Barack Obama – 42 an der Zahl. Insgesamt 121 Experten (Historiker, Biografen, Journalisten) untersuchten zunächst mittels einer fast 600 einheitlichen Items umfassenden Evaluation deren Persönlichkeit mithilfe des 5-Faktoren-Modells (Big Five) und das Ausmaß ihrer Psychopathie. Zudem wurden subjektive Bewertungen wie auch objektive Maße der Güte ihrer Amtsführung (z. B. Wiederwahl, neue Gesetze) erhoben. Hierbei zeigte sich, dass die Präsidenten im Mittel ein höheres Ausmaß an angstfreier Dominanz im Vergleich zur Allgemeinbevölkerung aufwiesen, sich im Hinblick auf impulsive Aggressivität jedoch nicht unterschieden. Die angstfreie Dominanz war zudem mit Maßen der Amtsführung assoziiert, wie beispielsweise Führungsstärke, Überzeugungskraft, Krisenmanagement, Beziehung zum Kongress, und diese Beziehungen blieben selbst dann statistisch bestehen, wenn man den Einfluss von Kovariablen wie (geschätzte) Intelligenz und Persönlichkeitseigenschaften in Rechnung stellte (10). Die *impulsive Antisozialität* der Präsidenten variierte hingegen mit negativen Aspekten der Amtsführung, wie beispielsweise Anklagen durch das Parlament (congressional impeachment resolutions). *Kaltherzigkeit* war ebenfalls nur mit mangelndem Gerechtigkeitsempfinden und fehlender Kompromissbereitschaft verknüpft.

Ist der Homo oeconomicus ein Egoist, ein Psychopath oder irgendwie beides? Wie erkennt man unter diesen die Helden (oder wie unter vermeintlichen Helden die Psychopathen)? Und schließlich: Was sind das für Leute, die nicht teilen wollen oder können?

Um dies herauszufinden, führten japanische Wissenschaftler (17) mit 446 Bewohnern einer wohlhabenden Tokyoter Vorstadt (im Alter von 20 bis 59 Jahren) zunächst experimentelle Spielsituationen durch (Diktatorspiel, Gefangenendilemma) und ermittelten damit diejenigen, deren Verhalten tatsächlich dem eines rationalen Agenten gleicht, der seinen Nutzen maximiert. Hierbei handelte es sich um 31 Personen (7 %), die z.B. im Diktatorspiel einfach immer alles für sich behielten. Diese Personen zeigten auch in einem Fragebogen zur sozialen Werteorientierung (social value orientation, SVO) nur Interesse für sich selber und keines am Wohlergehen der anderen; zugleich wiesen sie aber auch einen abwägenden Stil der Entscheidungsfindung auf. Nun konnten die Autoren nicht nur die 7 % rationale Egoisten, sondern weitere 8,7 % (n = 39) Personen identifizieren, die zwar nicht 100 % für sich behielten, aber dennoch höchstens 15 % beim Diktatorspiel abgaben. Diese Personen wurden als *quasi Homo oeconomicus* bezeichnet, da sie sich fast wie ein rationaler Egoist verhielten. Insgesamt 125 Personen erwiesen sich als *konsistente Kooperierer*, gaben sie doch in allen Runden des Diktatorspiels 50 % oder mehr ab. Die übrigen 251 Teilnehmer (56,3 %) wurden als *Normalpersonen* klassifiziert (im Sinne der statistischen Norm; Tab. 16-3).

Tab. 16-3 Ergebnisse der Studie von Yamagichi (17) an 446 Personen im Hinblick auf das freiwillige, einmalige Teilen eines Geldbetrages mit einem Unbekannten (man spricht hier auch von *single-shot*[5] *dictator game*).

Bezeichnung (gemäß den Autoren)	**Betrag, der einem Fremden freiwillig gegeben wird (%)**	**Häufigkeit in der Stichprobe (%)**
Homo oeconomicus	0	7
quasi Homo oeconomicus	weniger als 15	8,7
Normalperson	15 bis weniger als 50	56,3
konsistente Kooperierer	50 oder mehr	28

Indem man nicht nur das Verhalten im Spiel, sondern zusätzlich auch das Alter, den IQ, die Werteorientierung und den Grad der Psychopathie gemessen hatte, konnte man nun – nach Angaben der Autoren erstmals – untersuchen, wie sich der Homo oeconomicus – gleich ob „quasi" oder vollkommen – von normalen Menschen unterscheidet: Er ist eher jünger, männlich (Abb. 16-1) und glaubt

5 Obwohl es hier darum geht, Anderen Gutes zu tun (also nicht um deren Erschießung), spricht man von „single oder multiple *shot* games". Vielleicht ist das der Tatsache geschuldet, dass diese Experimente vor allem im angloamerikanischen Sprachraum gemacht wurden, und dort die Knarre einfach alltäglicher ist; das wäre dann wie beim Whiskey, von dem man sich ja – selbst im Deutschen – einen Schuss gönnt.

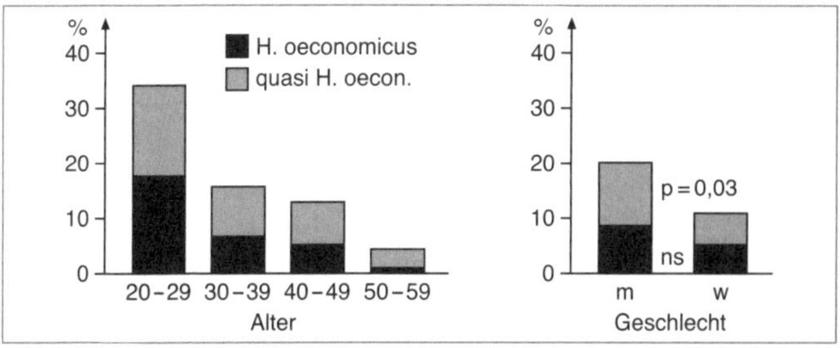

Abb. 16-1 Prozentualer Anteil des Homo oeconomicus (H) und quasi Homo oeconomicus (qH) nach Alter und Geschlecht. Beim Homo oeconomicus unterscheiden sich Männer und Frauen nicht signifikant (schwarze Säulen: ns), der quasi Homo oeconomicus ist bei Männern signifikant (p = 0,03) häufiger (nach 17).

eher daran, dass die Manipulation anderer Menschen zum Erfolg führt (Abb. 16-2a).

Interessant waren jedoch vor allem die Unterschiede *zwischen* den Gruppen, also zwischen dem strikten und dem quasi Homo oeconomicus: Der strikte Homo oeconomicus hatte mehr Verständnis für Situationen (Abb. 16-2a), war lebenszufriedener (Abb. 16-2b), hatte ein höheres Selbstwertgefühl (Abb. 16-2c) und zudem ein stärkeres Gefühl, von anderen geschätzt zu werden (Abb. 16-2d). Weiterhin war er signifikant intelligenter (Abb. 16-2e): Betrug seine Häufigkeit in der Gesamtgruppe nur 7 % (ca. jeder Vierzehnte), so betrug die Häufigkeit in der Subgruppe der Personen mit IQ über 115 (9 % aller Personen) 21 % (ca. jeder Fünfte).

„Im Gesamtbild des Homo oeconomicus sehen wir eine intelligente Person, die getrieben ist, sich hervorzutun und andere Menschen zu beherrschen, und zur Impulskontrolle sowie der Verfolgung langfristiger Ziele in der Lage ist. Mit anderen Worten, der Homo oeconomicus ist der prototypische Vertreter der sozialen und ökonomischen Elite. [... Er] ist rational und ein erfolgreicher Egoist", fassen Yamagichi et al. (17, Übersetzung durch den Autor) ihre Ergebnisse zusammen.

Ganz anders dagegen der *quasi* Homo oeconomicus, der sich ähnlich verhält, aber impulsiver ist, signifikant weniger Vertrauen hat (Abb. 16-2f), und bei dem das Persönlichkeitsmerkmal Verträglichkeit geringer (Abb. 16-2g), das Merkmal Neurotizismus dagegen stärker (Abb. 16-2h) ausgeprägt ist (jeweils signifikant). Auch ist er unsympathischer (Abb. 16-2i) und weniger zur Perspektivenübernahme (Abb. 16-2j) fähig. Die Autoren identifizieren damit letztlich zwei Typen von unkooperativen Menschen, einen, den man auch positiv sehen kann und einen zweiten, der

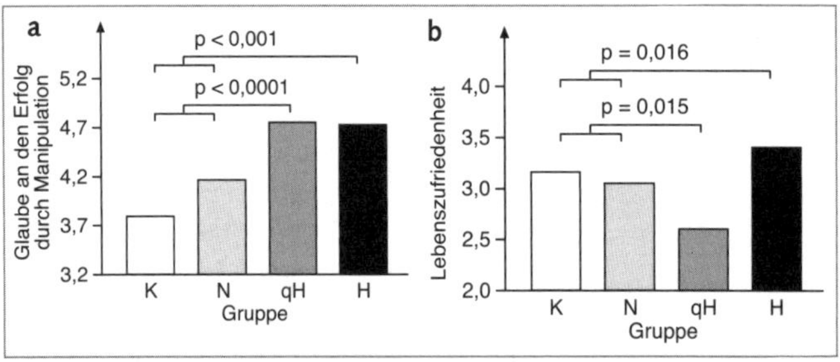

Abb. 16-2 Unterschiede zwischen den Gruppen der extrem kooperativen (K) und normalen (N) Menschen sowie dem quasi Homo oeconomicus (qH) und dem (strikten) Homo oeconomicus (H) im Hinblick (a) auf den Glauben an den Erfolg manipulativen Verhaltens, (b) die Lebenszufriedenheit, (c) Selbstwertgefühl sowie (d) das Gefühl, von anderen geschätzt zu werden, (e) Intelligenz, (f) Vertrauen, die Persönlichkeitsmerkmale (zwei der Big Five) (g) Verträglichkeit, (h) Neurotizismus und die Eigenschaften (i) der Sympathie und (j) der Fähigkeit zur Perspektivenübernahme (nach 17; p-Werte aus der logistischen Regression für Alter und Geschlecht kontrolliert).

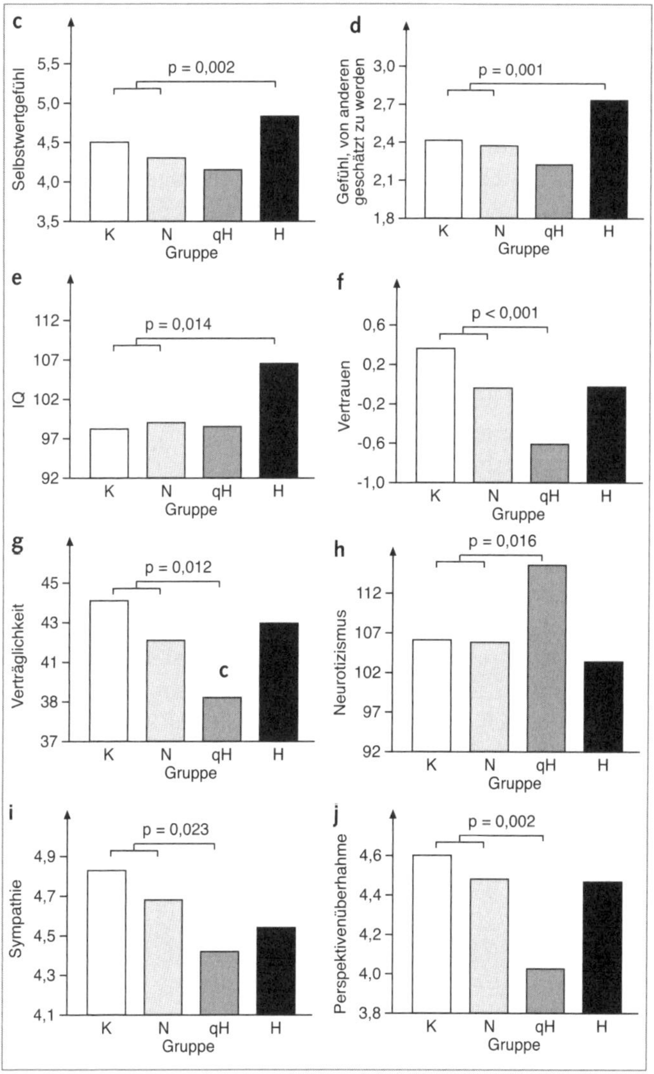

Abb. 16-2 *Fortsetzung*

eher dem klassischen Psychopathen (wenn auch in geringerer Ausprägung) entspricht. Dass dieser zweite Typ bei Männern häufiger gefunden wurde, passt ins Bild.

Was noch vor zehn Jahren galt – dass die Häufigkeit des Homo oeconomicus vor allem durch die Art des Wirtschaftens und durch keinerlei (sozial-)psychologisch relevante Variablen (z. B. Alter, Geschlecht, Persönlichkeitsfaktoren) zu charakterisieren ist – scheint heute nicht mehr zu stimmen. Vielleicht waren die Nichtergebnisse entsprechender früher Studien der Tatsache geschuldet, dass man sich aus unterschiedlichen Motiven heraus egoistisch verhalten kann und daher aus psychologischer Sicht der Homo oeconomicus ein weniger einheitliches Konstrukt ist als man über Jahrzehnte hin dachte. Es bleibt abzuwarten, ob sich Ergebnisse wie die von Yamagichi und Mitarbeitern in anderen Gegenden, Gesellschaften und Gesellschaftsschichten replizieren lassen. Nur dann lassen sich auch Fragen aus anderen Fachgebieten allgemein beantworten, wie beispielsweise die nach der Entwicklung, der Neurobiologie oder der Genetik.

Wie lernt man das Teilen und wie entsteht der Homo oeconomicus? Ist das Verhalten angeboren oder erlernt, also biologisch bedingt oder eher kulturell tradiert? Wie entwickelt ein Mensch Sozialverhalten und den Wunsch nach Fairness? Und wie untersucht man die Ontogenese von mehr oder weniger rationalem Entscheidungsverhalten in ökonomischen Standardsituationen bei Drei- bis Achtjährigen?

Literatur

1. Anderson NE, Kiehl KA. Psychopathy: developmental perspectives and their implications for treatment. Restor Neurol Neurosci 2014; 32: 103–117.
2. Benning SD, Patrick CJ, Hicks BM et al. Factor structure of the psychopathic personality inventory: validity and implications for clinical assessment. Psychol Assess 2003; 15: 340–350.
3. Dutton K. Wisdom from psychopaths. Scientific American 2012; 23: 36–43.
4. Babiak P, Neumann CS, Hare RD. Corporate psychopathy: Talking the walk. Behavioral Sciences and the Law 2010; 28: 174–193.
5. Cima M, Tonnaer F, Hauser MD. Psychopaths know right from wrong but don't care. SCAN 2007; 5: 59–67.
6. Franz S. Grundlagen des ökonomischen Ansatzes: Das Erklärungskonzept des Homo Oeconomicus. Working Paper 2004–2. Institut für Makroökonomik, Universität Potsdam (www.uni-potsdam.de/u/makrooekonomie/index.htm).
7. Hallner D, Hasenbring M, Hoyer J. TBS-TK Rezension: Psychopathic Personality Inventory – Revised. Deutsche Version (PPI-R). Psychologische Rundschau 2010; 61: 224–226.
8. Hare RD, Neumann CS. Psychopathy as a clinical and empirical construct. Annual Review of Clinical Psychology 2008; 4: 217–246.
9. Hare RD, Harpur TJ, Hakstian AR et al. The revised psychopathy checklist: reliability and factor structure. Psychological Assessment 1990; 2: 338–341.
10. Lilienfeld SO, Waldman ID, Landfield K et al. Fearless dominance and the U.S. presidency: Implications of psychopathic personality traits for successful and unsuccessful political leadership. Journal of Personality and Social Psychology 2012; 103: 489–505.
11. Lilienfeld SO, Latzman RD, Watts AL et al. Correlates of psychopathic personality traits in everyday life: results from a large community survey. Front Psychol 2014; doi: 10.3389/fpsyg.2014.00740.
12. Rogers F (1963–2001). Mr Rogers' Neighborhood. Educational Children's Television Series, CBC (1963–1966), PBS (bis 31. August 2001); public broadcaster WQED & Family Communications, Inc., Pittsburgh, Pennsylvania.

13. Spitzer M. Fairness und Testosteron. In: Dopamin und Käsekuchen. Stuttgart: Schattauer 2011; 44–48.
14. Spitzer M. Aschenputtel als Flugsimulator. In: Nichtstun, Flirten, Küssen. Stuttgart: Schattauer 2012; 1–35.
15. Sprague J, Javdani S, Sadeh N, Newman JP, Verona E. Borderline Personality Disorder as a female phenotypic expression of psychopathy? Personal Disord 2012; 3: 127–139.
16. von Neumann J, Morgenstern O. Spieltheorie 1944. Theory of Games and Economic Behavior. Princeton University Press, Princeton NJ.
17. Yamagishi T, Li Y, Takagishi H, Matsumoto Y, Kiyonari T. In Search of Homo economicus. Psychological Science 2014; 18 July 2014, doi: 10.1177/0956797614538065.
18. Zheng L, Guo X, Zhu L, Li J, Chen L, Dienes Z. Whether others were treated equally affects neural responses to unfairness in the Ultimatum Game. SCAN 2014; 9, doi: 10.1093/scan/nsu071.
19. Falk A. Homo Oeconomicus Versus Homo Reciprocans: Ansätze für ein Neues Wirtschaftspolitisches Leitbild? Institute for Empirical Research in Economics, University of Zurich 2001, Working Paper Series, Working Paper No. 79.
20. Joachim Starbatty (1999) Das Menschenbild in den Wirtschaftswissenschaften, Tübinger Diskussionsbeiträge 176: www.uni-tuebingen.de/uni/w04/bibliothek/DiskBeitraege/176.pdf (11.05.2004).
21. Güth W, Schmittberger R, Schwarze B. An experimental analysis of ultimatum bargaining. Journal of Economic Behavior and Organization 1982; 3: 367–388.

17 Schwarmdummheit

Schwarmintelligenz gehört zu den viel strapazierten und zugleich wenig verstandenen Wörtern der Gegenwart. Das klingt irgendwie interessant, „hipp“ (wie man heute so sagt) und scheint sehr vieles zu erklären. Wann immer relativ einfache „Agenten“ (das können Organismen *oder* Roboter sein) mit einfachem Verhaltensrepertoire komplexe Verhaltensweisen ausführen bzw. „intelligentes Verhalten“ an den Tag legen können, spricht man von Schwarmintelligenz. Jeder kennt die Bilder und Filme von Schwärmen von Ameisen, Bienen, Fischen oder Vögeln, die sich ohne eine erkennbare Führungsstruktur dennoch wie ein *einziges* Lebewesen verhalten. Solche Schwärme werden daher zuweilen auch als *Superorganismus* bezeichnet. Der Neuro- und Verhaltensbiologe Rüdiger Wehner (14) hat diesen Gedanken wie folgt auf den Punkt gebracht: „Die ‚Seele der weißen Ameise‘ sitzt nicht in der Königin. Sie ist dezentralisiert als kollektive Intelligenz über die Gesamtheit der Gruppenmitglieder verteilt.“

Durch entsprechende genaue Beobachtungen und vor allem auch durch Simulationen am Computer und sogar mit realen Robotern konnte man zeigen, dass wenige einfache Regeln genügen, um die Gemeinschaft als ganze in die Lage zu versetzen, komplexe Aufgaben zu lösen (8, 9). Solche Superorganismen wurden sogar bereits mit Gehirnen verglichen, die ja auch „nur“ aus Neuronen bestehen, welche für sich genommen lediglich sehr einfache Operationen ausführen (integrieren, vergleichen, feuern), und dennoch gemeinschaftlich hierdurch komplizierteste geistige Leistungen vollbringen, wie beispielsweise Jonglieren, Sprechen oder die Relativitätstheorie entdecken.

Betrachten wir das Beispiel einiger hunderttausend nahrungssuchender Bienen einmal genauer, um eine Vorstellung davon zu gewinnen, wie sinnvolles Gesamt*verhalten* *ohne* Gesamt*übersicht* zustande kommen kann. In einem Gebiet von einigen hundert Quadratkilometern wird kollektiv Nektar gesammelt, ohne „Einsatzleitung“ mit Karten, ohne Funkverkehr und vor allem ohne Gesamtübersicht zu den ständig wechselnden Blüten. Wie viele Bienen sollen wo und wie lange sammeln und wie viele neue Sammlerinnen sollten sie zu den jeweils ergiebigsten Quellen rekrutieren?

Der zitierte Verhaltensbiologe Wehner (14) beschreibt die Auflösung dieser Fragen eindrucksvoll wie folgt: „Keine Biene besitzt den geografischen Überblick über die Verteilung der Futterquellen im kilometerweiten Gelände. Jede entscheidet lokal, indem sie mit einer internen Messskala die Rentabilität der Futterquelle bemisst, auf die sie gerade gestoßen ist. Oberhalb eines Energieschwellenwertes wird die Quelle weiter besucht, unterhalb desselben verlassen. Noch höhere Zuckerkonzentrationen führen zum Rekrutieren von Zusatzsammlerinnen. Die Schwellen für die einzelnen Aktivitäten sind jedoch im Gehirn der Biene nicht auf feste Werte fixiert, sondern variieren mit dem Energiebedarf der Kolonie. Bei hohem Bedarf, also leeren Nektarspeichern, werden auch niedrige Zuckerkonzentrationen toleriert. Füllen sich dann die Speicher, vermindert sich also die Nachfrage, steigen die Schwellen, bis nur noch hochkonzentrierter Stoff eingetragen wird: Ein höchst effizientes Beschaffungsprogramm, das auf selbstregulierende Weise funktioniert. Dabei ist keine Sammlerin über den Energiebedarf der Kolonie direkt orientiert. Sie entnimmt dieses globale Maß einer lokalen Messgröße: der Wartezeit auf der Entladerampe. Dort übergeben nämlich die Sammelbienen den Stoff an solche Gruppenmitglieder, die als Speicherbienen fungieren. Die Interaktionen zwischen Sammel- und Speicherbienen koppeln den Sammelzyklus der Außenwelt an den Speicherzyklus der Innenwelt. [...] Je voller die Speicher, desto länger müssen die Speicherbienen nach leeren Zellen suchen, desto mehr Zeit verstreicht bis zu ihrer Rückkehr in die Entladezone, desto länger müssen die aufgetankten Sammlerinnen auf ihre Entladung warten; und je länger sie warten müssen, desto weiter verschieben sie im Feld ihre Futterpräferenzkurven zu hohen Nektarwerten." Soweit zur dezentralen Entscheidungsfindung bei Bienen. Jede kennt nur ihren beschränkten Horizont und dennoch machen sie – im wörtlichen Großen und Ganzen, dem Schwarm eben – das Richtige. Ein wie ich finde sehr eindrucksvolles Beispiel von Schwarmintelligenz!

Auch manche Fischarten schwimmen zuweilen spontan im Kreise, wobei keiner im Schwarm die Gesamtübersicht hat, sondern jeder nur der Regel folgt, sich beständig zu bewegen und immer möglichst nahe bei einem anderen Fisch zu sein. Der Kreisverkehr entsteht dann von allein, weil er eine einfache Organisationsform der Gruppe darstellt, die diese Randbedingungen erfüllt. Mittlerweile wurde gezeigt, dass in dieser Hinsicht Menschen auch nur Fische sind, d.h. bei entsprechenden Instruktionen ebenfalls spontan beginnen, im Kreis zu laufen (5).

Nicht immer jedoch klappt diese Kooperation der lokal kommunizierenden autonomen einzelnen Agenten mit beschränktem Horizont zur Erzeugung eines Optimums für alle im Großen. Denken wir nur an die unnötigen Staus auf Autobahnen bei hohem Verkehrsaufkommen: Irgendeiner nimmt Gas weg (vielleicht weil irgendein anderer vor ihm auf seine Spur wechselte), der Nachfolger schaut gerade auf sein Navi oder Handy, bemerkt erst kurz vor dem Auffahren seinen geringen Abstand zum vorausfahrenden Fahrzeug und muss heftig bremsen. Der Nachfolgende bemerkt das wiederum mit einer kleinen Verzögerung und bremst noch heftiger. Und weil dann von hinten mehr Autos kommen als vorne (wegen der langsameren Geschwindigkeit) weiterfahren können, entsteht aus dem Nichts ein Stau. Bestenfalls. Wenn auch nur einer nicht aufpasst, gibt es einen Auffahrunfall mit n Fahrzeugen (wobei es dann Glückssache ist, ob n einstellig bleibt). Gegen diese Form von dysfunktionalem Gruppenverhalten kommunizierender Kurzsichtiger – nennen wir sie *Schwarmdummheit* – helfen nur Weitsicht und Mitdenken, zwei derzeit leider nicht sehr hoch im Kurs stehende Tugenden.

Eine andere Form der kollektiven Intelligenz entdeckte Francis Galton, ein Neffe Charles Darwins, vor gut 100 Jahren. Er hatte sich eigentlich vorgenommen, zu zeigen wie dumm Menschenmassen sind (12). Beim Besuch eines Jahrmarkts beobachtete er einen Wettbewerb, bei dem etwa 800 Menschen das Gewicht eines Ochsen schätzen sollten. Sie gaben ihre Meinung auf einem Zettel zusammen mit ihrem Namen ab, und wessen Schätzung am nächsten beim tatsächlichen Gewicht lag, der erhielt einen Preis. Nachdem alles vorüber war, besorgte sich Galton alle abgegebenen Zettel und wertete sie statistisch aus: Er bestimmte den Mittelwert aus allen 787 Schätzungen und fand zu seinem großen Erstaunen, dass der Mittelwert aller Schätzungen vom tatsächlichen Gewicht des Ochsen um nur 0,8 % abwich! Obwohl also viele Leute weit daneben lagen, lag die Masse insgesamt praktisch genau richtig. „Es scheint, dass in diesem speziellen Fall die Stimme des Volkes die Wahrheit auf ein Prozent genau trifft“, kommentierte Galton im Fachblatt *Nature* (6) sein Ergebnis, nicht ohne dessen politische Relevanz anzumerken: „Das Ergebnis zeigt aus meiner Sicht die Glaubwürdigkeit demokratisch gefällter Urteile in stärkerem Ausmaß als man erwartet hätte.“

Vor zehn Jahren machte der US-amerikanische Journalist James Surowiecki diesen Gedanken in seinem Weltbestseller *Die Weisheit der Vielen* (Original: *The Wisdom of Crowds*) international bekannt. Der Grundgedanke ist dabei ganz einfach und für jeden Nervenarzt unmittelbar einsichtig, denn mit kollektivem Wissen verhält es sich ähnlich wie mit einem ereigniskorrelierten Potenzial: Dies ist ein sehr schwaches an der Oberfläche des Kopfes abgeleitetes durch einen Reiz ausgelöstes elektrisches Signal, das im Rauschen (d.h. in der vielfältigen elektrischen Aktivität, die am Kopf ableitbar ist) untergeht, es sei denn, man addiert viele solcher Signale. Dann schält es sich immer besser aus dem Rauschen heraus. Nicht anders bei vielen Menschen, von denen jeder ein kleines bisschen weiß: Je mehr Meinungen man sammelt, desto eher entspricht der Mittelwert dieser Meinungen der Wahrheit.

Anzumerken ist an dieser Stelle, dass diese *Weisheit der Vielen* ein statistisches Phänomen darstellt und *kein* sozialpsychologisches. Im Gegenteil: Kommen sozialpsychologische Effekte ins Spiel, dann leidet darunter die Weisheit der Sozietät! Dies konnte in einer großen experimentell angelegten Studie zu Bewertungen von Individuen nachgewiesen werden, die entweder mit oder ohne Kommunikationsmöglichkeit untereinander agierten. Im ersten Fall kam es zu gegenseitiger Beeinflussung, welche die Qualität der Urteile verminderte (10, 12).

Ein höherer Grad an Vernetzung führt also nicht, wie man zunächst meinen könnte – und schon gar nicht zwangsläufig! – zu intelligenterem Verhalten, sondern hat im Gegenteil eine geringere Performanz des Gesamtsystems zur Folge. Letztlich ist es ähnlich wie bei den Finanzmärkten: Auch der Handel in Millisekunden führt keineswegs zu mehr Stabilität, sondern destabilisiert das Gesamtsystem, indem er Zufallsschwankungen verstärkt. Positives Feedback („je mehr, desto mehr“ – man stelle sich einmal eine Heizung vor, die nach diesem Prinzip funktioniert!) muss zum Aufschaukeln von Zufällen und letztlich zur Katastrophe führen – das zumindest sagen die seit mehr als einem halben Jahrhundert bekannten Gesetze der Kybernetik.

Mit dieser etwas aufgeklärteren Sicht auf die Schwarmintelligenz wird deutlich, dass das gegenwärtige Interesse daran weniger auf Verständnis, sondern eher auf Unverständnis und subjektiver Anmutungsqualität – d.h. auf *Hype* – beruht. Dieser wird oft genährt durch die Behauptung, die heutigen digitalen Kommunikationsmedien würden uns dank ihrer bloßen Existenz zu intelligenteren Wesen machen. Bei genauerem Hinsehen spricht jedoch kaum etwas für diese Behauptung, vieles spricht jedoch dagegen, wofür es seit Jahren zunehmende und eindeutige Belege gibt (15). Das aber bedeutet: Die weitreichende Vernetzung vieler Einzelner kann auch zu einer Verringerung der Leistungsfähigkeit des Gesamtsystems führen. Und da es hier um geistige Leistungen geht, kann man hierfür den Terminus technicus *Schwarmdummheit* verwenden.

Gerade die Einsicht, dass Mittelwertschätzung bei *kommunizierenden* Subjekten die Wahrheit mit *geringerer* Wahrscheinlichkeit trifft, verdient im Hinblick auf ihre Konsequenz für die Politik besondere Beachtung. Demokratien sind ja bekanntlich immer in Gefahr, von einem populistischen Verführer manipuliert und missbraucht zu werden. Mit steigender Geschwindigkeit der Kommunikation steigt auch diese Gefahr. Betrachten wir zunächst ein eher harmloses Beispiel aus der Ökonomie: Bricht auf den Philippinen ein Vulkan oder eine Seuche aus, fällt der Aktienkurs der Lufthansa. Nicht etwa, weil diese falsch wirtschaftet, sondern weil die beiden erwähnten Katastrophen den Wunsch mancher, in die Ferne zu reisen, mindern, und dies wiederum jeder weiß: Mit der Angst der Menschen kann man immer rechnen! Und weil dies wiederum jeder Investor weiß, wird er Aktien der Lufthansa verkaufen, und weil dies wiederum jeder weiß, wird es jeder tun, weswegen dann der Aktienkurs fällt und jeder Geld verliert, der mitmacht. Einige wenige angstfreie Schlaue machen sich dies zu Nutze und verdienen Geld. Aber noch einmal:

Dies alles hat mit der Qualität der Lufthansa nichts zu tun.

Das Ganze geschieht gerade aufgrund der guten Vernetzung der Teilnehmer und der Geschwindigkeit des Informationsflusses. Ginge der langsamer, gäbe es kein Problem mit den Lufthansa-Aktien.

Weniger harmlos ist das Beispiel der jüngsten Geschichte der Ukraine: In Russland wird überall und permanent verbreitet, dass der Westen das Land destabilisiert, den Präsidenten vertrieben und die russische Minderheit unterdrückt hat. Das geht so weit, dass man im offiziellen russischen Fernsehen behauptet hat, der tragische Tod des Chefs des französischen Ölkonzerns – eines Freundes von Russland – könnte nicht durch einen betrunkenen Schneepflugfahrer oder einen unaufmerksamen Fluglotsen, sondern durch den US-amerikanischen Geheimdienst herbeigeführt worden sein. Und weil jede Nachricht sofort weitergeleitet, vervielfältigt, gedankenlos kommentiert und wieder weitergeleitet und vervielfältigt wird, entstehen so in unterschiedlichen Gruppen oder Staaten völlig verschiedene Bilder der Realität. Es ist dann nicht mehr so, dass man sich über die Bewertung der Realität, die alle kennen und die nun einmal so ist wie sie ist, streitet, sondern über die Realität selber!

Je mehr gebloggt, getwittert, geliked und gesimst wird, oft innerhalb von Sekunden, desto instabiler wird die Lage. Der Versuch, auf diese Weise Demokratie zu praktizieren, muss scheitern (und die Piraten haben uns vorgelebt, wie das geht). Demokratie braucht Tiefpassfilter, d.h. gewählte Abgeordnete, die Zeit zum Nachdenken haben und sich diese auch nehmen. Nur so wird verhindert, dass sich (schlimmstenfalls anonym vorgebrachte) dumme Gedanken sehr rasch ausbreiten (weil sie irgendein Bedürfnis befriedigen oder irgendwie gut klingen) und eine Mehrheit finden, ohne dass deren Konsequenzen bedacht worden wären. Das System – unsere Demokratie – wäre sehr bald an die Wand gefahren.

Machen wir uns nichts vor: Beim Bloggen, Twittern, Liken und Simsen bleibt in aller Regel eines auf der Strecke: das Nachdenken. Man muss dabei gar nicht die „dümmsten Tweets der Welt" bemühen, aber ein Blick darauf macht das Ausmaß der Katastrophe Schwarmdummheit deutlich: „Wenn China den USA 10 Stunden in der Zeit voraus ist, warum haben sie uns dann nicht vor den Anschlägen des 11. September gewarnt?" – Hier hilft keine Zeitmanagement-Kompetenz und kein BA in Event-Management, sondern nur die gute alte – und leider völlig zu Unrecht in Verruf gekommene – Allgemeinbildung aus den Klassen 1 bis 9. Auf Allgemeinwissen kann man eben nicht verzichten und schon gar nicht kann man es etwa durch Google ersetzen! Man braucht es vielmehr, um mit Google überhaupt etwas anfangen zu können. Mir selbst genügt ein Blick in die Inbox meiner elektronischen Post:

„Lieber Herr Spitzer, ich schreibe da gerade ein Referat / eine vorwissenschaftliche Arbeit[1] / eine Bachelor-Arbeit / einen Artikel zum Thema xxx: Dürfte ich Sie bitte dazu einmal anrufen, ich hätte da nämlich einige Fragen." – „Nein", muss ich dann immer antworten, denn erstens hinge ich sonst den ganzen Tag am Telefon und zweitens ist es

1 Alle Mails mit dem Wunsch nach Hilfe bei einer „vorwissenschaftlichen Arbeit" kommen aus Österreich. Wie ich mittlerweile in Erfahrung bringen konnte, müssen Schüler dort eine solche anfertigen. Weil sich alle Verantwortlichen im Klaren darüber sind, dass Schüler keine Wissenschaft betreiben können, ist die Arbeit „vorwissenschaftlich". Früher sagte man „Erörterung" dazu, und das war auch in Ordnung so, zumal es darauf ankam, diese *selbst* zu denken und zu schreiben und nicht jemanden zu bitten, dies für einen zu tun. Gerade den österreichischen Bildungsverantwortlichen sollte klar sein, dass man das Bergsteigen ja auch nicht dadurch lernt, dass einen jemand auf den Gipfel trägt. Ebenso wenig lernt man selbsttätiges Nachdenken dadurch, dass man jemanden fragt.

ja gerade die Aufgabe des Schülers, Studenten oder Journalisten, *sich selbst* ein Bild zu machen. Nicht selten werden auch gleich direkt Fragen formuliert und um Antworten gebeten, worauf ich ebenfalls mit immer dem gleichen Text per „copy und paste" – das geht am schnellsten – reagiere: „Was ich dazu weiß, habe ich publiziert. Es ist heute leichter denn je, dies zu finden; und lesen müssen Sie schon selbst."

Besonders dreist sind manche Journalisten, die so tun als wären sie schon mit der Arbeit fertig („ich habe den Artikel schon zu 90 % geschrieben") und „nur noch ein paar Kleinigkeiten bzw. spezielle Fragen" besprechen möchten. Zu diesen zählt dann: „Wie funktioniert das Gehirn eigentlich?" oder „was passiert eigentlich beim Denken im Gehirn?". Auch für diese Fälle habe ich einen bereits vorformulierten Text:

„Sehr geehrte Journalistin[2], ich habe gerade einen Artikel über Kubismus fast fertig und möchte nur noch einige Kleinigkeiten mit Ihnen rasch klären. Sagen Sie mal: Was ist eigentlich ein Würfel? Und dann gab es da noch einen, wie hieß der nochmal: Picasso oder so ähnlich? – Was hat der eigentlich damit zu tun?"

Diese Antwortmail wird selten beantwortet, und wenn dann mit wüsten Beschimpfungen über die Arroganz der Wissenschaftler im Allgemeinen und des Herrn Spitzer im Besonderen ... Wie gesagt, wenn das nicht so häufig wäre, würde ich mich auch nicht so verhalten oder gar darüber an dieser Stelle schreiben. Aber es *ist* leider sehr häufig! Und ernsthaften Journalisten sei gesagt, dass ich trotz dieser Erfahrungen für jemanden, der sich wirklich Gedanken

2 Nach meiner privaten unpublizierten und unpublizierbaren Statistik waren die Absender der hier diskutierten besonders dreisten Anfragen ausnahmslos weiblich.

machen will, nach wie vor als Auskunftei für Fragen nach Geist, Gehirn, Gott und der Welt und allem, was damit noch so entferntest zu tun haben könnte (dies beschreibt den Bereich der an mich gerichteten Fragen ziemlich genau), gerne dienlich bin.

Vielleicht sprechen derzeit ja auch nur deswegen so viele so oft von Schwarmintelligenz, weil sie damit die allseits zu beobachtende Schwarmdummheit gleichsam hinwegreden möchten. Es entspricht leider dem Zeitgeist, dass man nicht mehr selber denkt, sondern denken lässt, d.h. jemanden fragt. Das Ganze hat durchaus auch bei respektablen Institutionen Methode, hat doch das deutsche *Wissenschafts*ministerium von allen Ministerien am meisten Geld – jährlich etwa eine halbe Milliarde – dafür ausgegeben, sich beraten zu lassen. Selber zu denken kam für die Ministerialbeamten offenbar nicht in Betracht. Stattdessen kauft man sich Rat zur Bewertung von Wissenschaft bei einer kleinen Gruppe von „Experten" ein, was letztlich doch nur dazu führt, dass diese sich die Mittel gegenseitig zuschieben. Mit Intelligenz – von Schwärmen oder Individuen – hat dies nichts zu tun.

Betrachten wir abschließend ein kleines instruktives Beispiel von Schwarmdummheit, unter dem der Autor jüngst zu leiden hatte: Im Frühjahr 2014 publizierten zwei Psychologen von den Universitäten Landau und Linz eine Arbeit mit dem Titel „Digitale Demenz? Mythen und wissenschaftliche Befundlage zur Auswirkung von Internetnutzung" im Fachblatt *Psychologische Rundschau* (4). Wenige Tage später schrieb der österreichische *Standard*: „Um populäre Behauptungen zu den schädlichen Auswirkungen von Internet & Co. möglichst *objektiv* mit dem aktuellen wissenschaftlichen Forschungsstand abzugleichen, suchten Markus Appel und Constanze Schreiner vom Fachbereich Psychologie der Uni Koblenz-Landau (zum Zeitpunkt der Studie an der Uni Linz) gezielt nach Metaanalysen zum

Thema digitale Medien. [...] Laut Appel und Schreiner widersprechen die *wissenschaftlichen* Ergebnisse auf vielen Gebieten klar den Thesen zu den schädlichen Auswirkungen des Internets. [...] *Eltern werden falsch informiert*" (3, Hervorhebungen durch den Autor, MS). „Die alarmistischen Thesen von Spitzer und Co. haben wenig mit dem wissenschaftlichen Kenntnisstand zu tun" (1, 2), zitieren der österreichische *Kurier* sowie die *Westfälischen Nachrichten* den Erstautor der Arbeit. In den verschiedensten Internetforen erschienen daraufhin gleichlautende oder sehr ähnliche Beiträge; das Ganze wurde gebloggt und getwittert, gemailt und geliked, bei Facebook und WhatsApp, und damit gebetsmühlenartig elektronisch vervielfältigt.

Nun ändert das endlose Wiederholen unwahrer Behauptungen nicht deren Wahrheitsgehalt. Fakt ist, dass die von Appel und Schreiner angeführten vermeintlich neuen Daten wesentlich älter sind als die von mir zur Untermauerung meiner Aussagen herangezogenen Daten. Die Autoren publizierten damit bewusst die Unwahrheit – in einem Fachblatt, das über ein Peer-Review-System verfügt (welches im Fall der Arbeit von Appel und Schreiner ganz offensichtlich komplett versagt hat).

Und nicht nur das: Wie mir ein Freund mitteilte, hatte sich bald darauf auch der Eintrag bei Wikipedia über mich geändert. Der enthält ohnehin nichts, was ich je autorisiert hätte, sondern im Wesentlichen Polemik gegen mich von Leuten, die ich nicht kenne, die aber von sich selbst offenbar glauben, dass sie mich gut kennen würden. So fand sich also dann unter „Kritik" – schon immer der längste Abschnitt im ganzen Eintrag zu meiner Person – dann ein Abschnitt „Feuilletonistische Rezeption", gefolgt vom Abschnitt „Wissenschaftliche Kontroversen", der sich auf nichts weiter als die gerade zitierte Arbeit von Appel und Schreiner sowie den dadurch entstandenen medialen Wirbel bezieht. Mittlerweile hat die *Psychologische Rundschau* einen von mir verfassten Kommentar zur genannten Arbeit zur Publikation angenommen, kann aber noch kein Datum der Publikation nennen. Dies erlebe ich als misslich, da ich nach wie vor darauf angesprochen werde, dass meine Thesen doch mittlerweile durch neue Daten widerlegt seien. Man sieht an diesem Fall deutlich, dass das endlose, unkritische Übernehmen und Weiterleiten von Informationen, ohne diese zu prüfen oder gar darüber nachzudenken – gemäß dem vorherrschenden Zeitgeist und den elektronischen Möglichkeiten, der Verbreitung von Wahrheit und echter Erkenntnis nicht dienlich ist.

Wenn, wie von Eric Schmidt (dem Executive Chairman des Unternehmens Google) behauptet, die global verfügbaren Daten sich alle drei Jahre verdoppeln, so sollte man hinzufügen, dass damit nichts über die Qualität dieser Daten gesagt ist. Schwarmdummheit vervielfältigt vor allem Unsinn, der auf Festplatten nicht weniger Speicherplatz verbraucht als Wahrheit. Der prozentuale Anteil der Wahrheit an der gesamten gespeicherten Information nimmt damit ständig ab. *Darüber* sollte Herr Schmidt häufiger nachdenken und sprechen.

Literatur

1. Anonymus. Moderne Medien sind besser als ihr Ruf. Der Kurier 30.03.2014 (http://kurier.at/lebensart/gesundheit/moderne-medien-sind-besser-als-ihr-ruf/58.252.188/).
2. Anonymus. Uni widerspricht Vorurteil gegen digitale Medien: Ihr seid nicht dumm! (http://www.wn.de/Specials/Netzteile/Uni-widerspricht-Vorurteil-gegen-digitale-Medien-Ihr-seid-nicht-dumm) 2014.
3. Anonymus. „Digitale Demenz“ ist ein Mythos. (http://derstandard.at/1395363504967/Digitale-Demenz-ist-ein-Mythos) 2014.
4. Appel M, Schreiner C. Digitale Demenz? Mythen und wissenschaftliche Befundlage zur Auswirkung von Internetnutzung. Psychologische Rundschau 2014; 65: 1–10.

5. Dambeck H. Menschen sind auch nur Fische. Spiegel online 12.3.2007 (accessed am 19.6.2014).
6. Galton F. Vox populi. Nature 2007; 75: 450–451.
7. Paletta G. Internet führt nicht zu Digitaler Demenz. Onlinehändler News.de (Onlinehaendler-news.de/e-commerce-tipp/4988-31-03-2014).
8. Rubenstein M, Cornejo A, Nagpal R. Programmable self-assembly in a thousand-robot swarm. Science 2014; 345: 795–799.
9. Rozin V, Margaliot M. The Fuzzy Ant, IEEE Computational Intelligence Magazine (http://www.eng.tau.ac.il/~michaelm/ant2.pdf) 2007.
10. Salganik MJ, Dodds PS, Watts DJ. Experimental study of inequality and unpredictability in an artificial cultural market. Science 2006; 311: 854–856.
11. Spitzer M. Märkte für Informationen: Populationsvektoren und Politik, kollektives Wissen und virtuelles Geld. Nervenheilkunde 2004; 23: 68–72.
12. Spitzer M. Kultur auf dem Markt. Nervenheilkunde 2006; 25: 477–479.
13. Surowiecki J. The Wisdom of Crowds: Why the many are smarter than the few and how collective wisdom shapes business, economies, societies and nations. Little Brown 2004.
14. Wehner R. Miniaturgehirne und kollektive Intelligenz. (http://www.unipublic.unizh.ch/campus/uninews/2001/0183/Dies2001-Wehner.pdf) 2001.
15. Spitzer M. Digitale Demenz. München: Droemer 2012.

Sachverzeichnis

23andMe 17

A
Abendessen 188ff
Ablenkung 118
Ackerbau 40
Akademische Leistungen 117
Aktivierungsniveau 108
Altersdiabetes 128
Alzheimer-Demenz 87
Ambivalenz 1
– und Blutdruck 5
Analytisches Denken 27ff
Angst 117
Anosmie 67
Antidepressiva, und Neuronenwachstum 60
Antisozialität 215
Arbeitsgedächtnis 74
Arbeitsgemeinschaft Anwältinnen 166ff
Arztbesuch 145
Atomprogramm 195ff
Aufmerksamkeit 77, 118
Außenraum, versus Innenraum 106
Autorinnen 176f

B
Behandlungsfehler 183
Belohnung 34
Belohnungssystem 199
Bestrafung 34
Beziehungsgestaltung 1ff
Bienen 226
Bilingualismus 72ff
Bleuler, Eugen 1
Blickkontakt 145
Blutdruck 4
Blutdruckabfall, nächtlicher 4
Blutsenkung 14, 69
Book of life 12
Bosch 22
Brustkrebs 53

C
Cambridgetown 22f
Charakter, nationaler 24
Chemo-Gehirn 51ff
Chemotherapie 51ff
Chengdu 20
China 20, 195, 232
Chromosom 11ff
Computer 144ff
Computernutzung 152
Connectom 173f
Cyberbulling 189ff

D
Daddeln 111, 193
Demenz 83ff
Demokratie 231
Denken, holistisches 42
Denkstil 40ff
– kollektivistischer 40
– östlicher, westlicher 26ff
– individualistischer 27
Dialekt 94
– versus Sprache 72
Dialogforum, Deutsch-Chinesisches 21
Diffusions-Tensor-Imaging (DTI) 56, 173ff
Diktatorspiel 211
Diplomatie 194
Dominanz 8
– angstfreie 216
– des Partners 7

Dreisprachigkeit 87

E
Egoismus 201, 209
Ehe 155
– und Sterblichkeit 3
Ehequalität 8
Ehescheidung 11ff
Ehescheidungsraten 44
Ehrlichkeit 33ff
Emigration 90
Entwicklungsneurobiologie 79
Epigenetik 12
Ereigniskorrelierte Potenziale 58
Eurokrise 95
Exekutive Funktionen 74, 81
Existenzbedingungen 38ff

F
Facebook 118ff, 199
Familienabendessen 188ff
Familienstruktur 15
Flowtex-Skandal 214
Fluoxetin 60
Frankophilie 39
Frauenkultur 168
Frauenquote 169
Freud, Sigmund 1
Fronto-temporale Demenz 91
Führungsstärke 216
Fußballweltmeisterschaft 29
Fußgängerunfälle 138
Futtersuche 226

G
Gauss-Verteilung 172
Gedächtnis 66
Gedächtnistraining 59
Gefangenendilemma 211
Gehirnabbau 85
Gehirnbildung 85
Gehirnpathologie 85
Gehirn-Reserve 93
Gender 166ff
Gender Pay Gap 169
Gene 38
Genetik 92
Genom, menschliches 12
Gentherapie 17
Geruchssinn 66
Geschlecht 166ff
– biologisches 162ff
Geschlechterforschung 168
Gleichberechtigung 178
Gleichstellungsbeauftragte 169
Globalisierung 48
Google 236

H
Handicap-Prinzip 36
Handy-Sucht 126
Handy-Unfälle 135ff
Hawthorne-Effekt 146
Hippocampus 52, 66
Hochzeit 32, 155
Holistisches Denken 27
Homo oeconomicus 209ff

I
Idealisierung 155
Immunsystem, behaviorales 36
Impulsivität 213
Impulskontrolle 219
Individualismus 29
Individualistischer Denkstil 27
Ingroup 33
Innovation 46f
Intelligenz 219
– und Sprache 73
Iran 195ff

K

Kaltherzigkeit 215
Kampagne 1-1-1 114
Kanzlerin 20f
Kognitive Reserve 55, 83
Kollektivismus 29
Kollektivistischer Denkstil 27
Kommunikation 230
Kommunismus 22
Konnektivität 175f
Kontextgebundenes Denken 27ff
Kontrolle, kognitive 76, 81
Kontrollverlust, und Stress 8
Konzentrationsfähigkeit 118
Kooperation 41
Kortex, präfrontaler 57
Krankenhausreport 181
Kreativität 101
Kreativitätstest 104
Krisenmanagement 216
Kubismus 233
Kultur 36ff
– und Markt 230f
Kulturelle Praxis 36
Kulturelle Unterschiede, Entstehung 36
Kunstfehler 181ff

L

Laufen 101ff
Lebenszufriedenheit 117
Lewy-Body-Demenz 91

M

Madoff, Bernard 214
Marshmallow-Test 76
Marx, Karl 38
Meditation 108
Menschenrechte 31
Merkel, Angela 20f
Mobilität, in der Gesellschaft 35
Modernisierungshypothese 36, 42
Mortalität 2, 66
– und Geruchssinn 68f
Multiinfarkt-Demenz 87

N

Nash, John 200
Nebenwirkungen 181
Nepotismus 42
Neurodiplomatie 194ff
Neuroregeneration 71
Nokia 112

O

Obama, Barack 202f
Östliches Denken 20
Outgroup 32
Out-Patienten-Kontakt 147

P

P300 58
Paarbeziehung 2
Parietalhirn, Dichte 78
Patientenakte, elektronische 144ff
Patientenkontakt 144ff
Pawlow, Iwan Petrowitsch 188
Perspektivenübernahme 220
Pisa-Studie 95
Positronen-Emmissions-Tomografie (PET) 56
Präsidenten, amerikanische 216f
Psychologische Rundschau 234f
Psychopathie 209ff

R
Raumsoziologie 167f
Reisanbau 41
Reis-Theorie 40
Reis-Weizen-Grenze 43
Religion 37
Rempeln durch Handybesitzer 136
Reserve, kognitive 55
Riechhirn 52
Ritual 37
„rosa Brille“ 160ff

S
Scheidung 44, 155
Schizophrenie 1
Schwarmdummheit 225ff
Schwarmintelligenz 225
Selbst-Inflation 32
Selbstregulation 226
Selbstwertgefühl 219
Selektive Aufmerksamkeit 81
Semantisches Differenzial 158
Seneszenz 13
Serotonin 16, 38
Signalsystem, zweites 188
Simon-Aufgabe 80
Smartphone 111ff
– Epidemie 112
– Nebenwirkungen 121ff
– Nutzung 114, 124
– Sucht 112ff
– Suchtpotential 126
Soziogramm 33
Spaziergang, Kreativität 108
Sprachunterricht 75
Sprechende Medizin 144ff
Sterblichkeitsrisiko 3
Stress 2, 13, 115
Südkorea 112
Superorganismus 225

T
Täuschung 33
Telomer 12ff
Time on task 118
Triandis, Harry 29ff

U
Ultimatiumspiel 200, 211
Unbewusste Einstellungen
Unbewusste Prozesse 155
Unfälle, durch Handys 135
Unsterblichkeit 13f
Unterstützender Partner 5f
Unterstützung, soziale 2ff

V
Verkehrsunfälle 138
Vertrauensverlust 196ff
Verwitterungshypothese 14
Volksseele 24

W
WEIRD 45ff
Weizen-Theorie 40
Westliches Denken 20
Wisdom Of Crowds 228

Z
Zellteilung 52
Zufriedenheit in der Ehe 6f, 160ff
Zweisprachigkeit 72ff
– und Demenz 88